W0237330

Thomas Harms

Emotionelle Erste Hilfe

Neue Wege für Eltern und Kind

Thomas Harms

Emotionelle Erste Hilfe

Bindungsförderung – Krisenintervention – Eltern-Baby-Therapie

Mit einem Geleitwort von Annelie Keil und
einem Vorwort zur Neuauflage von Thomas Harms

Psychosozial-Verlag

Bibliografische Information der Deutschen Nationalbibliothek
Die Deutsche Nationalbibliothek verzeichnet diese Publikation
in der Deutschen Nationalbibliografie; detaillierte bibliografische Daten
sind im Internet über http://dnb.d-nb.de abrufbar.

2. Auflage der durchgesehenen Neuauflage der Ausgabe von 2008
(Berlin, Ulrich Leutner Verlag)
© 2016 Psychosozial-Verlag, Gießen
E-Mail: info@psychosozial-verlag.de
www.psychosozial-verlag.de
Alle Rechte vorbehalten. Kein Teil des Werkes darf
in irgendeiner Form (durch Fotografie, Mikrofilm
oder andere Verfahren) ohne schriftliche Genehmigung
des Verlages reproduziert oder unter Verwendung
elektronischer Systeme verarbeitet,
vervielfältigt oder verbreitet werden.
Coverfoto und Fotos im Innenteil: Astrid Eckert
Umschlaggestaltung und Innenlayout nach Entwürfen von
Hanspeter Ludwig, Wetzlar
www.imaginary-world.de
ISBN 978-3-8379-2615-6

Inhalt

Teil IV – Praxis der EEH

Vorwort zur Neuauflage

In der heutigen Zeit müssen junge Erwachsene oft enorme Anstrengungen unternehmen, um ihren Platz in einer komplexer werdenden beruflichen Welt zu finden. Es ist keine Selbstverständlichkeit mehr, dass sie entscheiden, ein Kind zu empfangen und als Eltern zu begleiten. Immer häufiger verbinden angehende Eltern den Gedanken an ein Leben mit einem Baby mit negativen Begriffen wie Karriereknick, Überforderung, Freiheitsverlust oder Armutsrisiko. Und nicht selten führen diese Überlegungen auch dazu, den Kinderwunsch lange aufzuschieben oder gar ganz aufzugeben. Entscheiden sie sich, dieses Projekt trotzdem zu wagen, sind sie oftmals mit emotionalen Herausforderungen und Fragen konfrontiert, über die vor der Geburt ihres Kindes selten gesprochen wird: Was mache ich, wenn mich die heftigen Schreiattacken meines Babys bedrängen? Wie gehe ich damit um, wenn ich feindselige Gefühle gegenüber meinem Kind entwickele? Wie reagiere ich, wenn das Baby meinen Blick oder liebevolle Körperberührungen nicht erwidert? Wie verbinde ich meine beruflichen Ambitionen mit den Pflichten und Freuden des Mutter- und Vater-Seins?

Die Weltsprache der Babys

Wir leben heute in einer modernen, technisierten und zunehmend schnelllebigen Welt. Im Verhältnis zu diesem rasanten Entwicklungstempo auf unserem Globus ist die Natur der Säuglinge überaus konservativ. Babys sind nicht modern und sie werden es auch nie sein. Die Bedürfnisse der Menschenbabys sind heute keine anderen als die ihrer Vorfahren aus der Steinzeit. Was sie wollen – und schon immer wollten – sind einfache Dinge:

Genährt-, Gewärmt-, Gehalten-, Angeschaut- und Berührtwerden. Sie wollen Eltern, die sie uneingeschränkt lieben und die sie erkennen, wie sie sind. Was sie für ihre Entwicklung und ihr Überleben jedoch nicht zwingend brauchen, sind ästhetische Raumdesigns, superschicke Kleidung oder auch neueste technische Erfindungen in ihrem Umfeld. Insofern sind die Bedürfnisse menschlicher Babys in ihrem Wesen schlicht und verlässlich. Babybedürfnisse sind keinen Moden und Trends unterworfen. Alles, was nötig ist, um ein Baby glücklich zu machen, ist ein liebevoller, verfügbarer, einfühlsamer und in sich ruhender erwachsener Mensch.

Alle Menschen dieser Welt sprechen zu Beginn ihres Lebens eine gemeinsame Sprache. Es ist die Baby-Körpersprache. Nur über diesen Weg können Eltern sich in die Innenwelt ihrer Babys einfühlen. Somit müssen alle Eltern dieser Erde, ganz egal, aus welchem Land, welcher Kultur, welcher Religion, welcher sozialen Schicht sie stammen, zuerst einmal diese erste Weltsprache sprechen, um die Bedürfnisse und das innere Erleben ihres neugeborenen Kindes zu erfassen.

Das intuitive Elternwissen schwindet

Das, was die Beobachtungen der letzten Jahrzehnte nahe legen, sollte uns beunruhigen: Eltern aus den modernen, hochtechnisierten Gesellschaften der Erde scheinen den Zugang zu einem tief im Körper verborgenen Wissen zu verlieren, das jahrtausendelang wie selbstverständlich von Generation zu Generation weitergereicht wurde. Immer mehr Eltern verlieren weltweit den Zugang zu ihren intuitiven Programmen, die es ihnen eigentlich ermöglichen, die Ausdrucks- und Körpersprache der Babys zu lesen und zu verstehen. Immer häufiger haben erwachsene Menschen Schwierigkeiten, ganz alltägliche Pflegehandlungen durchzuführen. Das Baby liebevoll zu berühren, es im richtigen Abstand zu halten, es anzusprechen oder es mit Geduld zu beruhigen. Wir beobachten, dass immer mehr Eltern große Mühe haben, die Körpersprache ihrer Babys zu sprechen, sich einfühlsam auf ihr Kind einzuschwingen und es feinfühlig zu begleiten.

Bindung braucht einen Körper

Das in diesem Buch vorgestellte Konzept der Emotionellen Ersten Hilfe (EEH) ist ein einfacher und leicht zu verstehender Ansatz, wie Eltern die Nähe und Verbundenheit mit ihren Babys fördern, wiederfinden oder bewahren können. Nichts daran ist kompliziert. Der Ansatz folgt einer einfachen Logik, die besagt, dass wir nur dort, wo wir selbst gelassen und entspannt in unserem Körper ruhen, eine verlässliche Beziehung zu unseren kleinen und größeren Mitmenschen aufbauen können. Der Aufbau von Bindungssicherheit mit unseren Kindern benötigt somit erwachsene Menschen, die in ihrem Körper zu Hause sind, die sich in ihrem Körper wahrnehmen und diesen auch genießen.

Es entspricht einer uralten Binsenweisheit, dass es Menschen, die entspannt sind, leichter haben, Kontakt zu anderen Menschen herzustellen. Doch die verbesserte Kontaktfähigkeit umfasst nicht nur den Kontakt mit anderen Menschen, sondern ebenfalls die Beziehung zu uns selbst. Entspannungsfähige Menschen haben einen schnelleren Zugang, sich selbst zu spüren und ihren Körper bewusst zu erleben. Und so ist es nur folgerichtig, wenn wir davon ausgehen, dass auch Eltern, die sich ihres Körpers gewahr sind, besser den Tanzschritt zu ihren neugeborenen Kindern finden.

Emotionelle Erste Hilfe unterstützt die Eltern dabei, sich ihrer Selbst bewusst zu werden, um die emotionale Brücke zu ihren Kindern herzustellen. Die wichtigste Botschaft der EEH lautet somit: Aufbau von Bindungssicherheit braucht einen Körper. In der Emotionellen Ersten Hilfe vertreten wir die Position, dass die Erfolgsaussicht einer allein kognitiv ausgerichteten Frühberatung sehr eingeschränkt ist. Genau dies ist jedoch der Ansatz, den viele Beratungskonzepte heute mit Eltern, Säuglingen und Kleinkindern verfolgen. Anhand von Videofeedbacks und Verhaltensbeobachtungen werden die Eltern geschult, die Zeichen ihrer Babys besser zu erkennen und sie angemessener zu beantworten. Während dieses Vorgehen dort gut funktioniert, wo die Eltern eine hinreichende Regulations- und Reflexionsfähigkeit aufweisen, ist es nur beschränkt hilfreich, wenn Eltern selbst hochgestresst sind und sie in den schwächenden Kreisläufen von nachgeburtlichen Krisen mit ihren untröstlich schreienden Babys feststecken.

Oftmals gelingt es mit den eingesetzten Interventionen nicht nachhaltig, das dichte Geflecht der ohnmächtigen Gefühle der Eltern zu durchdringen. Anders formuliert: Der körperliche und psychische Stresszustand der Eltern verhindert das angestrebte Umlernen und die Veränderung von dysfunktionalem Verhalten.

Körperintelligenz und Bindung

Emotionelle Erste Hilfe schlägt daher einen neuen Weg ein, der den Körper, genauer gesagt das subjektive Erleben des Körpers, in den Mittelpunkt der Beratung rückt. Neu an der EEH ist, dass Eltern im Zusammensein mit ihren Säuglingen und Kleinkindern lernen, mit einem Teil ihrer Aufmerksamkeit das innere Erleben ihres Körpers achtsam zu beobachten und auszuwerten. Statt eine belastete Mutter direkt mit Tagesplanungen, Handlings und Informationen zu versorgen, lassen wir sie in der EEH vorerst erspüren, was sich in ihrem Körper regt, während sie ihren schreienden Säugling verkrampft im Arm hält. Was empfindet sie, während ihr untröstlich schreiendes Baby eine Weinattacke erlebt? Unruhe, Enge, Spannung oder Druck? Wo erlebt sie diese Sensationen in ihrem Körper? In der Brust, im Nacken, im Bauch oder hinter der Stirn? Belastung wird somit zur verkörperten Subjekterfahrung. Wir erforschen mit der begleitenden Mutter, wie sie im Zusammensein mit dem Kind die Verbindung zu ihrem Körper – wir sprechen in der EEH von »Selbstanbindung« – verliert. Indem sie erfasst, wie der Kontakt zu ihrem Körper schwindet, lernt sie greifbar etwas darüber, wie sie die Nähe zu ihrem Kind einbüßt.

Der Körper ist somit der zentrale Referenzort der bindungsbasierten Krisenberatung von Eltern und Säuglingen. Die entscheidende und erneut gestellte Frage lautet: Was geschieht gerade jetzt in deinem Körper, während du mit deinem Kind zusammen bist? Erst dort, wo die Mutter die »unter die Haut gehende« Berührung eines Blickkontaktes mit dem Säugling erfährt, erlebt sie in verkörperter Weise, was Bindung heißt. Ähnlich ist es in den Momenten, in denen der emotionale Faden zum Kind verloren geht. Auch hier soll die betroffene Mutter unmittelbar erleben, wie sich der

Kontaktabriss in ihrem Körper anfühlt. Erst wenn sie merkt, dass sie bei den heftiger werdenden Schreien ihres Babys die Luft anhält, Gefühle der Aufregung und Enge in der Brust entwickelt, werden diese Körpersignale sie daran erinnern, wenn sie auf dem Weg ist, den emotionalen Draht zum Kind zu verlieren.

In der Emotionellen Ersten Hilfe setzen wir direkte Körperberührungen ein, um den belasteten Eltern eine Erfahrung von Halt, Stabilität und Sicherheit zu vermitteln. Körperberührung als therapeutisch-beratende Intervention ist vielen Fachleuten nach wie vor suspekt. Die praktischen Erfahrungen der letzten 25 Jahre mit der EEH zeigen nicht nur, dass es möglich ist, den Körper einzubeziehen, sondern sie liefern zudem vielfältige Hinweise dafür, dass sich die Effizienz der Beratung durch Einbezug des Körpers verbessert. Selbst skeptische Eltern, denen im Kontext der Beratung eine stützende Körperberührung angeboten wird, reagieren sehr positiv, wenn sie am eigenen Leibe erkennen, wie ihnen die Erfahrung der Körperberührung dabei hilft, einen innigen und verbesserten Kontakt mit dem Säugling – und mit sich selbst – herzustellen.

Babyweinen und Bindung

Einer der wesentlichsten Unterschiede der EEH zu anderen Beratungsansätzen ist ein alternativer Umgang mit dem Schreien der Säuglinge. In unserem Ansatz geht es nicht darum, das Schreien der Babys abzustellen und es zu unterdrücken. Im Rahmen der EEH-Kriseninterventionen schulen wir eine andere Haltung. Das Babyschreien selbst ist nicht das Problem. Vielmehr geht es darum, gemeinsam mit den Eltern neue Wege zu erkunden, auf denen sie in sich Sicherheit finden können, während sie die Emotionen ihrer Babys begleiten. Jedoch ist dies kein einfacher Weg.

Denn untröstlich schreiende Babys können sehr schnell den psychischen und körperlichen Schutzapparat der Eltern erschüttern. Durch die Schreie des Kindes werden die Eltern unbewusst an ihre »nicht geweinten Tränen« und die verletzenden Seiten ihrer eigenen Bindungsbiografie erinnert. Eine Folge dieser Erschütterung ist dann, dass während der Schreiprozesse des

Kindes in den begleitenden Erwachsenen bedrängende Gefühlsregungen der Hilflosigkeit, Ohnmacht, Verlassenheit, Enttäuschung oder rasenden Wut aufsteigen, die bis dahin verdrängt waren.

Das Babyschreien weckt somit in Erwachsenen verschüttete Seiten ihrer Persönlichkeit, die dann ihr Unwesen treiben. Diese, nicht zu bändigen »Gespenster« verhindern in erster Linie, dass die Eltern ihrer eigentlichen Aufgabe als Ko-Regulatoren ihres Säuglings gerecht werden. Und die besteht vor allem darin, dass sie die emotionale Ausdruckssprache, die Feinzeichen und Bedürfnisse des Säuglings hinreichend spiegeln, entschlüsseln und mit einer Portion innerer Gelassenheit in ruhigere Bahnen lenken.

Viele Eltern stehen bei wiederkehrenden Schreiattacken ihres Babys vor einem Rätsel: Wie sollen sie innerlich die Ruhe bewahren, wenn ihr Baby bitterlich schreit und es mit jeder Faser seines Körpers ausdrückt, dass etwas Entscheidendes nicht stimmt. In dieser Bedrängnis, in der sich Eltern von exzessiv schreienden Säuglingen befinden, reicht es deshalb oft nicht aus, den Betroffenen Handlungsanweisungen zu erteilen, wann sie ihr Kind hochnehmen, wie sie es ansprechen oder in welcher Weise sie ihren Alltag strukturieren sollen, um eine Besserung zu erzielen. Trotz dieser Maßnahmen bleibt oftmals eine entscheidende Frage unbeantwortet: Wie gelingt es den Eltern, ihren verzweifelt schreienden Säugling zu begleiten, wo sie doch selbst in höchster Aufregung sind und alles tun möchten, um ihrem Kind sein Leid abzunehmen. Was kann eine Mutter konkret tun, um ihre innere Anspannung und ihren Stress zu bewältigen, den sie in diesen herausfordernden Momenten erlebt? Wie kann sie sich wappnen, um nicht von dem Strudel der intensiven Emotionen ihres Babys mitgerissen zu werden?

In der EEH vertreten wir die Position, dass die Versuche einer Veränderung des elterlichen Verhaltens nur dort fruchten, wo es gelingt, den Regulationszustand des Körpers zu verbessern. Die Beruhigungsversuche einer verhaltensunsicheren Mutter haben somit wenig Aussicht auf Erfolg, wenn sich ihr Körper weiterhin in einem Stress- und Ausnahmezustand befindet. Babys haben feine Antennen und spüren sofort die vorherrschende Unruhe, Anspannung und Hypererregung ihrer Begleiter. Aus Sicht der Babys sind diese Spannungszeichen ihrer Eltern erste Hinweise dafür, dass ihre Sicherheitsbasis verloren gehen könnte. Also macht das Baby etwas sehr rationales, lebenstüchtiges, indem es seiner Umwelt durch verstärktes Schreien und körperliche Unruhe mitteilt, dass es um seine Lebensbedingungen gerade schlecht steht.

Babyschreien und Körpererinnerung

In der Emotionellen Ersten Hilfe konzentrieren wir uns vorerst darauf, dass die Eltern sich wieder sicher in ihrem Körper erleben können. Sie müssen mit beiden Füßen auf dem Boden stehen, wenn sie ihre Babys durch das Nadelöhr heftiger Gefühlsausbrüche begleiten wollen. Wenn den Eltern die Rückkehr zu dieser körperlichen Selbstanbindung gelingt, erst dann – und dies ist ein zentraler Unterschied zu anderen Ansätzen der Eltern-Säugling-Beratung – wird dem Baby auch der Raum gegeben, seine Gefühle und Stresszustände auszudrücken. Das Schreien ist somit nicht nur Signal für eine Spannung, die durch innere Defizite oder unzureichend gelungene Interaktion entstanden ist. Es ist zugleich auch ein körperliches Erinnern des Babys, in dem die im Zellgedächtnis gespeicherten überwältigenden Erfahrungen aus der Zeit der Schwangerschaft, Geburt und ersten Lebenszeit ausgedrückt mitgeteilt werden.

Diese Körpererinnerungen an das stundenlange »Steckenbleiben« während der Geburt oder an invasive operative Eingriffe unmittelbar danach können im Rahmen der Krisenberatung vom Baby nochmals aktiviert und durchlebt werden. Allerdings – und dies ist der entscheidende Punkt – nur unter der Voraussetzung, dass die Eltern der Babys dieses Mal emotional verfügbar, anwesend und beziehungsfähig sind. Diese Fürsorge um die elterlichen Ko-Regulatoren ist somit oberstes Prinzip in der Praxis der EEH.

Diese bindungsbasierte Betrachtung der prä-, peri- und postnatalen Entwicklungstraumatisierungen ist ein wichtiges Alleinstellungsmerkmal der EEH. Anders als in den verhaltensbasierten Beratungsansätzen wird der Rekapitulation dieser frühen Wunden aus der Zeit der Schwangerschaft und Geburt ein gewisser Raum eingeräumt. Die Überzeugung ist, dass eine Rückkehr zur Bindungs- und Regulationsfähigkeit der Babys nur dann gelingt, wenn die frühen Wunden dieser ersten Zeit hinreichend anerkannt, gewürdigt und integriert werden. Erst dann, wenn die körperliche Selbstregulationsfähigkeit komplett zurückgewonnen wird, kann sich das Baby im Kontakt mit den Eltern komplett fallen lassen, die Nähe genießen und ist in der Lage ein Erleben von Sicherheit aufzubauen. Bindungssicherheit zeigt sich darin, dass Babys und begleitende Eltern gleichermaßen in einen Zustand der körperlichen Entspannungs- und Öffnungsfähigkeit zurückkehren.

Anders als in den pränatalen Babytherapien, die sich vornehmlich auf die Aufarbeitung der pränatalen Traumata mit dem Kind konzentrieren, verfolgt die Emotionelle Erste Hilfe eher einen zweiseitigen Ansatz. Wichtig ist immer, dass die Eltern vorerst ins Boot geholt werden. Erst wenn es gelungen ist, sie durch Rückkehr in eine körperliche Selbstverbindung wieder spür- und beziehungsbereiter werden zu lassen, bekommt der Säugling seine Zeit, um sich mit seinen belastenden Geschichten »zu erzählen«.

Ich habe mich entschlossen, dass die zweite Auflage des Buches – mit Ausnahme dieses Vorwortes – weitestgehend in der ursprünglichen Fassung erscheint. Da – seit der Erstausgabe des Buches – eine ganze Reihe von theoretischen und praktischen Veränderungen am Gesamtkonzept vorgenommen wurden, ist mir diese Entscheidung nicht leicht gefallen. Neuere Forschungen, wie beispielsweise die psychophysiologischen Forschungen des US-Amerikaners Stephen Porges, die das theoretische Fundament der EEH befruchtet haben, erschienen es mir wert, das bisherige Buch grundlegend zu überarbeiten. Andererseits wurde mir schnell klar, dass die Berücksichtigung dieser aktuellen Arbeiten den bisherigen Aufbau des Buches sehr verändert hätte. Von daher bin ich letztlich dabei geblieben, die Struktur des Buches in seiner bewährten Form zu belassen und meine publizistische Tätigkeit lieber auf neue Projekte zu richten.

Nachdem ich kürzlich bereits die Herausgabe eines Überblicksbandes zum aktuellen Forschungsstand der Eltern-Säugling-Körperpsychotherapie abschließen konnte, sollen in Kürze weitere Publikationen folgen, in denen ich meinen Ansatz der bindungsbasierten Körperpsychotherapie mit Säuglingen und Eltern vertiefend vorstelle.[1]

1 Harms, T. (Hrsg.). (2016). *Körperpsychotherapie mit Säuglingen und Eltern.* Gießen: Psychosozial-Verlag.

Ich danke dem Psychosozial-Verlag, der es in kurzer Zeit ermöglicht hat, dieses Buch neu aufzulegen und einem breiten Fachpublikum weiter zugänglich zu machen.

Es sei abschließend erwähnt, dass die Auseinandersetzung mit diesen Themen immer auch herausfordernd ist. Viele Zuschriften von Menschen haben mir in den letzten Jahren gezeigt, wie sehr die Schicksale der Babys und Eltern, die in diesem Buche beschrieben werden, bewegen und aufrütteln. Wir alle wissen aus unseren eigenen Biografien etwas von dem Nicht-Willkommen-Sein, dem überwältigenden Schmerz einer Geburt oder dem Alleinsein in den sterilen Räumen einer Säuglingsstation. Bei der Lektüre dieses Buches werden Sie mit diesen ersten Brüchen, mit dem ersten »Nein« in unserem menschlichen Dasein konfrontiert. Deshalb lassen Sie sich Zeit beim Lesen, räumen Sie sich immer wieder Pausen ein und spüren Sie sich und Ihren Körper, während Sie die Berichte und Ausführungen in sich aufnehmen.

Viel Vergnügen und Anregung beim Lesen der Lektüre.

Thomas Harms, April 2016

Was ist das Schwerste von allem?
Was dir das Leichteste dünket:
Mit den Augen zu sehen,
was dir vor den Augen liegt.

Goethe

Für Karin, Tim und Joshua

An der Hand des Lebens

Geleitwort von Prof. Dr. Annelie Keil

Kinder kommen wissend und fragend zur Welt. Sie haben den schwierigsten Schritt ins Leben hinter sich und zusammen mit ihren Eltern bereits eine faszinierende Entwicklungsgeschichte geschrieben. Diese Geschichte ist von Kopf bis Fuß auf Liebe und Leben eingestellt und enthält schon im Augenblick der Geburt ein offenes Geheimnis. Leben ist das Geschenk der nackten Geburt, nicht mehr und nicht weniger! Es hat nichts versprochen, aber es hält viel, nämlich das, was jeder kleine Mensch auf seine Weise und in Kooperation mit den Menschen und der Welt, die ihn umgeben, weiter zu entwickeln in der Lage ist, um das zu haben, was jeder Mensch wie das tägliche Brot und den Sauerstoff zum Atmen braucht: Vertrauen zu sich selbst, zu anderen Menschen und in eine Welt, die uns trägt und Sinn macht. Dazu bedarf es Unterstützungen und Hilfen aller Art. Um eine besondere, die "emotionelle erste Hilfe", geht es in diesem Buch, das von einem tiefen und liebevollen Verstehen jener frühen Phase des menschlichen Lebenslaufs getragen ist, der mit der Geburt beginnt und Sicherheit bietende Beziehungen und ein liebevolle Zusammenleben zwischen Kindern und Eltern begründen und festigen soll. Wie einzigartig und dramatisch dieser Anfang ist, machen wir uns meistens nicht klar und nachfühlen können wir ihn noch weniger.

Ein großer Gospel drückt in seinem Titel aus, was ich meine.

»Sometimes I feel like a motherless child« – das ist kein abstrakter Gedanke, sondern eine gefühlte Tatsache, eine Erfahrung, die wir nicht nur bei der Geburt, sondern immer wieder machen, wenn unser Leben in eine Krise gerät. Unser eigenständiges Leben beginnt bei der Geburt mit einer »Entbindung«, zunächst also mit der Auflösung von Bindungen. Wir müssen die mütterliche Wohnung, die Gebärmutter, die uns neun Monate alles Notwendige für unser Leben und unsere Entwicklung zur Verfügung stellte, verlassen. Wir müssen *loslassen*, worauf wir uns auf Leben und Tod eingelassen haben, was uns sicherte und Vertrauen in das gegenwärtige Leben gab. Mit dem Kappen der Nabelschnur wird eine Trennung vollzogen, die mit der prinzipiellen Aufforderung verbunden ist, von jetzt ab trotz aller Hilflosigkeit grundsätzlich für uns selbst zu sorgen, aus eigener Kraft und mit eigner Lungenatmung zu leben, mit den kleinen Händen und Füßen, mit den Augen, den Ohren, mit allen Sinnen und dem ganzen Körper leibhaftig und umfassend das eigene Leben in Angriff zu nehmen. Für einen Augenblick sind wir nach neun Monaten der innigsten Umarmung im Mutterleib »motherless«, getrennt von der Leben spendenden Einheit. Mit Körper, Geist und Seele, mit allem, was wir haben, sind wir auf uns gestellt und erfahren das erste Mal, dass Eigenverantwortung die Verantwortung ist, die Leben heißt. Das Gefühl der Trennung und des Verlassenseins schmerzt bis auf die Ebene der Zelle und der erste Schrei des neugeborenen kleinen Menschen zeugt von der höllischen Angst, die das Gefühl, abgetrennt zu sein, auslöst.

Der Augenblick dieser ersten Erfahrung »I am motherless« ist zum Glück in der Regel nur ein kurzer, denn im nächsten Augenblick gewinnen wir in der Umarmung durch die Mutter, die Eltern, vielleicht durch die begleitende Hebamme oder den Arzt jene relative Sicherheit zurück, dass wir angenommen sind, erwartet worden sind und auch in der neuen Heimat Arme finden, die uns schützend und liebend umfangen, Nahrung, die wir brauchen, ein Dach über dem Kopf, ohne das es nicht geht, menschliche Gemeinschaft, ohne die eine persönliche Zukunft nicht denkbar wäre. Vom ersten bis zum letzten Atemzug begleitet uns die Angst, dass wir verlassen werden können, dass wir das Nötige zum Leben nicht finden, dass wir aus einer Einheit herausfallen: zum Beispiel der Einheit mit der Mutter und den Eltern.

Wenn aus dem angstvollen Geburtsschrei ein langes Schreien und Weinen wird, dann geht es ums Leben: um das des Kindes wie der Eltern. Dieses »Drama« hat der Autor nicht nur zu seinem Thema gemacht, sondern mit großem Wissen, tiefem Mitempfinden und großer professioneller Erfahrung wie therapeutischen Erkenntnissen ein » Hilfsangebot« vorgelegt, das von einem tiefem Verstehen und einer lebendigen Liebe zum kleinen wie zum erwachsenen Menschen getragen ist. Dieses Buch ist den »Kindern der Zukunft« gewidmet, jenen, die mit ihrer Geburt immer wieder neu alle Hoffnungen und Entwicklungsmöglichkeiten der Menschheit mit auf die Welt bringen, wie Wilhelm Reich in seinem Buch »Christusmord« formuliert. Dieses Buch wird hoffentlich viele Eltern und alle die finden, die an einer Kultur der kindlichen Entwicklung und des Heranwachsens interessiert sind. Es geht uns alle an.

Vorwort

In diesem Buch sollen die theoretischen und praktischen Grundlagen eines neuen Ansatzes zur präventiven und therapeutischen Begleitung von Eltern, Säuglingen und Kleinkindern vorgestellt werden. Die Methode der Emotionellen Ersten Hilfe macht das, was in ihrem Titel ausgedrückt wird. Sie bietet Eltern und Säuglingen akute Unterstützung und Hilfe an, wenn der emotionale Draht, die Einfühlung und Nähe durch widrige innere oder äußere Umstände verloren gegangen sind. Der Ansatz hilft dann, wenn Eltern in den frühen Entwicklungsphasen nach der Geburt mit den Nerven am Ende sind, die Ausdruckssprache ihrer Kinder nicht mehr verstehen und kein Licht mehr am Ende des Tunnels erkennen können.

Emotionelle Erste Hilfe – wir nutzen im weiteren Verlauf der Ausführungen auch die Abkürzung EEH – verfolgt einen neuen Weg. Der Ansatz nutzt das Wissen und die Methoden der modernen Psychotherapieforschung, um sie im Feld der Prävention und Bindungsförderung einzusetzen. Insofern bewegt sich die EEH im Spannungsfeld von Therapie und Prävention, ohne in dem einen oder anderen Arbeitsfeld ganz aufzugehen.

Das neue Paradigma dieses Frühberatungsmodells ist der Körper, den wir in den Mittelpunkt stellen, um die frühen Bindungsprozesse zwischen Eltern und ihren Babys positiv zu unterstützen. Die Eltern lernen in diesem Ansatz, ihren Körper als Informationsquelle für den Kommunikationsprozess mit dem Kind zu nutzen. Im Rahmen der Beratungen lernen sie, auf ihre Körpersignale, Wahrnehmungen und Ausdrucksprozesse zu achten, die in unserer schnelllebigen Welt häufig eine untergeordnete Rolle spielen. Durch diesen Weg zu den inneren Körperwelten schaffen wir in der EEH die neurophysiologischen und emotionalen Grundlagen, die Eltern benötigen, um mit ihren Kindern eine sichere und stabile Bindungsbeziehung[1] aufzubauen.

Dieses Buch unterteilt sich in drei unterschiedliche Abschnitte. Im ersten Schritt werden einige physiologische und neurobiologische Grundlagen von funktionierenden und gestörten Eltern-Kind-Bindungsbeziehungen diskutiert. Im zweiten Schritt wird gezeigt, wie wir den Körper im Rahmen der Emotionellen Ersten Hilfe einsetzen, um die Störungen des Beziehungsaufbaus zwischen Eltern und ihren neugeborenen Kindern frühzeitig zu beheben. In einem letzten Arbeitsgang werden die unterschiedlichen Einsatzbereiche und die bisherigen Erfahrungen in der Anwendung der EEH in der Prävention, Krisenarbeit und Eltern-Baby-Therapie vorgestellt.

Ich habe versucht, die Sprache so zu gestalten, dass interessierte Eltern dieses Buch genauso lesen können, wie professionelle Berater und Therapeuten, die in ihrer Praxis täglich mit Eltern und Kindern zu tun haben. Dies gilt in besonderer Weise für die Teile I bis III, die sich mit den Grundlagen und Hintergründen der Methode auseinandersetzen. Teil IV ist explizit an professionelle Berater und Psychotherapeuten gerichtet und widmet sich praktischen Problemstellungen und Vorgehensweisen in der Begleitung von Eltern, Säuglingen und Kleinkindern.

In gewisser Weise ist dieses Buch in erster Linie ein Fachbuch, auch wenn es nicht den klassischen Standards einer Fachpublikation entspricht. Die Arbeit ist aus der praktischen Auseinandersetzung mit betroffenen Eltern und ihren Babys erwachsen. Sie ist reich an praktischen Beobachtungen und Erfahrungen, sie hat jedoch den großen Nachteil, dass ein empirisch-wissenschaftlicher Nachweis der Arbeit bisher fehlt. Wer also eine nüchterne Aufzählung von Fakten und Zahlen erwartet, den muss ich schon hier enttäuschen. Wer hingegen nach praktischen und einfachen Zugängen zur Lösung der frühen Beziehungskrisen von Eltern und ihren Kindern sucht, der sei herzlichst eingeladen zu einer sicher spannenden Entdeckungsreise.

Teil I

Prolog

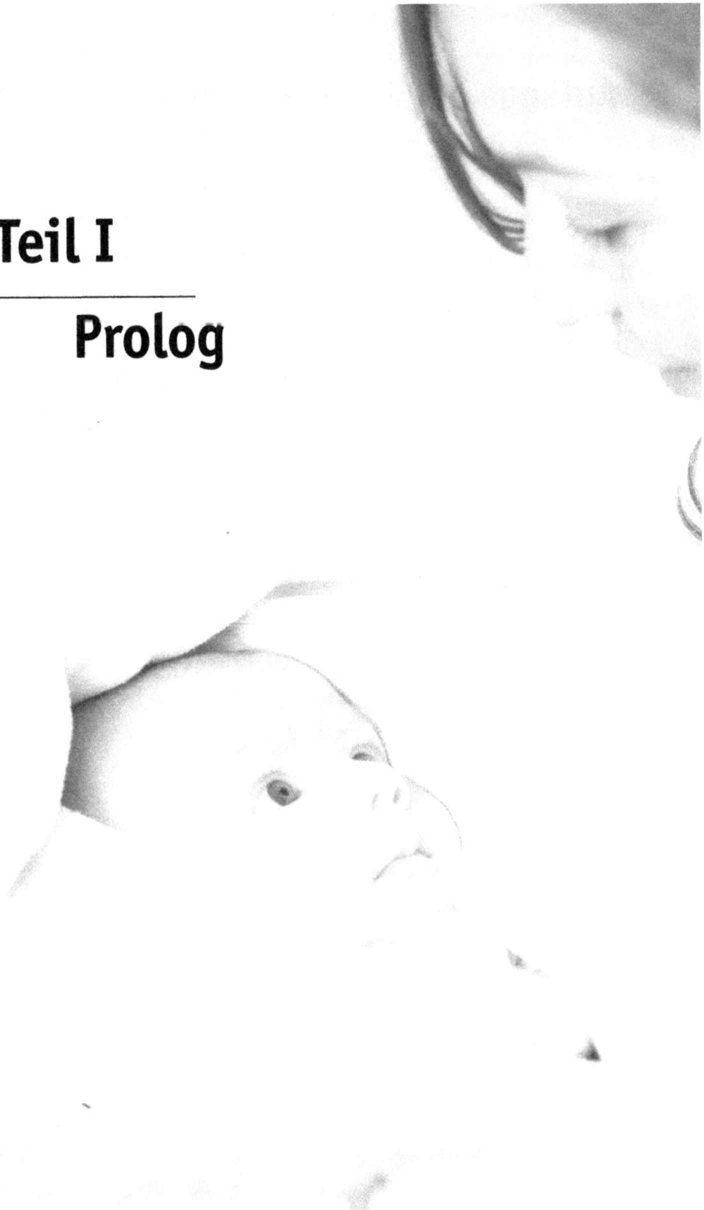

Anfänge der Emotionellen Ersten Hilfe

Das Konzept der Emotionellen Ersten Hilfe ist das Produkt eines über 25 Jahre dauernden Entwicklungsprozesses. Der Ansatz ist entstanden durch die praktische Auseinandersetzung mit Problemen und Fragen, die sich mir in der therapeutischen und beratenden Arbeit mit Eltern und Babys gestellt haben. Ausgangspunkt für die Entwicklung der Emotionellen Ersten Hilfe war meine Beschäftigung mit dem Phänomen der exzessiv schreienden Babys. Ende der 80er Jahre trat das Problem der untröstlich weinenden Säuglinge erstmals in das Blickfeld der Öffentlichkeit. Grundlage war eine allgemeine Sensibilisierung für die Bedürfnisse des neugeborenen Kindes, die in der zunehmenden Bekanntheit der umwälzenden Erkenntnisse moderner Säuglings- und Bindungsforschung ihren Hintergrund hatte. Plötzlich galt das neugeborene Kind nicht mehr als dummes, asoziales Wesen. Das Baby war durch die neuen Forschungen zu einem begabten Beziehungspartner geworden. Einem Beziehungswesen, dessen Talente einen einfühlsamen und emotional verlässlichen Erwachsenen benötigen, um zur Entfaltung zu kommen. Erst dieser allgemeine Bewusstseinswandel machte es möglich, dass plötzlich ein soziales Phänomen, wie das der exzessiv schreienden Säuglinge und die damit verbundene emotionale Not der Eltern zu einem Gegenstand gesellschaftlicher Diskussion wurden.

Mein eigener Zugang zu den untröstlich schreienden Säuglingen begann Ende der 80er Jahre im Rahmen meines Psychologie-Studiums an der Freien Universität in Berlin. Innerhalb eines studentischen Forschungsprojektes interviewten wir eine Gruppe von Müttern, die ihre Säuglinge im ersten Lebensjahr am Körper trugen. Im Rahmen dieser Arbeitsgruppe interessierten wir uns für die Frage, ob kontinuierliches Tragen des Säuglings am Körper der Eltern eine präventive Wirkung für den Aufbau einer feinfühligen und stabilen Beziehung von Eltern und ihren Säuglingen hat. Im Rahmen der Hausbesuche, die wir für die Interviews durchführten, erlebte ich zum ersten Mal, was es bedeutet, wenn Eltern sich den alltäglichen Anforderungen in der Begleitung ihrer Babys nicht mehr gewachsen fühlen. Was es heißt, wenn ein Säugling ohne Unterlass schreit und die Eltern in einen Zustand der Ohnmacht und Überforderung geraten. Viele dieser Mütter berichteten über ihre Gefühle der Hilflosigkeit, Wut und Enttäuschung, die sie im Kontakt mit ihren Säuglingen seit Wochen und Monaten erlebt hatten. Die Babys schrien viele Stunden am Tag und ließen sich durch herkömmliche Angebote der Eltern nicht beruhigen. Viele Mütter waren in einer Angst- und Erschöpfungsspirale gefangen. Für sie wurde es immer problematischer, einen innigen Zugang zu ihrem Kind zu entwickeln. Im Umgang mit den Säuglingen wirkten sie verängstigt, verkrampft und ohne Vertrauen in ihre eigenen Kompetenzen.[2]

Trotz eines sonst guten psychosozialen Versorgungsnetzes in Berlin fanden die Eltern mit ihren bedrängenden Ängsten und Sorgen keine passende Anlaufstelle. Viele Eltern litten darunter, dass sie sich mit ihrer Not nicht verstanden fühlten. Entweder wurden sie von den professionellen Helfern vertröstet, dass es sich bei der Schreiproblematik um ein vorübergehendes Entwicklungsphänomen (»Dreimonatskolik«) handele, dem nicht zu viel Aufmerksamkeit geschenkt werden sollte. Oder aber man hielt die Reaktionen der Eltern in diesen Krisen insgesamt für übertrieben und suchte hierin die Ursache für das Problem. Im Endeffekt fühlten sich viele Eltern mit ihren Fragen alleingelassen, beschämt und isoliert.

1993 eröffnete ich die erste Schreiambulanz für Eltern und so genannte Schreibabys im Rahmen eines Nachbarschafts- und Selbsthilfezentrums in Berlin-Tempelhof.[3] Es war der Versuch, eine Anlaufstelle für Menschen zu bieten, die sich durch die Unruhe und das Schreien ihrer Babys in einem Zustand der Überforderung befanden. Die öffentliche Resonanz auf die Eröffnung dieser Schreibaby-Sprechstunde war viel besser, als dies zuvor erwartet werden konnte. Menschen aus den unterschiedlichen sozialen Schichten der Bevölkerung besuchten die Einrichtung. Akademiker fühlten sich durch das Angebot ebenso angesprochen, wie Eltern aus sehr einfachen Verhältnissen. Immer war das unstillbare Schreien ihrer Säuglinge der Hauptgrund, warum die Eltern die Einrichtung aufsuchten.

Die Geschichten und belastenden Hintergründe, die im Zusammenhang mit der Schreiproblematik von den Eltern berichtet wurden, waren sehr unterschiedlich. Manche Mütter berichteten über die für sie überwältigenden Geburts- und Schwangerschaftsverläufe, andere erzählten von den Schwierigkeiten und Konflikten, die sie in ihren Beziehungen mit ihren Partnern erlebten. Junge Väter, die keine verlässliche Beziehung mit ihren Kindern und Partnerinnen eingehen wollten oder andere, die einfach verschwunden waren, ohne ein Wort zu sagen. Andere Mütter und Väter erzählten unter Tränen über die Todes- und Verlustängste, die sie erlebt hatten, als ihre Babys über Wochen hinweg in den Intensivstationen der Kinderkliniken untergebracht waren. Bei aller Unterschiedlichkeit der jeweiligen Hintergründe, war doch immer die große Not der Eltern mit den Händen zu greifen. Und diese bestand darin, dass sie nicht verstanden, warum es ihnen nicht gelang, ihre Säuglinge zu beruhigen, warum sie nicht auf ihre Angebote, ihre Körperberührung und liebevolle Ansprache reagierten, wie es andere Babys auch taten. Alle Eltern, ganz gleich welcher sozialen Herkunft sie waren, standen ratlos vor dem Phänomen, dass ihre Säuglinge die ihnen angebotene Nähe und Geborgenheit ablehnten.

Als ich zu Beginn der 90er Jahre die ersten exzessiv schreienden Babys und deren Eltern im Rahmen meiner Tätigkeit innerhalb der Schreiambulanz in Berlin begleitete, wurde schnell deutlich, wie wenig Erfahrungen es auf dem Gebiet der klinischen Eltern-Baby-Therapie gab. Die Schriften aus dem Feld der Körperpsychotherapie, und hier insbesondere die präventiven Forschungen Wilhelm Reichs, die in dieser Zeit eine wichtige Quelle meiner Arbeiten darstellten, waren in praktischer Hinsicht wenig hilfreich, da sie mehr die theoretischen Aspekte der Babytherapie diskutierten, als konkret auf behandlungstechnische Fragestellungen einzugehen.[4] Wichtige Anregung für die Praxis bekam ich durch die Tochter Wilhelm Reichs, die Ärztin und Geburtshelferin Eva Reich, die ich 1987 erstmals in Berlin traf. Eva Reich hatte in den 50er Jahren die neurosenprophylaktischen Arbeiten ihres Vaters aufgegriffen und in den folgenden Jahrzehnten konsequent weiterentwickelt. Ihr Arbeitsschwerpunkt lag besonders in der Adaption von Methoden der körperorientierten Psychotherapie für die vorbeugende Begleitung von gesunden Säuglingen, Kleinkindern und ihren Eltern. Der Fokus lag dabei weniger auf der Begleitung von Babys mit psychosomatischen Problemstellungen, als vielmehr auf der Frage, wie die emotionale Gesundheit von Säuglingen und Kleinkindern von Beginn an geschützt und bewahrt werden könne. Obwohl sonst ein nicht enden wollender Quell von Anregungen und guten Ideen, waren die klinischen Erfahrungen von Eva Reich im Bereich der systematischen Krisenintervention zu diesem Zeitpunkt eher spärlich und noch wenig entwickelt.

Ähnlich bescheiden war zu diesem frühen Zeitpunkt das Angebot an praktischen Werkzeugen für die Eltern-Baby-Arbeit, das im Rahmen der modernen Säuglings- und Bindungsforschung zur Verfügung stand. Auch hier zeigte sich eine große Diskrepanz zwischen einer reichhaltigen empirischen Erforschung der frühen Eltern-Kind-Beziehungen auf der einen Seite und einer zum damaligen Zeitpunkt eher rudimentären Entwicklung von beratenden und therapeutischen Methoden in der Praxis.

In dieser ersten Phase der Emotionellen Ersten Hilfe versuchte ich, die mir bekannten Methoden der Körperpsychotherapie den speziellen Gegebenheiten der Krisenarbeit mit Eltern und unruhigen Säuglingen anzupassen. Eine ganze Reihe von Fragen stellte sich: Wie ist es möglich, mit einer verzweifelten Mutter zu arbeiten, wenn das Kind auf ihrem Arm ständig schreit und nicht zur Ruhe kommt? Wie lässt sich eine Interaktion mit dem Säugling aufbauen, wenn das Kind den Blick abwendet und den Körperkontakt abwehrt? Wann ist es sinnvoll mit dem Säugling körpertherapeutisch zu arbeiten, wann konzentrieren wir uns auf die Stabilisierung der Eltern? Fragen über Fragen, die in dieser Form bisher nicht gestellt und bearbeitet worden waren. Vieles in dieser ersten Entwicklungsphase war ein langsames Vortasten in einem unbekannten Gebiet.

Immer wieder tauchten in mir Unsicherheiten und Ängste auf. So kam es z. B. während der Sitzungen immer wieder zu starken affektiven Ausdrucksprozessen und vegetativen Reaktionen der Säuglinge, wenn die Eltern in einen Zustand der inneren Sicherheit zurück fanden. Es schien beinahe so, als könnten die Babys ihren ganzen Schmerz und ihre Verzweiflung erst dann zeigen, wenn die sie begleitenden Erwachsenen haltefähiger wurden. Trotzdem stellte sich mir die Frage, ob man den Babys diese intensiven Prozesse zumuten durfte. Hinterließen diese heftigen Reaktionen bei den Babys bleibende Spuren? Waren sie gar gefährlich? Und wenn dem so war, wieso wirkten die Babys dann so gelöst und offen nach diesen Schreiphasen?

Wissenschaftliche Einflüsse der Emotionellen Ersten Hilfe

Unterschiedliche wissenschaftliche Strömungen haben die Entwicklung der Emotionellen Ersten Hilfe in ganz entscheidender Weise beeinflusst. Insbesondere gilt dies für die Auseinandersetzung mit den psychosomatischen, charakteranalytischen und energetischen Forschungen des Psychoanalytikers, Arztes und Naturforschers Wilhelm Reich.[5] Die Arbeiten von Wilhelm Reich sind bis zum heutigen Tage sehr umstritten und in aller Regel stößt man auf tiefe Abneigung und Unverständnis, wenn man sich zu dieser Quelle seiner Arbeiten bekennt. In all den Jahren habe ich versucht, den rationalen Kern seiner Arbeiten und seine Bedeutung für die Emotionelle Erste Hilfe deutlich zu machen. Auch werde ich an verschiedenen Stellen dieses Buches die Bedeutung der Forschungen Wilhelm Reichs für die Entwicklung der bindungsorientierten Eltern-Baby-Therapie deutlich machen. An dieser Stelle kann gesagt werden, dass vieles nicht möglich gewesen wäre, wenn ich nicht auf die wichtigen Grundlagenforschungen Wilhelm Reichs hätte zurückgreifen können.

Wilhelm Reich hat in seiner frühen Schaffensperiode, als einer der begabtesten Schüler Sigmund Freuds, wichtige Beiträge zur Vereinfachung und Systematisierung der psychoanalytischen Behandlungstechnik beigetragen. Ab Mitte der 30er Jahre interessierte sich Reich besonders für die Fragestellung, wie die Unterdrückung von Gefühlen und Affekten im Körper verankert werden. Dabei kam es zu einer Weiterentwicklung der psychoanalytischen Gesprächsverfahren hin zu einer körperorientierten Psychotherapie.[6] Anders als in der klassischen Freudianischen Psychoanalyse, in welcher der Patient auf der Couch liegt und, ohne Blickkontakt, Mitteilungen über seine Gefühlszustände, Gedanken und Erinnerungen macht, begann Reich das Berührungstabu der Psychoanalyse in der von ihm entwickelten Vegetotherapie aufzuheben. In diesem Therapieverfahren ging Reich dazu über, die nonverbale Ausdruckssprache des Körpers und körperliche Berührungen zur Auflockerung der verspannten Muskel- und Gewebebereiche mit in seine Arbeit zu integrieren. Reichs Forschungen auf diesem Gebiet sind heute eine wichtige Grundlage für die Mehrzahl der bekannten und angewandten körperorientierten Psychotherapien.[7]

Mit dieser veränderten körperorientierten Vorgehensweise in der Psychotherapie wurde das Leid der Menschen offenbar, welches sich bereits in ihrer präverbalen Entwicklung zugetragen hatte. D.h. über den Einbezug des Körpers in die Psychotherapie öffnete sich ein Fenster in die emotionale Welt des Säuglings und Kleinkindes, bevor dieses sich über Worte mitteilen konnte. Der Körper dieser Menschen erzählte plötzlich über die erfahrene Not, die Verlassenheit, die mangelnde Wärme und Geborgenheit, die sie in der ersten Lebenszeit nach der Geburt erfahren hatten.

Das Bild des Säuglings, welches sich in diesen regressiven Prozessen herauskristallisierte, stand ganz im Widerspruch zu dem Bild des Säuglings, welches in den metapsychologischen Konstruktionen der Psychoanalyse zur damaligen Zeit gezeichnet wurde. Dieses »autistische Bild des Säuglings« legte nahe, dass der Säugling zu Beginn seines Lebens ein reizabgewandtes, asoziales und in sich gekehrtes Lebewesen sei. Das Baby als ein von seiner Lebensumwelt bedrohtes und überfordertes Systems, das einzig durch den Rückzug in eine psychische Innenwelt überhaupt überleben kann.

Demgegenüber entwarf Reich, auf der Basis seiner psychosomatischen Forschungen und den ersten Direktbeobachtungen an Säuglingen und Kleinkindern das Bild eines Säuglings, der direkt nach der Geburt an seiner sozialen Umwelt interessiert ist und mit seinen nächsten Menschen in komplexer, emotionaler Beziehung steht. Reichs Babyforschungen waren weniger an strukturellen Fähigkeiten und einer empirischen Erforschung der unterschiedlichen Kompetenzen des Säuglings interessiert.[8] Der Fokus der bioenergetischen Säuglingsforschungen lag vielmehr auf der Untersuchung der emotionalen und energetischen Gesetzmäßigkeiten, die der Entfaltung und Blockierung der frühen Beziehungsprozesse zugrundliegen. Reich interessierte die Frage, unter welchen psychosozialen Bedingungen das neugeborene Kind seine emotionale Ausdrucks- und Kontaktfähigkeit verliert, bzw. welche therapeutischen Schritte eingeleitet werden müssen, um eine Rückkehr zur Kontakt- und Öffnungsbereitschaft des Säuglings frühzeitig wieder anzuregen.

Die praktischen und theoretischen Grundlagen der Emotionellen Ersten Hilfe sind geprägt von den energetischen Modellen Wilhelm Reichs. Der Ansatz der Emotionellen Ersten Hilfe folgt den Konzepten Reichs insofern, als wir davon ausgehen, dass spezifische Energiefunktionen an der Wurzel der Eltern-Kind-Beziehung wirksam sind. Die lärmenden Symptome, die wir bei Störungen der frühen Eltern-Kind-Beziehung beobachten, werden im Kontext dieser energetischen Konzepte als Ausdruck von fehlgeleiteten und gestauten Erregungs- und Energiemengen verstanden. Dabei, und auch hier folgt die EEH den ursprünglichen Konzepten Reichs, wird davon ausgegangen, dass die universelle Bioenergie nicht nur Grundlage der psychischen und körperlichen Funktionen innerhalb des menschlichen Organismus wirksam ist, sondern gleichfalls als tiefere Wurzel der Beziehungs- und Bindungsprozesse zwischen Eltern und Kind fungiert. Aus der Perspektive dieser energetischen Modelle ist die Emotionelle Erste Hilfe ein systematischer Ansatz, um die Fehlleitung und Behinderung der natürlichen Entfaltung der biologischen Energien im menschlichen Organismus frühzeitig zu beheben und so die Grundlagen einer stabilen und feinfühligen Bindungsbeziehung zwischen Eltern und Kindern zu unterstützen.[9]

Leider wurden diese späteren Forschungen Wilhelm Reichs in einer schwer zugänglichen Sprache und Terminologie verfasst, die es Nicht-Kennern seines Gesamtwerks kaum möglich macht, tiefer in seine Arbeiten einzudringen. Dies mag ein Grund sein, warum diese bioenergetischen Babyforschungen bis heute keinen Anschluss an die moderne Säuglings- und Kleinkindforschung gefunden haben. Dies ist bedauerlich, da Reich schon in den 40er Jahren – also zeitgleich mit den bahnbrechenden Forschungen über die Grundlagen der frühen Mutter-Kind-Beziehung durch den Psychoanalytiker Réné Spitz[10] – die Grundzüge einer kurztherapeutische Methodik entwickelte, um frühe Störungen der Regulationsfähigkeit von Säuglingen und Kleinkindern zu beheben. Insofern darf Reich als einer der ersten Pioniere auf dem Feld der psychosomatischen Säuglingsforschung und –therapie bezeichnet werden.

Obwohl die energetischen und psychosomatischen Modelle der Körperpsychotherapie einen wichtigen Einfluss auf die Entwicklung meiner praktischen Arbeit mit Eltern und Säuglingen hatten, wurde andererseits schnell deutlich, dass der bisherige Einsatz der gängigen körperpsychotherapeutischen Methoden – wie etwa die Atem-, Ausdrucks- und Berührungstechniken – im Kontext der frühen Störungen der Eltern-Kind-Bindungsregulation anders eingesetzt werden mussten. Das Schwergewicht der auf Reich zurückreichenden Therapieansätze hatte bisher auf der Unterstützung von emotionalen Ausdrucksprozessen und der Lösung von blockierten Muskel- und Gewebebereichen gelegen. In der sich entwickelnden Krisenbegleitung von Eltern und Kindern verlagerte sich der Fokus vermehrt auf die Anerkennung und Exploration von Körperwahrnehmungen, den Aufbau innerer Sicherheit und die Unterstützung der Aufnahme- und Bindungsbereitschaft bei Eltern und Kind.

Neben der Körperpsychotherapie ist die moderne Säuglings- und Bindungsforschung eine weitere wichtige Säule der Emotionellen Ersten Hilfe. Hier soll vor allem auf die grundlegenden Arbeiten von John Bowlby, Mary Ainsworth, Marshall Klaus, Daniel Stern[11] u. a. verwiesen werden. In kreativen Versuchsanordnungen und akribischen Verhaltensbeobachtungen der Interaktionsprozesse von Eltern und ihren Säuglingen in den ersten Lebenstagen und -wochen konnten diese und viele andere Forscher nachweisen, dass der menschliche Säugling schon von seiner ersten Lebensminute an in der Lage ist, mit seiner Umwelt in einer erstaunlich komplexen Weise zu kommunizieren. Diese »Kompetenzen« des Säuglings können sich nur dann entfalten, wenn es sich in der unmittelbaren Körpernähe eines emotional verfügbaren Erwachsenen befindet. Die wichtigste Botschaft dieser Forschungen lautet, dass die psychische und emotionale Gesundheit des menschlichen Säuglings in existenzieller Weise von dem Vorhandensein einer oder mehrerer sicherer und tragfähiger Bindungsbeziehungen abhängig ist. Nur auf der Basis dieser hinreichend sicheren Bindungen kann der Säugling zwischen Umwelterkundung und inwärts gewandter Selbstverbindung hin und her pendeln.

In der Emotionellen Ersten Hilfe arbeiten wir in systematischen Schritten daran, diese elterliche Feinfühligkeit und Bindungsbereitschaft durch eine Rückanbindung an den eigenen Körper wieder herzustellen. Dabei gehen wir davon aus, dass erst die Etablierung einer stabilen, inneren Verbindung mit dem Informationsstrom unserer körperlichen Empfindungen und

Gefühle die Voraussetzung in den Eltern schafft, um sich feinfühlig und liebevoll auf die Bedürfnisse und Affektzustände des Babys einzustimmen. Diese Fähigkeit, einen kontinuierlichen Dialog mit dem Körper zu führen, seine Botschaften und Mitteilungen achtsam zu begleiten und sie als Grundlage des eigenen Denkens, Handelns und Entscheidens werden zu lassen, umschreibt den Kern des Selbstanbindungs-Modells der Emotionellen Ersten Hilfe.

Auf der Basis dieses Verständnisses ist das Ziel der EEH – und dies ist geprägt durch die bindungstheoretischen Überlegungen – der (Wieder-) Aufbau einer sicheren und stabilen Bindungsbeziehung der Eltern zu ihren Kindern.

Ein weiterer wichtiger Einfluss der Emotionellen Ersten Hilfe sind die Forschungen der pränatalen Psychologie, welche in den vergangenen zwanzig Jahren immer mehr Hinweise dafür erbringen konnte, dass bereits das ungeborene Kind sensibel auf die Bedingungen im Mutterleib und im Geburtskanal reagiert. Die bedeutsamen Arbeiten von David Chamberlain, William Emerson, Ludwig Janus, Thomas Verny[12] u.a. weisen nach, dass das ungeborene Kind mit Stress und innerlichem Rückzug auf dauerhafte Angst- und Schmerzzustände der Mutter in der Schwangerschaft und unter der Geburt reagiert. In den regressiven Prozessen der EEH erzählen uns die Babys etwas von den Belastungen und überwältigenden Erfahrungen aus der prä- und perinatalen Vorzeit. Dabei wird deutlich, dass die gestörte Regulationsfähigkeit der Säuglinge nach der Geburt, ihre Quelle in diesen schwächenden vorgeburtlichen Erfahrungen haben kann. Anders als in vielen prä- und perinatalen Ansätzen der Säuglingstherapie sieht die EEH das Heilsame nicht in einer Rückführung, Wiederholung und Durcharbeitung dieser frühen Erfahrungen. Vielmehr ist das zentrale Ziel der Arbeit, dass die Bewusstwerdung und Verarbeitung der belastenden Schwangerschafts- und Geburtserfahrungen des Säuglings und der Eltern letztlich nur einem Zweck folgt: der Veränderung und Stärkung der aktuellen Bindungskonstellation zwischen Eltern und Baby.

Eine letzte wichtige Quelle in der Entwicklung der EEH sind die Ergebnisse der modernen Gehirnforschung, welche sich mit den neurobiologischen Grundlagen der frühen Beziehungsprozesse von Eltern und Babys auseinandersetzen. Besondere Bedeutung für das Verständnis und die Methodenentwicklung innerhalb der Emotionellen Ersten Hilfe haben hierbei die Forschungen und die Arbeiten von Antonio Damasio, Gerold Hüther, Joachim Bauer und Stephen Porges.[13] Im Kern weisen die verschiedenen Arbeiten dieser Forscher darauf hin, welchen Einfluss die frühen Bindungserfahrungen auf die Entwicklung und Strukturierung des Gehirns haben. Andererseits zeigen sie, dass wir Menschen auf sehr basale Steuerungssysteme unseres Körpers zurückgreifen, wenn wir uns auf die Zwiesprache mit einem Säugling einlassen. Einfühlsame Beziehungen zu einem Säugling sind demnach nur dann möglich, wenn wir in einen Dialog mit dem inneren Informationsstrom unseres Körpers treten. Dieser Strom von Gefühls- und Körperempfindungen schafft die Grundlage, um intuitiv auf Stimmungen, Körperausdruck und unterschiedliche Erregungszustände des Säuglings in angepasster Weise zu reagieren. Die Fähigkeit der Eltern, intuitiv die Bedürfnisse und Kontaktangebote des Säuglings zu beantworten, wirken eingeschränkt, wenn dauerhafte Stresszustände den Organismus überfluten.

Die Fähigkeit, die Signale eines Babys zu entschlüsseln gelingt dann am besten, wenn wir einen entspannten bzw. entspannungsfähigen Körper vorfinden. In der EEH arbeiten wir deshalb gezielt daran, die psychophysiologischen und neurovegetativen Voraussetzungen für den Aufbau einer stabilen Bindungsbeziehung herzustellen. Dabei versucht die EEH weniger durch Verhaltensmodifikation und kognitive Aufklärung die Eltern zu einem anderen Umgang mit dem Säugling zu bewegen. Vielmehr schaffen wir im Rahmen einer vertrauensvollen Beziehung durch behutsame Körperberührungen und Interventionen bei Eltern und Kind jene Voraussetzungen, die eine Entfaltung der natürlichen Bindungskräfte und eine Abstimmung auf die Bedürfnisse und Gefühle des Säuglings möglich macht.

Phänomenologie der Schreibaby-Krisen

Es ist schwierig, sich in die enormen psychischen und körperlichen Belastungen einer Schreibaby-Krise hineinzuversetzen, wenn man etwas Vergleichbares nicht selbst erfahren hat. Natürlich können die meisten Menschen eine Ahnung entwickeln, was es für eine junge Mutter heißen muss, wenn ein Baby viele Stunden am Tag untröstlich schreit. Aber das Vorstellungsvermögen der meisten versagt, wenn sie sich ausmalen, welche Belastung es bedeutet, ein Kind zu begleiten, dass zwei, drei oder mehr Stunden am Tag weint. Ein Baby an der Seite zu haben, welches selbst in seinen besten Zeiten nicht glücklich und zufrieden ist, das nicht gluckst, wenn man es anschaut und das sich nicht anschmiegt, wenn man es am Körper trägt.

Obwohl die Phänomene ursprünglich in der Auseinandersetzung mit Eltern und exzessiv schreienden Säuglingen beobachtet wurden, lassen sich viele der beschriebenen Symptome auch bei anderen Regulationsstörungen der frühen Säuglings- und Kleinkindzeit (wie etwa den Schlaf- und Fütterungsproblematiken) wiederfinden. Der gemeinsame Nenner der unterschiedlichen Störungsbilder lässt sich in dem Verlust der wechselseitigen Abstimmung der körperlichen, emotionalen und verhaltensmäßigen Äußerungen bei Eltern und Kind finden.

In diesem Kapitel sollen somit universelle Aspekte zusammen getragen werden, die sich in den unterschiedlichsten Formen von frühen Beziehungsstörungen zwischen Eltern und ihren Säuglingen wiederfinden.[14] Das Ziel dieser Darstellung ist somit die Betonung der gemeinsamen Basis der unterschiedlichen Störungsbilder. Dies entspricht auch exakt dem Vorgehen der Emotionellen Ersten Hilfe, welche unterschiedliche Einzelsymptome auf die tieferen und gemeinsamen Funktionsprinzipien zurückverfolgt. Die Praxis der EEH beinhaltet somit einen Suchprozess, welcher vom Komplexen zum Einfachen führt.[15] Diese Auflistung soll helfen, ein erstes Bild zu vermitteln, womit wir es in den nachgeburtlichen Krisen der Eltern und Säuglinge zu tun haben. Im weiteren Verlauf werden dann die funktionellen Hintergründe dieser Krisenphänomene Schritt für Schritt entwickelt.

Krisensymptomatik der Eltern

In allen Fällen von frühen Regulations- und Bindungsstörungen findet sich ein Feuerwerk negativer Gefühlsempfindungen. Mit dem Verlust der emotionalen Verbundenheit zwischen Eltern und Kind treten plötzlich Angst- und Unlustzustände in den Vordergrund. Besonders schwierig ist für die betroffenen Eltern die sich wiederholende Erfahrung, ihren Babys nicht zur Seite stehen zu können. Hilflosigkeit, Ohnmacht und Verzweiflung sind deshalb bei exzessiven Schreibaby-Syndromen immer anzutreffen. Eltern mit hohen Leistungs- und Perfektionsansprüchen bewerten ihr eigenes Tun in Auseinandersetzung mit ihrem Schreibaby zudem sehr kritisch. Sie neigen dazu von sich selbst enttäuscht zu sein, haben häufig das Gefühl, zu versagen und ihren eigenen Erwartungen nicht gerecht werden zu können. Insbesondere dann, wenn narzisstische Persönlichkeitselemente[16] vorhanden sind, besteht immer die Gefahr, dass sich die Wucht der Enttäuschung auch in Form von Wut- und Hassreaktionen aggressiv gegen das Kind wendet. In all den Jahren der Krisenbegleitung von Eltern und ihren schreienden Babys gab es nicht eine Mutter und einen Vater, die in den zugespitzten Phasen der Krise nicht auch destruktive Phantasien gegenüber dem Baby erlebt haben.

Allgemein lässt sich in den Krisen eine übermäßige Anspannung der gesamten Muskel- und Gewebesysteme des Körpers beobachten. Häufig wird bei einer länger anhaltenden Schreibaby-Krise über schmerzhafte Muskel- und Gewebespannungen geklagt, die besonders die Rücken-, Schulter- und Nackenbereiche des Körpers betreffen. Auch die Atmung der Eltern ist eingeschränkt und verflacht, was subjektiv mit dem Gefühl verbunden ist, nicht richtig durchatmen zu können. Viele Mütter beschreiben die Körperempfindung, als hätten sie einen Metallreifen um die Brust oder ein Gefühl der Enge in der Herzgegend. Aus körperpsychotherapeutischer Sicht ist die Erhöhung der Muskel- und Gewebespannung untrennbar mit erhöhtem Angstaufkommen verknüpft.

Die meisten Mütter verschaffen sich im Kontakt mit dem schreienden und unruhigen Kind Erleichterung, indem sie sich viel bewegen. In der klinischen Beobachtung gibt es einen engen Zusammenhang zwischen einer Schwächung des Bindungserlebens und erhöhter Motorik. Dies verwundert nicht, da die Aktivität des Muskelsystems eine der wenigen Möglichkeiten darstellt, um die ungenutzten Bindungskräfte, die sich sonst als Angst und Unlust zeigen würden, wieder abzubauen. Somit ist der enorme Drang zur Bewegung und körperlichen Aktivität, wie etwa das stundelange Spazierengehen der Mütter mit ihren unruhigen Babys auch als ein Versuch der Angstabwehr zu verstehen, und nicht allein, wie oft angenommen, als Beruhigungsstrategie für den Säugling.

Die meisten Eltern leiden innerhalb der postnatalen Krise unter einer starken Aufmerksamkeitsverlagerung auf ihr Kind. Man könnte sagen, sie seien »außer sich« oder »aus dem Häuschen«. Tatsächlich zeigen viele Eltern im Umgang mit ihren Schreibabys eine allgemeine Unfähigkeit, sich auf ihren eigenen Körper zu konzentrieren und in sich hinein zu lauschen. Sie befinden sich in einer chronischen Hab-Acht-Haltung. Ihr Gehirn arbeitet in einem Zustand der Dauerspannung, der in der Fachsprache auch Hypervigilanz[17] genannt wird.

Die Eltern von Schreibabys beobachten unablässig ihr Baby – 24 Stunden am Tag.[18] Vor allem machen sie dies, um gewappnet zu sein, wenn eine Verschlechterung der Situation eintritt und das Schreien des Kindes wieder losgehen könnte. Oft reicht schon ein kleines Hüsteln, um die Eltern in einen Zustand der Hochspannung zu versetzen. Diese ständige Bedrohungserwartung, in der sich die Eltern befinden, kostet nicht nur enorm viel Kraft, sondern sie führt auch dazu, dass Eltern von Schreibabys häufig vergessen, dass sie selbst auch einen Körper haben und dieser auch ein wenig Fürsorge benötigt. Fragt man Schreibaby-Eltern, wie sie sich fühlen, wie sie ihren Körper erleben, erntet man am Anfang der Beratungen häufig ein ratloses Achselzucken oder die ironische Antwort: »Welchen Körper meinen Sie?«

Alle Eltern, die sich in einer längeren Phase der Krise mit ihren unruhigen Babys befinden, benennen Gefühle der Entfremdung zum Kind. Ganz objektiv ist die Feinfühligkeit der Eltern für die Bedürfnisse und Gefühle ihrer schreienden und unruhigen Babys sehr geschwächt. Die Stresslage, in der sich der gesamte Organismus befindet, reduziert die Bindungsbereitschaft der Eltern fundamental. Die Dauerspannung ihres Körpers verhindert, dass sie sich den Signalen und Hinweisen ihres Kindes öffnen können. Viele Betroffene beschreiben es so, als seien sie und das Kind unterschiedliche Planeten, die sich umkreisen würden, ohne sich wirklich zu begegnen.

Diese Beschreibung trifft die Erfahrung sehr gut. Trotz großer Mühen, die die Eltern unternehmen, sind sie nicht fähig, eine emotionale Brücke oder den Draht zum Kind zu finden. Eine eigenartige Leere umwebt diese Beziehungen, ganz so, als würde das Herz in ihnen fehlen.

Ein weiterer Punkt, den ich an dieser Stelle erwähnen möchte, und der selten fehlt: Die Eltern von Schreibabys haben ihren Plan verloren! Es ist so, als fehle ihnen das innere Navigationssystem, um im Dickicht der Phänomene und Beziehungsangebote ihres Babys den Überblick zu bewahren. Viele Eltern ersetzen diesen inneren Orientierungsverlust durch einen schnellen Wechsel an Strategien, wie sie das Baby beruhigen: Sie tragen es eine Weile im »Fliegergriff« auf dem Arm, dann versuchen sie es mit regelmäßigen Babymassagen und schon wenige Tage später sind sie felsenfest davon überzeugt, dass eine Veränderung des mütterlichen Speiseplans die ersehnte Beruhigung ihres Babys bewirkt. Viele dieser Bemühungen erscheinen aus der Distanz wie ein hilfloses Vorantasten eines Menschen, der nach einem Stromausfall in seiner stockfinsteren Wohnung den Sicherungskasten sucht. Nur mit dem einen entscheidenden Unterschied: Die Person im Dunkeln weiß, dass es einen Sicherungskasten gibt, die orientierungslosen Eltern hingegen haben nicht einmal eine Ahnung davon, wonach sie suchen sollen. Ihre Strategie folgt dem System von »Versuch und Irrtum«.

Eng mit diesem Orientierungsverlust verwoben ist der Mangel an Handlungsfähigkeit. Durch das Schreien des Babys stellt der Körper für die Problemlösung große Energiemengen zur Verfügung. Diese Fähigkeit unseres Körpers, auf Gefahrensituationen zu reagieren, ist in uns angelegt. Doch was tun, wenn diese Energien aufgrund des Mangels eines inneren Plans nicht zum Einsatz kommen? Eltern erleben diese Unfähigkeit zum Handeln qualvoll. Sie steigern sich lieber in einen blinden Aktionismus, als nichts zu tun. Die nicht zielgerichteten Handlungen sind ein Versuch, das hohe Erregungsaufkommen zu binden und dadurch die Wahrnehmung von Angst, Wut und anderen unlustvollen Gefühlsempfindungen zu drosseln.

Teil II

Grundlagen

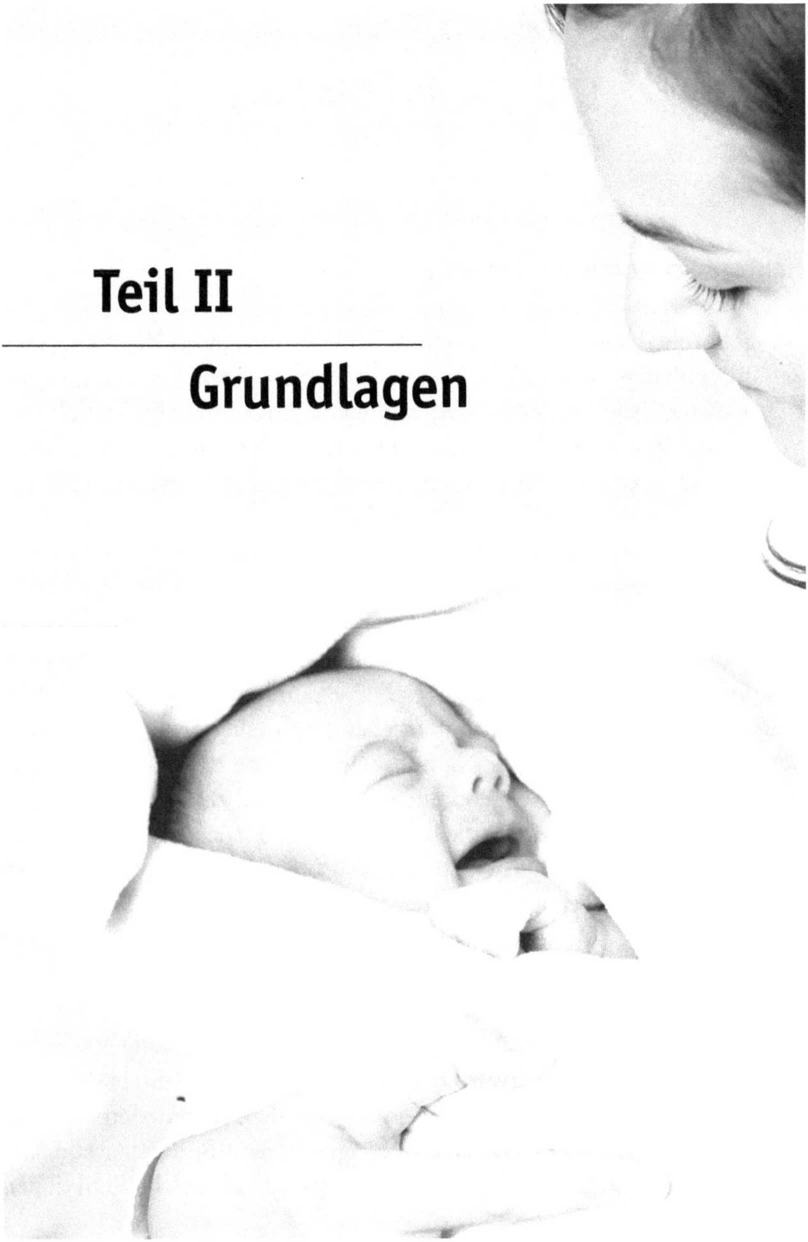

Körper und Bindung

Neurophysiologie der Bindung

Neugeborene Kinder brauchen einen sicheren Ort, um in die komplexen Zusammenhänge dieser Welt hineinzuwachsen. Verglichen mit anderen Lebewesen ist beim menschlichen Säugling die Ausstattung mit instinktiven Verhaltensanlagen eher dürftig. Zumindest ist sie nicht hinreichend, um sich aus eigener Kraft in seiner Umwelt zurechtzufinden. Menschliche Babys benötigen die stabile und verlässliche Bindungsbeziehung zu einem bzw. mehreren feinfühligen Menschen, um die Regulation zentraler Bedürfnisse und Verhaltensanlagen zu gewährleisten.

Heute wissen wir, dass menschliche Babys alles mitbringen, um direkt nach der Geburt in ihrem ökologischen Nahraum mit einem anderen Menschen zu kommunizieren. In unmittelbarer Nähe kann das Neugeborene scharf sehen, riecht es den Duft der mütterlichen Brust und hört und erinnert es den Schlag ihres Herzens. Die Natur hat alles vorbereitet, damit dieses erste Zusammenklingen des Neugeborenen und seiner Eltern gelingen kann.

Was geschieht jedoch, wenn die Bedingungen nicht den phylogenetischen Erwartungen des Säuglings entsprechen? Wie sehen die physiologischen Antworten des neugeborenen Kindes aus, wenn seine kindlichen Bedürfnisse nach Halt und Sicherheit nicht hinreichend erfüllt und befriedigt werden? Um diese Fragen zu beantworten wollen wir in diesem Kapitel einen Blick auf die neurovegetativen Grundlagen der frühen Eltern-Kind-Beziehung werfen. Besonders soll dabei der Frage nachgegangen werden, wie die intuitiven Verhaltensprogramme bei Eltern und Kind in der Tiefe unseres Organismus gesteuert und reguliert werden. Da die Methoden der EEH gezielt auf diese vegetativen Grundlagen unserer Beziehungsfähigkeit einwirken, lohnt es sich, einen etwas genaueren Blick auf die Funktionen des Autonomen Nervensystems zu werfen.

Denken Sie morgens, wenn Sie aufstehen, als erstes an Ihren Herzschlag? Oder überprüfen Sie vor ihrem Gang zur Toilette ihre Atmung? Wie sieht es aus mit einem kritischen Blick auf die Menge des Speichels in Ihrem Mund? Nun, sollte an diesem Morgen mit Ihnen alles OK sein und sollten sich die physiologischen Parameter im Normbereich bewegen, so werden Sie darüber wohl kaum nachdenken. Und seien Sie froh, dass es so ist. Ihr Gehirn nimmt Ihnen diese Arbeit ab! Ich für meinen Fall bin zumindest glücklich, dass ich mich morgens nicht noch um die Atmung, die Weitstellung meiner Pupillen und die optimale Absonderung von Verdauungssäften kümmern muss. Mein Gehirn – und bei Ihnen dürfte es ebenso sein – ist frei für die normale Alltagsroutine, das Lesen der Morgenzeitung, Gespräche mit meiner Frau und den Kindern oder für einen Blick auf meinen Terminkalender.

So richtig bewusst über die autonome Steuerung unseres Körpers werden wir uns erst dann, wenn es mal nicht so läuft mit dem Alltagsgeschäft unseres Organismus. Zum Beispiel, wenn Ihnen das Herz vor einer Prüfung bis zum Halse schlägt, Sie nach Luft schnappen, weil ihnen ein Schrecken in die Knochen gefahren ist oder der Mund beim Sprechen so trocken ist, dass die Stimme zu versagen droht. Dieses sind die Warnsignale unseres Körpers, die ihnen mitteilen, dass etwas nicht stimmt. Es sind Hinweise darauf, dass mit der Versorgung vitaler Grundlagen unseres Körpers etwas nicht in Ordnung ist. Erst jetzt richten wir unsere Aufmerksamkeit darauf, dass wir atmen, schwitzen und Säfte in unserem Körper produzieren.

Tatsächlich ist das menschliche Nervensystem so beschaffen, dass es möglichst wenig Speicherplatz für Aufgaben in Anspruch nimmt, die unser tägliches Überleben sichern. Der Teil unseres Nervensystems, welche die Steuerung wichtiger Körperfunktionen sichert, ist das so genannte Autonome Nervensystem (ANS). Andere Bezeichnungen, die in der Literatur synonym verwandt werden, sind auch vegetatives oder viszerales Nervensystem.[19] Das Autonome Nervensystem hat seinen Ursprung in den entwicklungsgeschichtlich ältesten Teilen unseres Gehirns, dem so genannten Stammhirn. Dieser Teil unseres Gehirns kann in der Natur auf eine lange Entwicklungszeit zurückblicken. Viele strukturelle Merkmale dieses alten Teils unseres Nervensystems finden sich bereits bei anderen Lebewesen, wie etwa den Reptilien, so dass dieser Bereich unseres Gehirns auch als »Reptilienhirn«[20] bezeichnet wird.

Diese Bezeichnung geht auf die Forschungen des Neurophysiologen McLean aus den 70er Jahren zurück, der erstmalig von einem dreiteiligen Gehirn gesprochen hat. Er unterscheidet zwischen dem entwicklungsgeschichtlich »alten« Stammhirn, dessen Zuständigkeitsbereich vor allem Fragen unseres Überlebens umfassen, dem »limbischen System«, welches in engem Zusammenhang mit der Organisation unserer Gefühle und Emotionen steht und dem jüngsten Teil unseres Gehirn, der Großhirnrinde (»Neokortex«). Dieser zuletzt genannte Bereich unseres Gehirns wird allgemein als Sitz der am weitesten entwickelten Gehirnfunktionen angesehen. Hierzu gehören das abstrakte Denken und das Bewusstsein, die den Menschen in besonderer Weise von allen anderen tierischen Verwandten unterscheidet.[21]

Das Autonome Nervensystem (ANS) ist somit in erster Linie für Funktionen unseres Überlebens zuständig. Es steuert eine ganze Fülle von inneren Organfunktionen, wie etwa unsere Atmung, das Herzkreislauf-System, unsere Körpertemperatur oder auch die Schweißproduktion. Das Autonome Nervensystem ist jedoch auch zuständig für eine angemessene biologische Antwort unseres Körpers auf Angst- und Gefahrensituationen. Dass wir, ohne darüber nachzudenken, in den Straßengraben hechten, wenn ein Auto frontal auf uns zusteuert, oder dass wir bereit sind, uns einem Menschen in den Weg zu stellen, der unsere Kinder oder nahen Freunde bedroht, auch dies verdanken wir unserem Autonomen Nervensystems. Dieser Teil unseres Nervensystems ist dort in Aktion, wenn es darum geht Energien zu mobilisieren und diese für Reaktionen von Flucht oder Kampf zu nutzen.[22]

Doch neben der Regulation von körperlichen Funktionen hat das Autonome Nervensystem auch einen bedeutenden Einfluss auf wichtige psychische Funktionen unseres Organismus. So sind die Regulation unserer Gefühle sowie die Richtung, in die unsere Aufmerksamkeit gelenkt wird, verwoben mit den Steuerungen unseres Autonomen Nervensystems. In der folgenden Abbildung wird die funktionelle Beziehung des Autonomen Nervensystems zu den verschiedenen psychischen und körperlichen Einzelfunktionen dargestellt.

Das ANS stellt somit ein grundlegendes Steuerungssystem unseres Körpers dar, welches wesentliche psychosomatische Funktionen unseres Körpers reguliert. Man könnte von einem Basissystem unseres Körpers sprechen. Wir werden gleich sehen, dass ein Gleichgewichtsverlust des

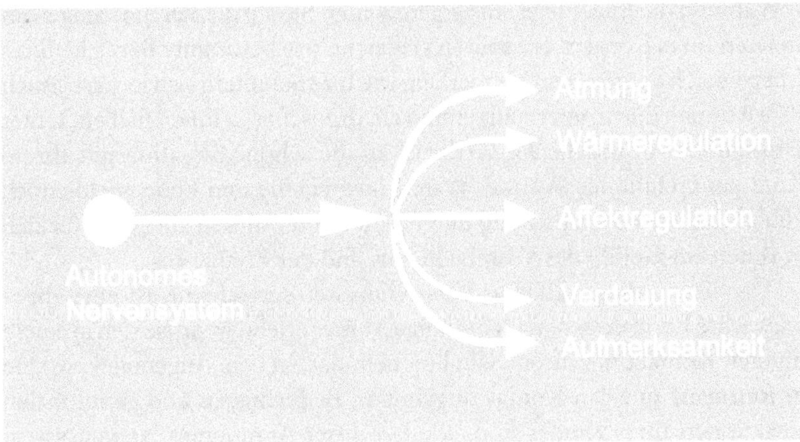

Abb. 1 – Wirkungen des ANS auf den Gesamtorganismus

Autonomen Nervensystems fatale Folgen für unsere Beziehungsfähigkeit und unser inneres Wohlbefinden hat.

Rhythmen des Körpers

Schließen Sie für einen Augenblick Ihre Augen und denken Sie an eine Begegnung mit einem Ihrer Kinder (oder auch mit einem anderen Menschen, der Ihnen nahe steht). Denken Sie an eine schöne Situation aus der letzten Zeit, in der Sie sich ganz wohl und nahe mit ihrem Baby gefühlt haben. Erinnern Sie sich daran, wie Ihr Baby vielleicht auf Ihrem Bauch schlief. Sie spüren das Gewicht seines kleinen Körpers. Sie nehmen die Wärme wahr, die der kleine Körper abstrahlt. Auch der Rhythmus der Atmung kommt Ihnen jetzt wieder in den Sinn. In jeder Phase der Einatmung schmiegt sich Ihre Bauchdecke an die Vorderseite Ihres Kindes. Vielleicht gelingt es Ihnen, sich auch an die Gefühle zu erinnern, die Sie in diesem Moment für Ihr Kind empfunden haben. Ein Gefühl der Verliebtheit, das Erleben von Verbundenheit und Nähe.

Während die Bilder jetzt aufsteigen, achten Sie auf die Veränderungen im Inneren Ihres Körpers. Sie spüren vielleicht, wie bestimmte Bereiche Ihres Körpers sich entspannen. Sie merken, wie Ihre Schultern sich lockern. Auch Ihre Atmung dürfte jetzt ruhiger und rhythmischer in Ihnen fließen. Unter Umständen verursacht der Gedanke an die schöne Situation mit Ihrem Kind ein Gefühl der Wärme. Waren Ihre Hände und Füße gerade noch kühl, könnten sie jetzt wohlig durchblutet sein. Alles in allem breitet sich in Ihnen ein Gefühl des Wohlbefindens und der Freude aus.

Was hier in dieser kleinen Vorstellungsreise geschieht, ist eine abgeschwächte Form dessen, was eine junge Mutter erlebt, wenn sie sich in einem innigen Kontakt mit ihrem Säugling befindet. In dem Augenblick, wo Sie in Resonanz mit den Kontaktangeboten, Bedürfnissen und emotionalen Reaktionen Ihres Kindes sind, schaltet unser Autonomes Nervensystem auf einen Modus um, der immer dann aktiv ist, wenn wir uns sicher und aufgehoben fühlen. Einhergehend mit dem Erleben von Sicherheit und Verbundenheit beginnt der parasympathische Zweig unseres ANS wirksam zu werden. Er wirkt immer dann, wenn wir uns entspannen, regenerieren und unsere Energiespeicher auffüllen. Wenn wir uns mittags für eine halbe Stunde auf die Couch legen, um auszuruhen, wenn wir entspannt im Arm unseres Partners dösen oder auch, wenn wir nach einem Festessen völlig schlapp und gesättigt auf dem Stuhl hängen, hat der Parasympathikus für eine Weile die Führung in unserem Körper übernommen.

Für das Kind ist die sichere und stabile Bindung zu einem nahen Menschen die Voraussetzung, dass es sich vertrauensvoll und entspannt nach innen wendet. Wir wissen heute durch die neueren Säuglingsforschungen, wie wichtig die Ruhephasen, das Nichtstun, das Da-Sein für die Säuglinge ist, um Eindrücke ihrer Umwelt zu verarbeiten und neue Kraft für die nächsten Erkundungen ihrer Umwelt zu tanken.[23]

Wie reagiert jedoch das Autonome Nervensystem, wenn eine Mutter stundenlang ihr schreiendes Baby auf dem Arm trägt, ohne es beruhigen zu können? Was geschieht physiologisch, wenn ein zweijähriges Kind verzweifelt weint, weil es beim Einkauf im Supermarkt seine Mutter verloren hat? Und welche vegetativen Prozesse laufen ab, wenn ich mich über meinen Sohn ärgere, der zum wiederholten Male seine Klamotten im gesamten Haus verteilt und meine Bitten, sie wegzuräumen, ignoriert?

Immer dann, wenn wir Stress erleben und uns ängstlich und belastet fühlen – ganz unabhängig davon, was der Auslöser dieser Belastung ist – , übernimmt ein anderer Ast unseres Autonomen Nervensystem das Kommando: das sympathische Nervensystem. Der Sympathikus wirkt immer dann, wenn wir Kräfte aktivieren, uns anstrengen und konzentrieren müssen. Der Sympathikus mobilisiert Kraftressourcen in unserem Organismus und hat auf ihn eine anregende und vitalisierende Wirkung.

Eine wesentliche Funktion des Sympathikus dient der Sicherung unseres Überlebens. Befinden wir uns in Zuständen existenzieller Not, setzt die Aktivierung des sympathischen Nervensystems spontan große Energiemengen frei, die wir dann in unserem Muskelsystem, Denkapparat und Ausdruckorganen nutzten, um die jeweilige Gefahrensituation zu überwinden.

Werden wir im Dunkeln plötzlich von einem fremden Menschen angegriffen, dann mobilisiert der Sympathikus sofort jene Kräfte, die wir benötigen, um unsere Haut zu retten. Der Sympathikus übernimmt automatisch eine Gefahreneinschätzung, ohne dass wir lange darüber nachdenken müssen.[24] Die kritische Analyse unserer Großhirnrinde wäre in diesem Fall viel zu aufwendig und langwierig, um die passende Lösung zu finden. Hier geht es unter Umständen um Ihr Leben! Innerhalb von Millisekunden erkennt Ihr Gehirn, dass eine kleine Lücke Ihnen die Möglichkeit lässt, dem Angreifer zu entwischen. Und bevor sie überhaupt darüber nachdenken, rennen sie bereits mit klopfendem Herzen die Straße entlang. Diese hier beschriebenen Flucht- und Kampfimpulse werden klassischerweise als Ausdruck einer Sympathikus-Aktivierung unseres Autonomen Nervensystems betrachtet.

Im Allgemeinen ist das Image des Sympathikus nicht allzu gut. Er gilt in unserer industriellen Welt als der eigentliche Verursacher von Stress, Anspannungen und einer Vielzahl von Ängsten. In gewisser Weise ist er der »Bad Guy« der Moderne. Aber in unserem Kontext ist es wichtig darauf hinzuweisen, dass der sympathikotone Zweig des ANS auch für eine Reihe von positiven Zuständen unseres Körpers die Verantwortung trägt. So genießen wir freiwillig die Spannung eines Krimis im Fernsehen. Ebenso bewerten die meisten Menschen anregende Gespräche im Kreis ihrer Freunde, den Besuch eines fesselnden Vortrags, die Aufregung vor einer Prüfung oder das Kribbeln vor einem Rendezvous durchaus positiv. Das Einlassen auf diese spannungsreichen Erfahrungen ist nur dadurch

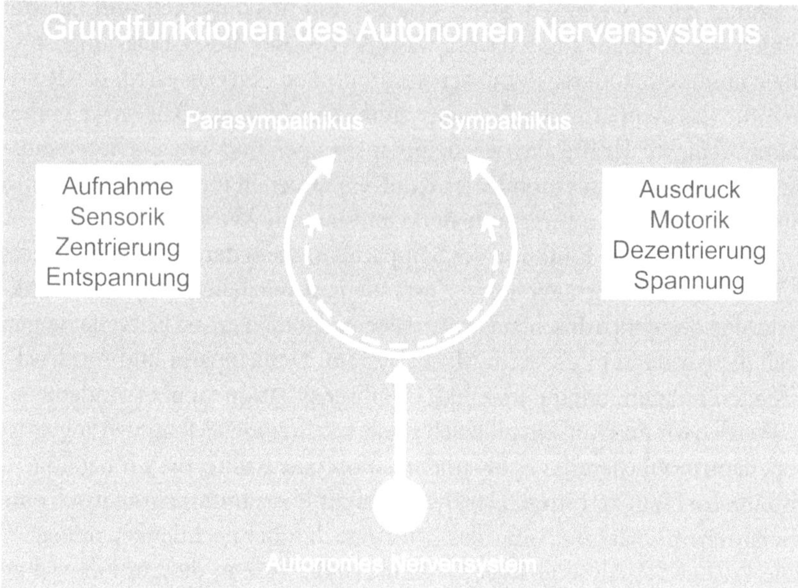

Abb. 2 – Grundfunktionen des ANS

möglich, weil die Aussicht besteht, die aufgebaute sympathikotone Spannung und Erregung wieder aufzulösen. Geschieht dies nicht, wie etwa bei modernen Kriminalfilmen, die uns nach 90 Minuten Hochspannung ohne Mörder und Spannungslösung zurückzulassen, verwandelt sich die lustvolle Anspannung spontan in ein Erleben von Enttäuschung und Frustration.

Im Kontext der frühen Beziehungsprozesse benötigen sowohl Eltern als auch ihre Babys ein gewisses Maß an Spannkraft und Vitalität, um die Interaktions- und Bindungsprozesse aufrecht zu erhalten. So braucht die Mutter für die Durchführung eines Face-to-Face-Lächelspieles mit ihrem wenige Wochen alten Baby die Unterstützung ihres Sympathikus, um das Mienenspiel des Säuglings zu spiegeln, die Stimme zu heben, Töne zu produzieren und auch, um die Aufmerksamkeit hoch zu halten. Depressive Mütter und Väter sind zu dieser anregenden Interaktion und Beziehung mit ihrem Kind nicht fähig. Ihr Gesicht bleibt regungslos, sie wirken ohne Teilnahme und sie versprühen nicht die nötige Vitalität und Erregung, um die Aufmerksamkeit des Kindes zu bannen.[25]

In einem gesunden Organismus befindet sich das Autonome Nervensystem in einem ständigen Schwingungsprozess. Bei neugeborenen Säuglingen lassen sich diese vegetativen Regulationsprozesse sehr schön beobachten. Eingebettet in die sichere und feinfühlige Beziehung zu seinem Bindungspartner kann der Säugling zwischen entspannten Phasen des Selbstkontaktes und aktiven Zeiten der Interaktion und Umwelterkundung hin- und herpendeln. Während der Regenerationsphasen ruht das Baby auf dem Bauch seiner Mutter und wird geschaukelt durch den Rhythmus ihrer Atmung. Es hört ihre vertraute Stimme, vernimmt den beruhigenden Schlag ihres Herzens und erkennt den Duft ihrer Haut. Alles vermittelt dem Kind: »Du bist sicher; du kannst deine Antennen einfahren; du musst nicht aufpassen.« In diesen Ruhephasen übernimmt der parasympathische Zweig des Autonomen Nervensystems die Führung. Die Aufmerksamkeit des Säuglings ruht jetzt in seinem Innern; die Verdauung ist angeregt und das Muskelsystem ist weitestgehend ausgeschaltet. Für das Baby ist die Erfahrung der Sicherheit und Geborgenheit am Körper eines erwachsenen Partners die Voraussetzung, um sich entspannt auf sich selbst zu beziehen. In diesen parasympathischen Phasen füllt es seine Energietanks auf und verarbeitet die zuvor gemachten Erfahrungen. Dieses Zu-Sich-Kommen kann nur dann gelingen, wenn das neugeborene Kind seine Umwelt als hinreichend sicher erlebt.

Erst durch diese Phasen der Entspannung am Körper der Mutter sammelt das Baby die Kraft, um sich danach aktiv mit der Umwelt auseinanderzusetzen. Durch eine moderate Aktivierung des sympathischen Nervensystems kommt es zu einer langsamen Erhöhung des Erregungs- und Spannungsniveaus im Körper des Kindes. Das Baby fixiert jetzt den Blick seiner Mutter und lauscht ihrer ruhigen und freundlichen Stimme, mit der sie das Kind im typischen Babytalk anspricht. Nach einer Weile wendet das Kind seine Aufmerksamkeit auf einige Gegenstände, Formen und Farben, die es in seiner unmittelbaren Nähe wahrnehmen kann. Die Motorik des Kindes und auch seine Ausdruckssprache sind in dieser Wachphase viel lebendiger und aktiver, als dies noch in der Ruhephase der Fall war. Nach

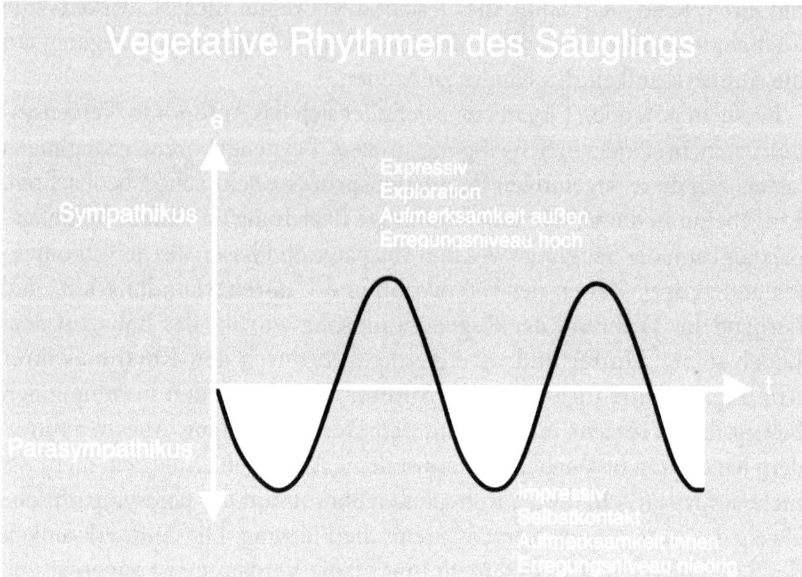

Abb. 3 – Schwingung von Parasympathikus und Sympathikus

diesem intensiven Austausch mit seiner Umwelt ist das Neugeborene gesättigt durch die vielen neuen Reize und Erfahrungen. Es wendet sich ab, beginnt etwas unruhiger zu werden und seine körperliche Spannung beginnt zu steigen. Vielleicht fängt es leicht an zu quengeln und vollführt reflexartig mit seinem Mund einige Suchbewegungen. Nun reagiert die Mutter auf die Signale des Kindes und bietet ihm ihre Brust an. Nachdem das Neugeborene einige Minuten rhythmisch und lustvoll das Saugen an der mütterlichen Brust genossen hat, lässt die körperliche Spannung des Babys nach. Es lässt sich am Körper der Mutter fallen, kommt zur Ruhe und liegt für eine Weile in einem tranceartigen Zustand auf ihrem Bauch.

Ein gesundes und regulationsfähiges Baby ist in der Lage, seinen Organismus, je nach innerer und äußerer Bedingung, zwischen Sympathikus- und Parasympathikus-Zuständen hin und her schwingen zu lassen. Wie in dem Schaubild (Abb. 3) besteht der entscheidende Faktor dieser vegetativen Regulationsfähigkeit des Säuglings darin, dass die aufgebaute Spannung und Erregung durch einen Entspannungs- und Öffnungsprozess abgelöst wird. Im nächsten Kapitel werden wir diskutieren, was geschieht, wenn bei einem Säugling und seinen erwachsenen Begleitern dieses rhythmische Pendeln zwischen Spannung und Entspannung nicht funktioniert.

Im Zeichen der Burg – ein kleiner Exkurs

Um sich noch besser vorstellen zu können, wie unser menschlicher Organismus in Phasen der lustvollen Entspannung oder in Momenten großer Unsicherheit funktioniert, möchte ich Sie jetzt einladen, mit mir eine mittelalterliche Burg im Jahre 1234 zu besuchen. Ausgestattet mit einer wunderbaren Zeitmaschine wollen wir einige Jahrhunderte überspringen und einen Blick in das Leben einer solchen Burg werfen. Also steigen Sie ein! Sicher haben Sie schon einmal eine solche Festung besucht. Meistens liegen diese Wehranlagen hoch auf einem steilen Hügel. Wenn Sie sich je zu Fuß auf den Weg dorthin gemacht haben, dürften Sie sich noch daran erinnern, wie Sie sich keuchend den Berg hinaufgeschleppt haben. Aber ebenso werden Sie sich an den herrlichen Ausblick erinnern, den Sie von oben genossen, als Sie die Burg erreicht haben.

Diesmal wollen wir uns die Plackerei ersparen und landen mit unserer Zeitmaschine direkt vor den Toren der Festung. Der Aufbau dieser Burgen folgt immer dem gleichen Muster. Auch die Burg, die wir hier an den Hügeln des Rheins ausgeguckt haben, folgt dieser typischen Struktur. Sie verfügt über mehrere Aussichtstürme, die uns einen noch weiteren Blick in die Ferne erlauben. Des weiteren sehen wir eine dicke Festungsmauer und die drei, vier riesigen Festungstore, deren Zugang durch Zugbrücken geschützt wird. Im Innern der Festung gib es einen Marktplatz und, je nach Größe der Wehranlage, verschiedene Gebäude und Einrichtungen, in denen die Adelsfamilien, ihre Bediensteten und die dort lebenden Handwerker und Soldaten wohnen. Die schönsten Häuser im Inneren der Burg sind den Herrschern vorbehalten. Hier liegt zugleich das Befehlszentrum der Burg.

Lassen Sie uns jetzt mal einen ersten Blick ins Innere wagen. Das Jahr 1234, in dem wir gelandet sind, scheint eine friedliche Zeit für die Burg zu sein. Die Tore der Burg sind weit geöffnet und im Inneren der Anlage herrscht ein reges Kommen und Gehen. Es ist Markttag und viele Geschäftsleute kommen in die Burg, um ihre Waren anzubieten. Sie hören das Grunzen der Schweine, Wiehern der Pferde und das Gackern der Hühner, die den Marktbesuchern angeboten werden. Handwerker werben schreiend um Kunden für ihre Waren und auch Geschichtenerzähler sind zugegen, die ihre neuesten Geschichten aus nahen und fernen Ländern zum Besten geben. Kurzum, es geht lebendig zu an diesem Ort. Die Menschen sind ausgelassen, sie reden miteinander, sie streiten und lieben sich und an den Abenden werden Feste gefeiert. Die Menschen sind zufrieden und ausgelassen, weil sie sich auf der Burg sicher fühlen. Auf den Türmen und den Eingangspforten stehen einige verschlafene Wachposten, die ihre Schichten schieben und sich mit Kartenspielen die Zeit vertreiben. Obwohl ihr Job

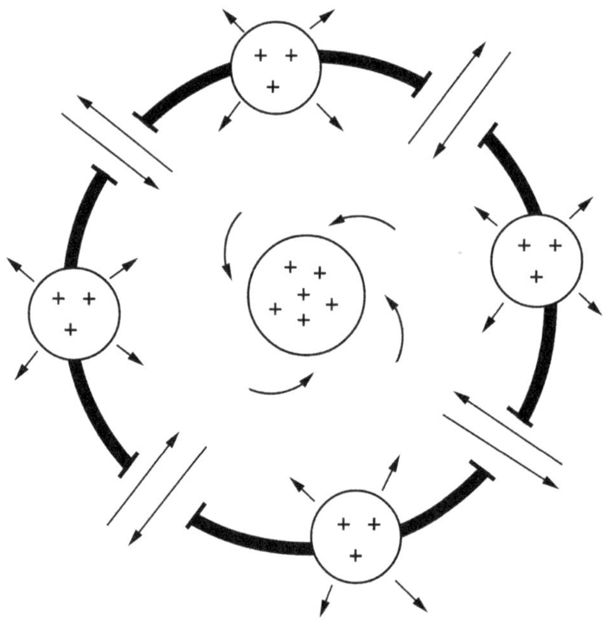

Abb. 4 – Burg in Friedenszeiten

darin besteht, aufzupassen, dass keine fremden und ungewollten Besucher in die Burg eindringen, gibt in diesen friedlichen Zeiten wenig zu tun.

Nun steigen wir erneut in unsere Zeitmaschine ein und schauen, wie es zehn Jahre später in dieser Burg aussieht. Die Zeiten scheinen sich geändert zu haben. Feindliche Truppen haben vor den Mauern der Festung Stellung bezogen. Dem Fürsten ist von einigen nahen Verwandten der Krieg erklärt worden und nun sind die Truppen bereit, die Festung einzunehmen. Auf den Mauern der Burg stehen Hunderte von kampfbereiten Bogenschützen und Soldaten. Außer einigen tobenden Kindern, ist der Marktplatz menschenleer. Das soziale Leben scheint nicht mehr stattzufinden. Alle Menschen, die in der Lage sind, eine Waffe zu tragen, stehen an der Mauer um den erwarteten Angriff der feindlichen Truppen abzuwehren. Enorme Spannung liegt in der Luft. Alle Augen richten sich auf die Aktivitäten

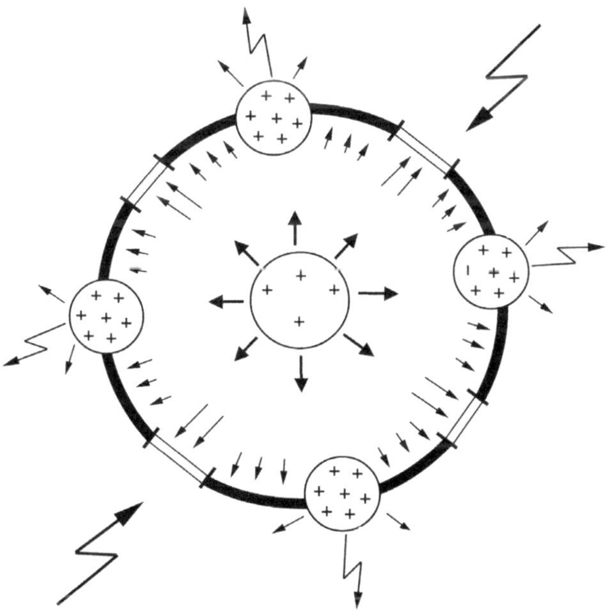

Abb. 5 – Burg in Kriegszeiten

der Soldaten vor den Mauern. Was hat diese bisherige Ruhe zu bedeuten? Warum geschieht nichts?

Plötzlich nähert sich eine Gruppe von Bogenschützen, die Stellung bezieht, um dann einige brennende Pfeile in Richtung Burg zu schießen.

Wir hören Schreie von den Wachtürmen und scharfe Kommandos einiger Soldaten. Die Feuer sind zwar schnell gelöscht. Doch die kleinen Scharmützel und Attacken der feindlichen Truppen hinterlassen Spuren. Die Soldaten, die nun schon viele Tage in Bereitschaft sind, wirken ausgezehrt und erschöpft. Einige sind am Ende ihrer Kräfte, aber sie halten sich gegenseitig wach, weil jeden Augenblick der große Angriff kommen könnte.

In der Nacht erfolgen erneut kleine Attacken von Seiten der angreifenden Truppen. Diesmal ist es eine Salve von kleineren Gesteinsbrocken, die ins Innere der Burg katapultiert werden. Die Reaktionen und die Stimmung der Menschen in der Burg wird immer hektischer und gereizter. Schon die kleinsten Attacken reichen jetzt aus, um wütende Gegenreaktionen auszulösen. Insgesamt ist die Moral der Truppen in der Burg auf dem Nullpunkt. Sie sind in einem Zustand totaler Anspannung, die sich immer häufiger in Streitereien und Handgemengen untereinander entlädt. Alle haben nur noch einen sehnlichen Wunsch: Entweder der Beginn der Kampfhandlungen oder eine Entspannung der Situation durch eine friedliche Lösung durch die Landesfürsten.

Stress und Bindungsschwächung

Zurück zu unseren Neugeborenen: In einem vergleichbaren Belastungszustand befinden sich die Eltern von exzessiv schreienden Babys. Als Marie das erste Mal in die Schreiambulanz kam, war ihr das Ausmaß ihrer Belastung noch gar nicht klar. Seit einigen Wochen erkannte sie ihren vier Monate alten Sohn Till nicht wieder.

Sie berichtet, dass er vor seiner Veränderung ein ganz friedliches und pflegeleichtes Kind gewesen sei. Er habe gut geschlafen, gerne an ihrer Brust getrunken und viel gelächelt, wenn sie mit ihm auf dem Wickeltisch gespielt habe. Die Veränderung sei vor fünf Wochen gekommen, nachdem Till wegen eines vom Hausarzt diagnostizierten Nabelbruchs im Krankenhaus operiert werden sollte. Seit diesem Tag vor fünf Wochen sei alles anders geworden.

Nachdem sie mit Till die Vorbereitungen für die Operation getroffen und einige Dokumente ausgefüllt hatte, musste sie ihr Kind an einer Metalltür einer Schwester für die bevorstehende Narkose übergeben. Einige Minuten später habe sie dann plötzlich ihren Sohn aus der Ferne schreien gehört. Eine endlose Stunde habe sie das Schreien des Jungen vernommen, ohne dass sie wusste, was genau mit ihm passierte. Später habe der leitende Arzt ihr mitgeteilt, dass es während der Narkosevorbereitungen bei Till einige Schwierigkeiten gegeben habe, so dass sich die Operation verzögert habe.

Seit diesem Tag beginne Till mehrmals am Tag zu schreien. Es sei ein plötzliches, heftiges Schreien, das durch nichts zu stoppen sei. Ihr Sohn sei während dieser Schreiattacken wie in einer anderen Welt. Immer wieder probiere sie, ihn anzusprechen. Aber meistens wende er dann seinen Blick ab und reagiere nicht auf ihre Ansprache. Für sie selbst sei es am schlimmsten, dass ihr eigenes Kind in seiner Not nicht mehr auf ihre Angebote antworte. Sie habe das Gefühl, ihn in jeder seiner Schreiattacken wieder alleine zu lassen, so wie sie es auch in der Klinik tun musste. Sie mache sich jedes Mal große Vorwürfe, dass sie im Krankenhaus nichts unternommen habe. Immer wieder sei sie in Gedanken dort in der Klinik auf dem Flur und spiele die Situation noch einmal durch. Und immer wieder komme sie zu dem Ergebnis, dass sie es nicht hätte zulassen dürfen, dass Till ohne sie sein musste.

Aus Angst vor diesen heftigen Schreiphasen lebe sie seit Wochen in einer Art ängstlicher Dauerspannung. Till fordere seit dem Klinikaufenthalt einen ständigen Körperkontakt ein. Schon der Gang auf die Toilette oder das morgendliche Duschen sei nur unter großen Mühen möglich, da der Junge sofort beginne, unruhig zu werden und anfange zu schreien. Auch in ruhigen Phasen erwarte sie mittlerweile jeden Moment, dass die nächste Schreiphase von Till losgehe und sie wieder gefordert sei. Schon bei den leisesten Tönen, die Till produziere, steigere sich jetzt ihre Anspannung. Abends brauche sie Stunden, um ihre innere Aufregung loszuwerden, um dann für einige Stunden in den Schlaf zu sinken.

Am Tage, wenn ihr Mann bei der Arbeit sei, halte sie sich damit über Wasser, dass sie stundenlang mit Till im Park spazieren gehe. Während sie sich mit dem Kinderwagen bewege, würde Till tief und fest schlafen. Doch schon fünf Minuten nachdem sie sich auf eine Parkbank gesetzt habe, wache ihr Kind sofort auf und würde dann schnell mit seiner Unruhe fortfahren.

Marias Fallgeschichte steht stellvertretend für hunderte solcher Geschichten, die Eltern in den Schreiambulanzen berichten. Ihre Geschichte ist ein Beispiel für die zersetzende und bindungsschwächende Wirkung von anhaltenden Stress- und Angstzuständen. Durch den verfrühten Trennungsprozess, und die damit verbundene Entwicklung der Angst- und Schuldgefühle, befand sich die Mutter seit Wochen in einer sympathikotonen Dauerspannung ihres Organismus. Die Schlafstörungen, ihre Appetitlosigkeit, ihr Angsterleben, aber auch die Schwächung ihrer Fähigkeit, sich auf das Baby einzustimmen, sind direkte Folgen des anhaltenden Alarmzustandes ihres Körpers. Neurophysiologisch reagiert der Organismus in jeder Minute des Tages so, als befinde er sich in einer existenziellen Bedrohung. Hierbei spielt es keine Rolle, ob das Baby schreit, oder sich gerade in einer Schlaf- oder Ruhephase befindet.

Tatsächlich gibt es eine Reihe von interessanten Parallelen zu der zuvor beschriebenen Metapher der mittelalterlichen Burg. In dem beschriebenen Bedrohungszustand der Burg war es zu einem interessanten Paradox gekommen, das wir auch bei frühen Regulations- und Bindungsstörungen beobachten können. Dabei verlagert sich die Aufmerksamkeit chronisch nach außen, während sich zeitgleich die Peripherie des Systems (in dem Bild die Tore der Burg) verschließt. Ähnliche funktionale Zusammenhänge lassen sich auch bei den betroffenen Eltern in den Schreibaby-Krisen beobachten. Während die Aufmerksamkeit der Eltern während der Krise auf dem Kind ruht, kommt es zeitgleich zu einer massiven Einschränkung der sensorischen Reizverarbeitung und -aufnahmefähigkeit des Organismus (wie etwa die Reizverarbeitung des Gehörs und der Haut). Obwohl die betroffene Mutter der Fallgeschichte in einem nicht enden wollenden Aktionismus gefangen ist, verliert sie zunehmend die Fähigkeit, sich auf die nonverbalen Mitteilungen ihres Babys feinfühlig einzustimmen. Die Dauerspannung des Körpers verhindert somit das Ein- und Mitschwingen mit den unterschiedlichen Bedürfnis- und Gefühlszuständen des Säuglings.

Die Überaktivierung des sympathischen Nervensystems ist somit die Wurzel für die Entstehung der unterschiedlichen psychosomatischen Symptome, die Maria in der Fallgeschichte in ihrem Alltag mit ihrem Sohn erlebt. Hierzu gehören u. a. ihre ängstliche Erwartungshaltung, die Muskelverspannungen, ihre Hypermotorik, sowie Schlaf- und Appetitlosigkeit. Diese Äußerungen sind lediglich unterschiedliche Aspekte einer tieferen neurovegetativen Regulationsstörung, in der sich die Mutter seit mehreren Wochen befindet.

Die anhaltende, ängstliche Übererregung der betroffenen Eltern verhindert in den nachgeburtlichen Schreikrisen ebenfalls, dass es zu einer wirklichen Regeneration des Kräftehaushalts kommen kann. Der Körper der begleitenden Erwachsenen bleibt in einem Zustand der unablässigen Beschleunigung. Die Folge ist das schnelle Eintreten eines ausgeprägten Burnout-Syndroms.

Schreien und Stresslösung

Ein Baby hat nur ein begrenztes Repertoire, um darauf aufmerksam zu machen, dass seine Bedürfnisse und Kontaktangebote unzureichend aufgenommen und verstanden werden. Befindet sich die erwachsene Begleitperson in einer dauerhaften Stress- und Anspannungssituation, besteht das erhöhte Risiko, dass die Bedürfnisse des Säuglings weniger verstanden und befriedigt werden, als dies für das Kind wichtig wäre. Aus psychischer und neurovegetativer Perspektive ist der Verlust der Abstimmung und Verbundenheit mit der primären Bindungsperson eine Gefahrensituation. Die spontane Antwort des Babys auf die anhaltende Schwächung seiner wichtigsten Bindungsbeziehungen ist eine Aktivierung seines sympathikotonen Nervensystems. Anders als der Erwachsene kann das Baby jedoch nicht fliehen oder gar aktiv gegen die Unlustquelle vorgehen. Die Sympathikus-Aktivierung führt bei Säugling zu einer Reihe von Wirkungen. Hierzu gehört u.a. eine gesteigerte Motorik, die vermehrte Schreiaktivität, erhöhte Stresshormon-Ausschüttung oder auch die Erhöhung seiner Wachzeiten. Durch das Schreien macht das Baby darauf aufmerksam, dass seine wichtigsten Bedürfnisse nicht hinreichend befriedigt sind (Hunger, Durst etc.), seine körperliche Integrität gefährdet ist (Schmerz), eine Übersättigung an Reizen vorliegt oder der sichere Kontakt zu seinen primären Bezugspersonen unzureichend gewährleistet ist. Mit dem Schreien weist das Baby auf die Störung seines inneren oder äußeren Gleichgewichtes hin.

Nur die feinfühlige Wahrnehmung und Beantwortung dieser Stress-Signale des Babys durch einen erwachsenen Begleiter kann die Situation verändern. Das Baby ist somit davon abhängig, dass seine Beziehungspartner seine nonverbalen Mitteilungen korrekt entschlüsseln und beantworten. Unter dieser Voraussetzung dient das Schreien des Säuglings einem weiteren Zweck: Durch den Ausdruck des Schreiens wird die Erregungsökonomie des Säuglings wieder hergestellt. Das Schreien selbst hat das Potential, die sympathikotone Stresslage des Körpers wieder zu entspannen. Voraussetzung ist eine Beziehung zu den Eltern oder anderen Beziehungspartnern, die hinreichend Sicherheit und Geborgenheit vermittelt.

Nehmen wir ein Baby, das mit kurzfristigem Schrecken auf einen Nadelstich reagiert, den ein Arzt bei einer notwendigen Blutentnahme verursacht. Befand das Baby sich zuvor in einer entspannten Verfassung, bringt der Körper des Kindes die plötzliche Kontraktion unmittelbar zum Ausdruck. Es zieht sich emotional und körperlich zusammen. Doch schon im nächsten Moment beginnt es zu strampeln und zu schreien. Zu Beginn dieses Schreizyklus ist der Körper des Säuglings sehr angespannt. Die Augen sind weit aufgerissen und es bebt und zittert am ganzen Körper. Über die Bewegung und das Zittern werden die Erregungsmengen wieder gelöst und in Fluss gebracht. Bleibt die Begleitperson ruhig und gelassen bei sich, kann das Baby schon nach wenigen Minuten im Körperkontakt wieder in den parasympathischen Entspannungsmodus zurückkehren.

Die Bedeutung des infantilen Schreiens für die Aufrechterhaltung der energetischen Ökonomie wird meines Erachtens viel zu wenig beachtet. Die Erfahrung dieser lösenden Schreizyklen ist, unter der Voraussetzung einer haltgebenden Beziehung zu einer primären Bindungsperson, ein wichtiger Selbstheilungsmechanismus des Säuglings.[26] Die Unterdrückung des kindlichen Schreiens ist interessanterweise genau in jenen Kulturen sehr verbreitet, in der auch die frühzeitige Trennung der frühen Mutter-Kind-Beziehung sehr verbreitet ist.[27]

Die feinfühlige Wahrnehmung und Entschlüsselung des kindlichen Schreiens hilft den Eltern, ihr Verhalten dort zu korrigieren, wo es den Bedürfnissen des Kindes nicht angepasst ist. Hierzu ein kleines Beispiel:

Die Mutter eines acht Wochen alten Säuglings entscheidet sich am letzten Wochenende vor dem Weihnachtsfest in die Stadt zu gehen, um die letzten Geschenke für die Familie zu besorgen. Das Baby trägt sie in einer Tragevorrichtung vor dem Bauch.

Da sie bis zum Mittagessen wieder daheim sein möchte und ihre Einkaufsliste lang ist, hastet sie angespannt durch die Geschäfte. Nach zwei Stunden erwacht das Kind. Es ist unruhig und quengelt. Notgedrungen entscheidet sich die Mutter, eine kurze Stillpause in einer Caféteria einzulegen. Doch während des Stillens ist sie in Gedanken schon bei den nächsten Einkäufen. Sie findet während des Stillens nicht die innere Ruhe, um sich dem Kind voll zu widmen. Das Baby spürt die mangelnde Zuwendung und es erfährt nicht die Erholung und den nötigen Rückzug während des Stillens, den es bräuchte, um die vielen aufgenommenen Reize der letzten Stunden zu verarbeiten. Nachdem die Pause beendet ist, setzt die Mutter ihren Marsch durch die Fußgängerzone der Stadt fort. Diesmal sind bereits eine halbe Stunde genug, bis sich das Baby erneut meldet. Es überstreckt sich, versteift seinen Körper und die nonverbalen Äußerungen des Kindes signalisieren, dass seine Toleranzgrenzen erreicht sind. Schon wenige Minuten später weint es bitterlich in den Armen seiner Mutter.

Es gibt für die Mutter in dieser Situation nur zwei Optionen, auf die Ausdruckssprache ihres Kindes zu antworten: Entweder sie hört die Alarmzeichen des Säuglings und korrigiert ihre Handlungen oder sie beharrt auf ihrem Plan und zieht ihr Projekt durch, ohne Rücksicht auf das Befinden des Kindes.

In der ersten Variante hört die Mutter die Signale des Säuglings, welche ihr mitteilen, dass es mit der Einkaufstour, den vielen Eindrücken und der mangelnden Präsenz seiner Mutter überfordert ist. In diesem Fall könnte die Mutter die Unternehmung abbrechen und auf einen anderen Tag verschieben. Nachdem die Mutter zu Hause angekommen ist, beginnt sie sich intensiv ihrem Säugling zuzuwenden. Jetzt, wo die Mutter wieder in einen entspannten und bindungsbereiten Zustand zurückkehrt, erlebt das Baby jene emotionale Sicherheit, um die Wucht seiner anstrengenden Erfahrung nochmals mitzuteilen. Das Baby durchläuft in den Armen der Mutter einen lösenden Prozess des Weinens, welcher dem Säugling erlaubt, die Stresslage des Organismus zu lösen. Auf der Basis des sicheren emotionalen Bandes zur Mutter hat der Säugling die Möglichkeit, seinen Teil der Geschichte zu »erzählen«. Dieses lösende Weinen erlaubt dem Säugling eine Rückkehr zur vegetativen Regulations- und Schwingungsfähigkeit seines Organismus.

Ein wichtiges Anliegen dieses Buches ist es, Eltern und Fachleute darin zu ermutigen, die Angst- und Vermeidungsstrategien im Umgang mit dem Schreien der Babys zu überwinden und dieses vielmehr als Teil eines angeborenen Selbstheilungsmechanismus des Kindes zu verstehen. Ziel der Emotionellen Ersten Hilfe ist demzufolge nicht ein Ausschalten des Babyschreiens. Vielmehr sollen Eltern durch eine gezielte emotionale Unterstützung in die Lage versetzt werden, die Signale ihres Kindes zu erkennen und empathisch zu begleiten. Die erhöhte Sensibilität für diese Signale ermöglicht den Eltern ein frühzeitiges Eingehen auf die Bedürfnisse ihres Babys.

Die Welt der Plasmatiere

Wie reagiert ein Säugling auf einen ängstlichen und angespannten Zustand seiner wichtigsten Bezugsperson, wenn dieser über mehrere Tage anhält? Was ist die Antwort des Kindes, wenn diese für sein Überleben wichtige Person nur noch verzögert auf sein Weinen reagiert, ihre Berührungsangebote mechanisch sind und ihr Blick eine abweisende Qualität bekommt? Die ältesten Strukturen des menschlichen Nervensystems bewerten diesen Mangel an emotionaler Präsenz und Abstimmung als Gefahrensituation.

Für das neugeborene Kind ist es »vernünftig«, seine Sinnespforten nur dann zu öffnen, wenn es sich hinreichend sicher und aufgehoben fühlt. Doch ebenso rational in Bezug auf seine Selbsterhaltung ist, dass es sich verschließt, wenn sein Organismus wiederholt Schmerz, Angst oder anderen unlustvollen Erfahrungen ausgesetzt ist. Doch was geschieht, wenn die Pforten seines Organismus dauerhaft geschlossen bleiben und es aus seinem Schneckenhaus nicht mehr herauskommt? Hat sich hier eine Lust-Unlust-Regulation, die dem Schutze des Systems dient, verselbstständigt? Und können wir in diesem Fall noch immer davon sprechen, dass sich das Baby hinsichtlich seiner Überlebenssicherung »rational« verhält?

Schon der Begründer der Psychoanalyse, Sigmund Freud, vermutete Anfang des 20. Jahrhunderts, dass dieses Öffnen und Schließen des Organismus ein universelles und tief in der Natur verankertes Prinzip sei. In einer Bemerkung verglich er das Ausstrecken und Zurückziehen der Libidoenergie mit den primitiven Bewegungen einer Amöbe.[28] Freud konnte zwar noch nicht zurückgreifen auf die heutigen Gehirnforschungen, und doch war er intuitiv davon überzeugt, dass es einen Zusammenhang geben musste zwischen den komplexen psychischen Vorgängen beim Menschen und den einfachen Regulationsvorgängen bei Lebewesen, die noch nicht im Besitz eines Gehirns waren. Sein Schüler, der Psychoanalytiker Wilhelm Reich, nahm Freud Mitte der 30er Jahre beim Wort, um die Prozesse an Einzellern genauer zu studieren.[29] Ihn interessierte vor allem, wie die kleinen Lebewesen darauf reagierten, wenn ihr angenehmes Lebensmilieu sich plötzlich verändert, so dass es ihren natürlichen »Erwartungen« nicht mehr entspricht. Was geschieht, wenn die kleinen Amöben im Rahmen dieser »Stressforschungen« mit einer Nadelspitze gepiekt werden. Oder wenn man an die Lösung, in der die Tierchen schwammen, einen schwachen Strom anlegt oder den Tisch, auf dem das Mikroskop stand, erschüttert, indem man mit einem Gegenstand auf den Tisch schlägt.

Auch Amöben scheint der »Schrecken in die Glieder« zu fahren. Zumindest sieht es so aus. Haben sie gerade noch ihre langen Plasmaarme ausgestreckt, tasten munter in ihrer primitiven Umwelt herum, ziehen

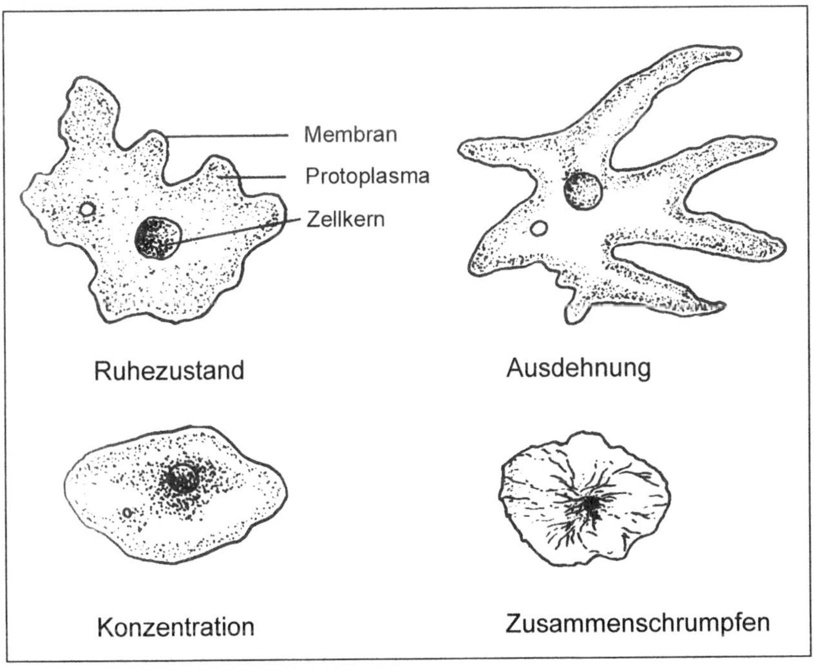

Abb. 6 – Amöben zwischen Expansion und Kontraktion – Quelle: Baker 1980

sie bei den negativen Reizungen die Scheinfüßchen ein und kugeln sich ab. Nachdem es einige Minuten ganz ruhig verharrt, dehnt es sich nun langsam wieder aus. Nach einer Weile scheint der ursprüngliche Zustand wieder hergestellt. Erfolgt die nächste Welle von negativen Reizungen bald darauf, zieht es seine Fühler schnell wieder ein. In seiner kleinen Amöbenwelt stehen die Zeichen auf Sturm. Es braucht jetzt auch immer länger, um sich von diesem »Amöben-Stress« zu erholen. Unter dem Mikroskop beobachtet man, wie die Amöbe »vorsichtig« wird. Sie tastet sich nur noch ganz langsam voran, so als würde sie schauen, ob »die Luft auch rein« ist. [30]

Wenn es den Amöben zu »stressig« wird, weil ihre Umgebung durch elektrische Impulse, Kälte oder schmerzhafte Stiche einfach zu wenig ihrem natürlichen Entwicklungsmilieu entspricht, ziehen sie sich dauerhaft zurück. Unter dem Mikroskop lässt sich beobachten, wie der Einzeller seine Plasmafüße nicht mehr ausstreckt. Als Antwort auf die für das Tierchen unangepassten Lebensbedingungen werden die Lebensaktivitäten heruntergefahren. Das Strömen und die Erregungen des Plasmas werden an der Oberfläche ihres Organismus weniger, während ein feines Pulsieren nur noch im Zentrum des Tieres zu erkennen ist.[31]

Sicher ist es sachlich falsch, diese biologischen Fakten zu »vermenschlichen«. Doch im Spiegel der Amöben können wir uns wiedererkennen. In der Beschreibung dieser ursprünglichen Plasmabewegungen fühlen wir uns an unsere Ängste, Enttäuschungen und Rückzüge erinnert. Auch wir Menschen lassen die Tore herunter, verschließen uns oder werden vorsichtig, wenn wir wiederholt in unseren Liebesimpulsen enttäuscht werden. Anders als eine Amöbe verfügen wir über ein komplexes Nervensystem, welche diese Überlebenssicherung steuert. Auch sind wir nicht auf ein Reaktionsmuster von Kontraktion und Expansion festgelegt. Wir können über die Angst machende Situation nachdenken, wir können sie verändern, darüber sprechen, uns wehren oder weglaufen. Trotz dieser offensichtlichen Entwicklung, die wir vom Einzeller bis zum Menschen durchgemacht haben, scheinen aber die ursprünglichen Regulationsformen des Plasmatieres in der Struktur unseres komplexen Nervensystems fortzuwirken.

Ein Baby, das in den ersten Monaten immer wieder die Erfahrung macht, dass es von seinen nächsten Menschen getrennt wird, das wochenlang in einer Klinik verbringt, umgeben von piependen Maschinen und anderen

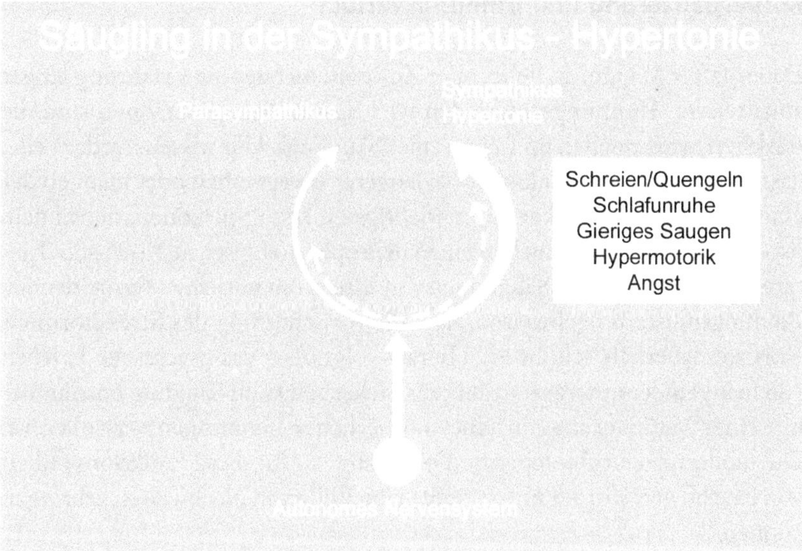

Abb. 7 – Neurovegetative Regulation des gestressten Säuglings

schreienden Säuglingen, wird sich nicht sicher in dieser Welt fühlen. Der Säugling reagiert wie die »gestresste Amöbe« mit dem Einziehen seiner »Fühler«. Die ängstliche Stressreaktion seines Organismus ist eine psychophysiologische Widerspiegelung der mangelnden Aufgehobenheit, die er in seiner sozialen Welt erlebt. Bleibt das Kind dem Stress über einen längeren Zeitraum ausgesetzt, verliert es die Fähigkeit, seinen sympathikotonen Modus aus eigener Kraft zu verlassen. Sein Autonomes Nervensystem kann den Alarmzustand nicht mehr abstellen. Das Kind hat zwar die Klinik verlassen, lebt nun wieder zu Hause bei seinen Eltern, aber sein Organismus läuft immer noch auf Hochtouren. Auf der Verhaltensebene beobachten wir bei diesem Kind längere Wachphasen, hastiges Trinken an der Brust der Mutter, Blickvermeidungen und eine allgemeine motorische Unruhe. Das Baby wirkt nicht interessiert an seiner Umwelt. Es wendet sich ab, wenn es zärtlich berührt oder behutsam angesprochen wird. Jeder Kontakt mit der Umwelt löst weitere Stressaktivität in seinem Organismus aus.

Körperpanzerung und Bindungsverlust

Dauerhafter Mangel an liebevoller Zuwendung oder die Erfahrung länger anhaltender Trennungen von den wichtigsten Bezugspersonen sind die stärksten Stressquellen im Leben eines Säuglings. Wir wissen mittlerweile, dass Säuglinge und Kleinkinder bei längerer Abwesenheit oder mangelnder emotionaler Verfügbarkeit ihrer wichtigsten Bezugspersonen, neben dem psychischen Notstand, auch in einen neurophysiologischen Notzustand geraten.[32] So lässt sich bei Säuglingen von Eltern mit unsicher- vermeidenden Bindungsmustern nachweisen, dass die Ausschüttung des Stresshormons Kortisol dauerhaft erhöht ist. Hieraus folgt, dass das psychische Erleben von mangelnder innerer und äußerer Sicherheit beim Säugling untrennbar mit einer Veränderung einzelner körperlicher Funktionen verwoben ist. Die moderne neurobiologische Forschung hat für diese Funktionseinheit von Psyche und Körper mittlerweile eine Fülle von Nachweisen erbringen können.[33]

Im Rahmen der Emotionellen Ersten Hilfe, die ihre Wurzeln in den Konzepten der modernen Körperpsychotherapieforschung hat, sind wir an ähnlichen Problemstellungen interessiert. Das zentrale Augenmerk liegt in der Frage, wie sich dauerhafte Bedingungen von überwältigendem Schmerz, Angst und Unlust im Körper eines Menschen verankern. Wie schlägt sich die Unterdrückung und Abwehr von Emotionen in unserer körperlichen Ausdruckssprache nieder? Wie verändert sich unsere Körperhaltung, die Geschmeidigkeit unserer Bewegungsabläufe oder unsere Hingabefähigkeit, wenn wir aufgrund von unsicheren Lebensbedingungen in einem Zustand der Zurückhaltung und Hemmung verbleiben?

Als einer der Pioniere der körperorientierten Psychotherapie begann Wilhelm Reich in den 30er Jahren der Frage nachzugehen, wie die psychische Abwehr von starken Affektregungen, wie etwa der Erfahrung der Lust, Angst oder Wut sich im Körper des Menschen verankert. Dabei wies Reich als einer der ersten Forscher im Bereich der psychosomatischen Medizin darauf hin, dass die Verdrängung von Gefühlen sich in bestimmten Bereichen des Körpers als chronische Muskel- und Gewebeverspannungen niederschlagen.[34] So lernt ein Kind bereits in den ersten Lebensjahren bestimmte emotionale Prozesse zu unterdrücken, wenn diese das Kind in Konflikt mit seinen wichtigsten Liebespartnern bringen. Im Rahmen dieses von Reich entworfenen Konfliktmodells verliert das Kind mit jeder Konfliktschicht ein bestimmtes Maß seiner emotionalen und somatischen Beweglichkeit und Ausdrucksfähigkeit. Wilhelm Reich bezeichnete diesen Prozess ursprünglich als emotionale und körperliche Panzerung. Dieser Begriff legt nahe, dass es sich hierbei um einen Prozess des zunehmenden Verschließens und Verhärtens gegenüber der Umwelt handelt.[35]

Ein wichtiger Aspekt dieser chronischen Muskel- und Gewebeverhärtungen ist die Tatsache, dass sie einen Versuch des Organismus darstellen, überwältigende Konfliktsituationen des sich entwickelnden Kindes zu lösen. Eine wichtige Ursache für die körperliche Zurückhaltung der unterschiedlichen Affektregungen ist dabei der drohende Liebesverlust der Beziehungspartner des Kindes. Indem die Mutter ihre emotionale Unterstützung zurückzieht, das Kind mit Blicken oder Zurückweisung straft, wenn es seiner Trauer freien Lauf lässt, übernimmt das Kind quasi nonverbal spezifische psychostrukturelle Grundmuster seiner Eltern. Indem das Kind seine Tränen schluckt und eine chronische Muskel- und Gewebespannung im Hals aufbaut, unterdrückt es nicht nur den ursprünglichen emotionalen Impuls, sondern ebenso die darin enthaltene Konflikterfahrung mit den wichtigen Beziehungspartnern.

Reichs Forschungen konzentrierten sich in den 40er und 50er Jahren verstärkt auf die Fragestellung der Ursprünge dieser frühen Regulationsstörungen bei Säuglingen und Kleinkindern.[36] Dabei erkannte er, dass die Panzerungsprozesse bei Säuglingen anders verlaufen als in späteren Entwicklungsphasen, wo die Sprachfähigkeit des Kindes bereits vorhanden ist.[37] Da spezifische psychische Abwehrsysteme des Säuglings noch nicht entwickelt sind, ist es – anders als das ältere Kind – noch nicht in der Lage, »gefährliche« Gefühlsregungen gezielt zu unterdrücken. Deshalb antwortet das Baby auf den abrupten oder dauerhaften Abbruch der Beziehung zu seinen wichtigsten Bezugspersonen mit einer Kontraktion seines Gesamtorganismus. Ähnlich der Reaktion einer Schnecke zieht der Säugling seine emotionalen und körperlichen »Fühler« komplett von der Welt zurück. Voraussetzung für diesen umfassenden Rückzug ist jedoch, dass die Protestreaktionen und Warnsignale des Säuglings von der Umwelt zuvor nicht richtig erkannt und beantwortet worden sind.

Im Zuge seiner Forschungen nahm Reich an, dass bei Babys nicht das willkürliche Muskelsystem, sondern das tiefere Plasma- und Bindegewebesystem der Ort ist, wo die frühen Traumatisierungen ihre körperliche Verankerung finden.[38] In gewisser Weise reagiert das Plasmasystem des Babys auf überwältigenden Stress ähnlich, wie wir es im letzten Kapitel an den Einzellern diskutiert haben: Es kontrahiert und erstarrt. Diese Erstarrungsreaktion des Babys ist ein verzweifelter Abwehrversuch der existenziellen Angst, welcher es zu Beginn seines Lebens ausgesetzt war. Dies erklärt auch, warum wir Säuglinge nach traumatischen Trennungs- und Geburtserfahrungen oft in einem Zustand ganzkörperlicher Versteifung vorfinden. Ihre Körper zeigen nach diesen Erfahrungen eine Qualität, wie die eines gefrorenen Wasserschlauches. Jede Fähigkeit zur Hingabe, Geschmeidigkeit und des körperlichen Fallenlassens ist bei diesen Babys verloren gegangen.[39]

Dieses psychosomatische Konzept Wilhelm Reichs bildet einen sinnvollen Ansatz, um zu erklären, wie unsichere Bindungserfahrungen sich im biologischen Funktionieren des Säuglings niederschlagen. In diesem Modell – welches eine wichtige Säule der Emotionellen Ersten Hilfe ist – wird die Körperpanzerung des Säuglings als körperliche Antwort auf die unzureichende Sicherheit verstanden, welche er in seinen ersten Bindungsbeziehungen erfährt. Die Kontraktion seines Muskel- und Bindegewebesystems ist somit, zum einen, ein körperlicher Niederschlag eines erlebten Beziehungsmangels und, zum anderen, auch eine Überlebensstrategie, um die Erfahrung von Unsicherheit und Bedrohung zu kompensieren.[40]

In unseren Diskussionen ist dieser Sachverhalt von großer Bedeutung, da wir in der klinischen Arbeit mit den Babys immer wieder die Erfahrung machen, dass die therapeutische Wiedereröffnung der elterlichen Bindungsfähigkeit und damit die Herstellung einer sicheren und aufgehobenen Beziehung für das Kind dazu führt, dass sich diese in den Gewebeblockierungen gebundenen Prozesse wieder lösen. Dabei erleben wir, dass in dem Moment, wo die Eltern ihre Sicherheit wieder zurück gewinnen, das bisher gebundene Leid früherer Traumatisierungen an die Oberfläche drängt und von den Säuglingen zum Ausdruck gebracht wird.

Ursachen der nachgeburtlichen Krise

In der Praxis können wir in nachgeburtlichen Krisensituationen beobachten, wie sich die Stress- und Angstzustände der Mutter sowie die Anspannungssituation des Babys wechselseitig aufschaukeln. Durch Unsicherheit ist die Mutter in ihrer Aufnahmefähigkeit der kindlichen Signale eingeschränkt. Die anhaltende Stresslage verhindert ein tieferes Verstehen des Kindes und seiner Körpersprache. Da nur selten eine äußere Ursache für das Schreien gefunden wird, steigert sich die ängstliche Erwartungsspannung noch mehr. Das Baby wiederum erfährt körperlich, dass die Mutter nicht in sich ruht. Ihr Atem ist verflacht, ihr Blickkontakt ist weniger zugewandt, der Körper fühlt sich weniger weich und kuschelig an und auch ihre Stimme hat nicht mehr jenen weichen Klang, den das Baby aus entspannten Tagen kennt.

Dem Baby gelingt es nicht mehr, den akuten Anspannungszustand zu verlassen. Die anhaltende Sympathikus-Aktivierung des Säuglings zeigt sich nicht nur in seinen längeren Schreiphasen, dem hektischen und aufgeregten Saugen, seinen verkürzten und störanfälligen Schlafzeiten, sondern ebenso in

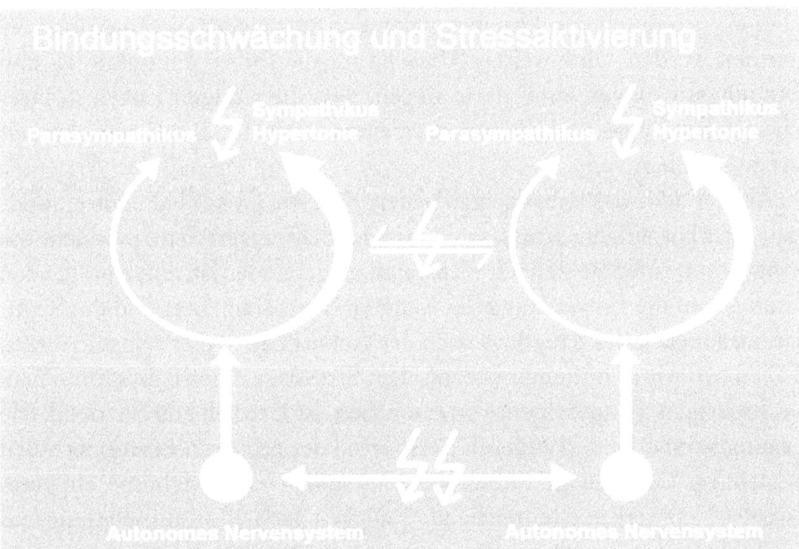

Abb. 8 – Stress und Bindungsschwächung

der reduzierten Reizaufnahme, seiner Hypermotorik und Blickkontaktvermeidung. Die Schwächung der Bindungsbereitschaft, erhöhte Körperspannung und anhaltende Stress- und Angstzustände bei Eltern und Kind sind somit untrennbar miteinander verwoben und grundlegende Kennzeichen der postpartalen Krisendynamiken. Diese zeichnen sich dadurch aus, dass die Bindungspartner nicht mehr in der Lage sind, aus eigener Kraft den seelischen und körperlichen Alarm- und Stresszustand zu verlassen.

Was sind nun die tieferen Ursachen für die beschriebenen Störungen der frühen Bindungsbeziehungen zwischen Eltern und ihren Säuglingen? Was sagen hier die neuesten Forschungen? Diese scheinen das zu bestätigen, was professionelle Helfer in der Praxis der Krisenbegleitung mit Eltern und Babys täglich erleben. Die Quellen für die Störungen in der Regulation der frühen Eltern-Kind-Beziehung können demnach a) sehr unterschiedlich sein, b) sowohl im Kind als auch in den Erwachsenen ihren Ursprung haben und c) das Ergebnis einer wechselseitigen Verstärkung der Prozesse bei Eltern und Kind sein.

So kann die Regulationsstörung der erwachsenen Bezugspersonen durch Paarkonflikte, mangelnde Unterstützung im familiären Umfeld, aber ebenso durch den Druck anhaltender finanzieller Notlagen hervorgerufen werden. Eine weitere Ursache für die frühen Interaktions- und Bindungsstörungen kann darin liegen, dass die jetzigen Eltern in ihrer eigenen Säuglings- und Kleinkindzeit einen Mangel an Bindungssicherheit erfahren haben.[41]

Von der Seite des Babys zeigen neuere Studien, dass anhaltende emotionale oder körperliche Stresszustände in der Schwangerschaft, in welche das Ungeborene im pränatalen Lebensraum eingebunden ist, einen prägenden Einfluss auf die Entwicklung des späteren Temperamentes und die Regulationsfähigkeit des Säuglings nach der Geburt hat.[42] Aber selbst in diesen Fällen, wo wir es mit einer chronischen Stresslage eines Babys mit einem »schwierigen Temperament« zu tun haben, ist letztlich entscheidend, wie es um die inneren und äußeren Ressourcen der primären Bezugspersonen bestellt ist. Verfügen die Eltern über eine stabile Paarbeziehung , ein gutes soziales Netzwerk und hinreichende Fähigkeit der Selbstwahrnehmung und Einfühlung, kann auch ein Baby mit einem »schwierigen Temperament« gut aufgefangen und begleitet werden. Andererseits kann eine überaus ängstliche Mutter, die von ständigen Katastrophenängsten geplagt wird, schon bei kleineren Herausforderungen die Segel streichen und mit ihrem Säugling in einen Zustand der Ohnmacht und Hilflosigkeit geraten.

Kompensationen der frühen Bindungsstörung

In den Baby-Ambulanzen teilen uns die Eltern immer wieder mit, dass sie sich von den Schrei- und Unruheäußerungen ihres Kindes bedroht fühlen. Sie sprechen in diesen Beratungen offen über ihre Gefühle der Hilflosigkeit, Enttäuschung und Wut, die sie erleben, wenn sie dem untröstlichen Schreien ihrer Neugeborenen ausgeliefert sind. In den meisten Fällen ist der Informationsfluss zwischen den Eltern und ihrem Kind völlig zusammengebrochen. Die Eltern können die Signale des Säuglings nicht mehr übersetzen, was in ihnen ein Erleben von innerer Orientierungslosigkeit und Handlungsunfähigkeit hervorruft.

Unter normalen Umständen ist eine periodische Aktivierung des sympathischen Nervensystems der Eltern bei einer Schreiaktivität des Säuglings normal. Die Sympathikus- Aktivierung hilft den Begleitern des Babys ein gewisses Maß an Anspannung, Konzentration und Antrieb aufzubauen, um die Gefahren- und Unlustsituationen des Babys frühzeitig zu erkennen und zu entschärfen. Das Schreien des Säuglings hat aus einer neurovegetativen Sicht die Funktion, die erwachsenen Partner zu alarmieren und aufzurütteln. Im Optimalfall initiiert das Babyschreien eine Suchaktivität der erwachsenen Bindungspartner, welche die Ursachen des kindlichen Schreiens liebevoll beendet oder lindert. Darüber entwickeln sich zwischen Eltern und Säugling positive Beziehungserfahrungen, die bindungsstärkend sind. Selbst kurzfristige Phasen der ängstlichen Anspannung, der Enttäuschung und des Ärgers sind normale Bestandteile der nicht unerheblichen Herausforderung des Eltern-Seins.

Anders liegt der Fall jedoch, wenn das Schreien aufgrund seiner Intensität, Dauer und Quantität eine Überlastung der Eltern hervorruft. In diesem Fall verliert das Schreien seine bindungsstärkende Funktion. Es verkehrt sich ins Gegenteil. Die betroffenen Mütter und Väter reagieren ablehnend und vermeidend auf die Unmutsäußerungen und Signale des Säuglings.

Das Babyschreien löst in ihnen eine neurovegetative Reaktion aus, die durchaus mit außerordentlichen Gefahrensituationen vergleichbar ist, denen Menschen in ihrem Alltag ausgesetzt sind. So ist die anhaltende Angst eines Erwachsenen vor dem Verlust seines Arbeitsplatzes oder Partners, neurophysiologisch betrachtet, durchaus vergleichbar mit der Angst und Verunsicherung einer jungen Mutter, die über Tage und Wochen hinweg ihr schreiendes Baby begleitet, ohne es beruhigen zu können.

Um einen weiteren unlustvollen Erregungs- und Spannungsaufbau zu verhindern, setzen viele betroffene Eltern ein Arsenal von Verhaltensstrategien ein, um eine dauerhafte Beruhigung des Säuglings zu erreichen. Im Kontext der Emotionellen Ersten Hilfe sprechen wir in diesem Zusammenhang von unterschiedlichen Formen des Ersatzkontaktes. Der Ersatzkontakt ist ein verzweifelter Versuch, um die Schrei- und Unlustäußerungen des Säuglings zu regulieren. Typische Beispiele sind das ununterbrochene Stillen des Säuglings, stundenlanges Tragen auf dem Arm oder die Stimulation des Säuglings durch spezifische Geräusche, wie das Heulen des Staubsaugers, das Klappern der Wachmaschine etc. In der Regel werden hierbei ein oder mehrere Sinneskanäle des Säuglings verstärkt stimuliert, so dass sich die Aufmerksamkeit des Kindes bündelt und konzentriert. In gewisser Weise folgt diese Strategie der Eltern dem Prinzip: Feuer mit Feuer bekämpfen. Um die Sympathikus-Aktivierung des kindlichen Organismus zu bekämpfen wird das Baby mit einem Schwall weiterer Reizungen beschäftigt. Das Gehirn ist nun vollends damit überfordert, diese Informationen und Erregungen zu verarbeiten.

Unsere Beobachtungen zeigen jedoch, dass diese Form der Anregung der auditiven, visuellen, oralen oder taktilen Kanäle nur von kurzer Dauer ist. Tatsächlich wird durch die verabreichten Beruhigungsangebote die vegetative Anspannungslage nur oberflächlich verändert. Kurzfristig kommt es zwar zu einer Entlastung, doch mit dem Beenden der Stimulation zeigt die »tiefer liegende« Stress- und Spannungslage wieder ihr wahres Gesicht. Viele Eltern erkennen diesen Zusammenhang intuitiv richtig. Sie beschreiben sich selbst »wie auf der Flucht« und »vom Schreien des Säuglings bedroht«. Vor allem erleben sie, dass nur die dauerhafte Beschäftigung und Reizung des unruhigen Kindes jene Schreipausen verspricht, die sich so ersehnen.

Obwohl der Säugling durch die anhaltende Stimulation kurzfristig zur Ruhe kommt, stellt sich nicht die von den Eltern ersehnte Nähe und Verbundenheit zum Kind ein. Während die Mutter das Baby auf dem Arm trägt und rhythmisch auf dem Gymnastikball hüpft, ist ihre Atemtätigkeit weiterhin reduziert, sind ihre Muskeln weiter angespannt und ihre Stresshormon-Ausschüttung läuft auf Hochtouren. Kurzum: trotz der Beruhigungsaktivität kommt es in der Tiefe weder im Kind, noch in der Mutter zu einer Umstellung der neurovegetativen Regulation. In gewisser Weise erfüllt der hektische Aktionismus jedoch trotzdem seinen Zweck. Die Beruhigungsstrategien haben die Funktion ungenutzte Erregungsmengen zu binden.

Anders formuliert: Solange die Mutter das Baby hektisch schaukelnd durch die Wohnung trägt, spürt sie nicht die Wucht ihrer aufgestauten Angst, Wut und Enttäuschung, die sich durch den verlorenen Kontakt zum Kind aufgebaut hat. Somit wirken die Ersatzkontakte als Ressource und Schutzsystem für die betroffenen Eltern in der Begleitung des unruhigen und exzessiv schreienden Säuglings. Für die frühpräventive Arbeit bedeutet dies, dass wir den Eltern eine alternative Handlungsstrategie und Sichtweise eröffnen müssen, um die bisher genutzten Schutzsysteme ablegen zu können.

Auch für das unruhige Baby ist das Angebot der Ersatzkontakte durch die Eltern eine zwiespältige Angelegenheit. Einerseits wird durch die Stimulation eine »oberflächliche« Beruhigung erreicht. In der Tiefe jedoch bleibt die Not des Säuglings unberührt. Das Kind wird seiner Ausdrucksmöglichkeit für sein inneres Befinden beraubt. Es kann nicht mehr mitteilen, was es belastet. Dort, wo der Säugling protestieren würde, weil ihm die Zuwendung der Eltern zu wenig ist, muss es nun die Milch der Mutter oder Flasche aufnehmen. Dort, wo es seinen Kummer über die wochenlange Trennung von seiner Mutter durch den erlebten Klinikaufenthalt herausschreien möchte, wird es durch äußere Stimulation des Schaukelns ruhig gestellt. In letzter Konsequenz führt die Verabreichung der Ersatzkontakte zu einer fortschreitenden Unterdrückung der kindlichen Notsignale. Die Unterdrückung der kindlichen Ausdrucksprozesse verhindert ein einfühlendes Verstehen des Kindes durch die Eltern und somit auch die Möglichkeit einer Korrektur von Missständen, auf die das Baby mit einer Stress- und

Alarmreaktion seines Organismus reagiert. Werden die Botschaften des Säuglings nicht verstanden, ist es gezwungen sich selbst zu verändern und die Konflikte auf eine tiefere Schicht seines Körpers zu verdrängen. Eine Folge ist z. B., dass der Säugling nach einer Weile seine Schreiaktivität ganz einstellt und, stattdessen, bei zukünftigen Stresszuständen, selber die orale Stimulationen durch Flaschensauger oder Schnuller einfordert.

Um Missverständnisse vorzubeugen: Ich unterstütze aktiv das Tragen der Säuglinge, ich setze mich für das Stillen der Säuglinge nach Bedarf ein und ich bin auf ganzer Linie ein Verfechter für die präventive Bedeutung des Körperkontaktes von Eltern und ihren Kindern. Aber in den letzten Jahren beobachte mit zunehmender Besorgnis, dass immer mehr junge Eltern das Stillen, Tragen oder den Körperkontakt einsetzen, um das Weinen der Babys zu unterdrücken. Dann, und nur dann, besteht die Gefahr, dass die Betroffenen mit ihren Babys in eine Sackgasse geraten. Im positiven Fall, den sich alle wünschen, hilft der Körper-, Still- und Tragekontakt, schwierige Phasen in der Begleitung des Kindes zu überstehen und einen Zustand der Nähe und Verbundenheit wiederherzustellen.

Energie und Bindung[43]

Warum gelingt es einer Mutter die Körpersprache ihres Kindes ganz intuitiv zu verstehen und richtig zu beantworten, während eine andere Person völlig verzweifelt ist, weil ihr die Mitteilungen und Botschaften ihres Babys nichts sagen und von ihr nicht zu entschlüsseln sind. Was macht den entscheiden den Unterschied aus, dass körperliche Berührung bei dem einen Menschen das Gefühl von Lust und Sicherheit auslöst, während sie von einem anderen als kalt, mechanisch und oberflächlich erlebt wird. In diesem Kapitel wollen wir diesen Fragen nachgehen. Es soll erörtert werden, welche Kräfte und energetischen Gesetzmäßigkeiten den frühen Bindungsprozessen zwischen Eltern und ihren Säuglingen zugrundeliegen. Die Energiekonzepte der Emotionellen Ersten Hilfe, die hier vorgestellt werden, haben dabei eine lange Tradition und sind tief in der Geschichte der Körperpsychotherapie verwurzelt. Da viele Begrifflichkeiten und Methoden der EEH sich aus diesen energetischen Konzepten ableiten, sollen sie in dem folgenden Kapitel etwas ausführlicher vorgestellt werden.

Energetische Brücken

Sie folgen einer Einladung zu einem Abendessen bei Freunden. Nachdem Sie die Wohnung des Gastgebers betreten haben, spüren Sie plötzlich eine eigenartige Spannung und Aufregung in Ihrer Brust. Sie nehmen dieses Zeichen Ihres Körpers wahr, und wundern sich darüber, da Sie doch gerade noch in einem ganz entspannten Zustand waren. Bei einem Blick in die Runde der schon anwesenden Gäste spüren Sie plötzlich eine gespannte Stille, die im Raum liegt. Ohne zu wissen, was los ist, erfassen Sie intuitiv, dass sich kurz vor Ihrer Ankunft ein Streit abgespielt haben muss. Die Gesichter der Gäste wirken angespannt und nach einem weiteren Blick in die Runde entdecken Sie, dass die Gastgeberin am Ende der Tafel versteckt einige Tränen aus ihrem Gesicht entfernt und in ihr Taschentuch schnäuzt.

Diese Fähigkeit der intuitiven Wahrnehmung von Stimmungen, Atmosphären und Gefühlszuständen ist von entscheidender Bedeutung, wenn wir mit einem Säugling kommunizieren wollen. Nur durch ein spontanes Erfassen und Entschlüsseln der körpersprachlichen Mitteilungen gelingt es den Eltern, eine Brücke zur Innenwelt des Kindes aufzubauen. Es gibt viele Beispiele für dieses unwillkürliche Einstimmen auf die unterschiedlichen Reaktionen des Säuglings. Weint ein Baby voller Schmerz auf unserem Arm, weil die ersten Zähne durchbrechen, so imitieren wir spontan seine Schmerzäußerungen und »doubeln« mit der Stimme den Kummer des Kindes. Liegt das Baby entspannt auf dem Wickeltisch und gluckst vor Freude, so werden wir von diesen kindlichen Äußerungen angesteckt und können nicht anders, als ebenfalls vor Freude zu lachen. Andere Beispiele für die Imitation kindlicher Ausdrucksbewegungen sind das spontane Öffnen des Mundes bei der Fütterung eines Kleinkindes oder die ansteckende Müdigkeit, die Eltern erleben, wenn der Säugling auf ihrem Bauch sanft in einen erholsamen Mittagsschlaf gleitet.

In den energetischen Modellen der Körperpsychotherapie werden diese spontanen Abstimmungs- und Koordinationsleistungen, die Eltern und Babys vollbringen, als Ausdruck eines tieferen Energieprozesses betrachtet. Wilhelm Reich hat hierfür den Begriff des »bioenergetischen Feldkontaktes« geprägt. Dieser Begriff meint, dass zwei Organismen auf einer basalen Stufe ihres Funktionierens über eine energetische Brücke miteinander verbunden sind.[44]

In diesem Modell zeigt sich das Funktionieren der biologischen Energie in unterschiedlichen psychosomatischen Manifestationen, wie etwa den affektiven, geistigen und körperlichen Funktionen des menschlichen Organismus. Diese Energie strömt und pulsiert dabei nicht nur innerhalb der Grenzen des menschlichen Organismus, sondern wirkt über die Grenzen des Körpers hinaus. Der Ausdruck des Energie- und Erregungsfeldes des jeweiligen Menschen ist ständigen Schwankungen unterworfen. Nach einer erfolgreich bestandenen Prüfung »strahlen« wir vor Glück und könnten jeden in unserer Nähe umarmen. Anders hingegen, wenn wir gestresst, ängstlich oder niedergeschlagen sind. Die Ausdehnung des Erregungsfeldes ist in diesen Phasen stark eingeschränkt und auf die Umwelt wirken wir eher verschlossen und unscheinbar.

Das vor Freude hüpfende Kind hat eine überaus ansteckende Wirkung auf die Menschen in seiner Nähe. Im Kontext der energetischen Überlegungen ist diese emotionale »Ansteckung« Ausdruck einer energetischen Feldüberlagerung zweier oder mehrerer Menschen. Ähnliche Phänomene energetischen Kontaktes sind die tiefe emotionale Verbundenheit, die Mutter und Baby im Blickkontakt erfahren oder das »Verlieben auf den ersten Blick« zwischen zwei Erwachsenen. Auch hier kommt es zu einer starken wechselseitigen Erregung und emotionalen Begegnung zweier Menschen, ohne dass dabei die körperliche Berührung zwingend hinzukommen muss.

Durch die Etablierung dieses energetischen Feldes – wir sprechen fortan von einem energetischen Feldkontakt – zeigt sich in den verschiedenen Dialogformen, die Eltern mit ihren Kindern teilen, eine Abstimmung der affektiven, vegetativen, neurohormonellen und verhaltensmäßigen Äußerungen. Die energetische Verbindung wird somit als eine grundlegende Ebene des wechselseitigen Tanzes zwischen Eltern und ihren Kindern verstanden.

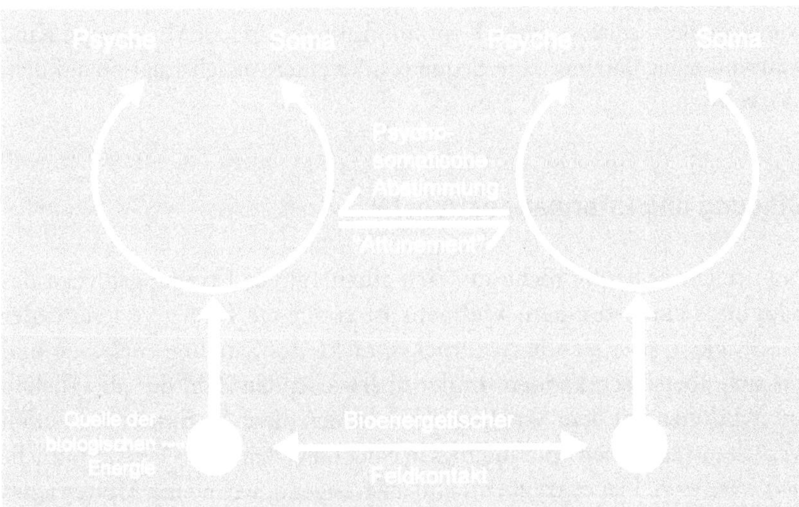

Abb. 9 – Feldkontakt und psychosomatische Abstimmung

Im Rahmen dieser Überlegungen entscheidet somit der energetische Faktor darüber, ob ein Stillkontakt, eine Hautberührung oder ein Blickkontakt eine verbindende und nährende Wirkung zwischen Eltern und ihren Kindern entfaltet. So kann eine Mutter ihr Baby stundenlang am Körper tragen, doch die Stressaktivierung ihres Organismus verhindert, dass sich ein tragfähiges emotionales und energetisches Kontaktfeld zwischen den beiden etabliert. Konkret erlebt die betroffene Mutter die körperlichen Berührungen innerlich unbeteiligt und mechanisch. Trotz des Tragekontaktes dominieren Entfremdung und innere Distanz zum Kind.

Der energetische Kontakt ist somit die Voraussetzung für die emotionale und vegetative Abstimmung und Synchronisation zweier Menschen. Intuitiv kann die Mutter erfassen, ob ihr Baby noch mehr Anreize sucht, oder bereits in seinem Reizhunger gesättigt ist und nun eine Pause benötigt. Wie zwei Surfer, die gemeinsam auf einem Brett stehen, durchlaufen die Bindungspartner auf der Grundlage dieser Abstimmung unterschiedliche Niveaus und Wellen der Erregung innerhalb ihrer Interaktion. Ruhige und erregungsarme Interaktionsphasen, wie etwa die innigen Zeiten, die das Neugeborene nach Abschluss eines Stillzyklus auf dem Bauch der Mutter verbringt, sind ebenso möglich wie vitalisierende »High-Charge-Kontakte« wie etwa die ausdrucksstarke Kommunikation zwischen Mutter und Kind während einer Babymassage-Sequenz oder einer Anziehsituation auf dem Wickeltisch.

Bindung und Informationstransfer

Nun reicht es häufig nicht aus, sich allein auf das Erregungsniveau des Säuglings einzustimmen. Vielmehr ist es für die Eltern von zentraler Wichtigkeit, dass sie die Ausdruckssprache des Säuglings erfassen und für sich übersetzen können. In der überwiegenden Zahl der alltäglichen Interaktionen mit dem Säugling vollzieht sich diese Abstimmung mit den Verhaltensreaktionen des Säuglings in einer unwillkürlichen Weise. Tatsächlich wäre es viel zu zeitraubend und anstrengend, wenn eine Mutter jedes Mal darüber nachdenken müsste, um den nächsten passenden Tanzschritt im Kontakt mit dem Säugling zu finden. Das Gefühl der Stimmigkeit und des inneren Wohlbefindens sind subjektive Zeichen, dass die Beziehung zum Säugling hinreichend gesichert ist.

Doch was geschieht, wenn das Baby durch vermehrte Zeichen der Unlust seiner Umwelt mitteilt, dass etwas nicht stimmt, dass grundlegende Bedürfnisse nicht befriedigt sind. In diesem Fall ist es für die Elternperson wichtig, sich bewusst in das subjektive Erleben des Säuglings einfühlen zu können. Im Rahmen der körperpsychotherapeutischen Überlegungen ist die bioenergetische Koordination zwischen der Mutter und dem Säugling die Voraussetzung für einen umfassenden Informationstransfer innerhalb der Beziehung. Das bioenergetische und emotionale Feld wirkt wie eine DSL-Verbindung innerhalb der Beziehung zwischen den Eltern und dem Säugling. Über dieses Datenkabel werden der jeweilige affektive Erregungszustand und die damit verknüpfte Betroffenheit an das Gegenüber übertragen. Das energetische Feld ist die Voraussetzung dafür, dass der konkrete affektive Erregungszustand des Säuglings im erwachsenen Begleiter kopiert und imitiert werden kann. So kann die aus unserem Fallbeispiel bekannte Mutter Marie während des Besuches der Kinderklinik in ihrem eigenen Organismus jene Verlassenheit ihres Säuglings erfahren, welche dieser in seinem Schreien zum Ausdruck bringt. Wir sprechen in diesem Zusammenhang von einem Prozess der »psychosomatischen Resonanz« zwischen dem Säugling und seinen Betreuern.[45] Durch das Einschwingen und subjektive Miterleben der vegetativen und emotionalen Reaktionen des Säuglings im eigenen Körper bildet sich zwischen dem Erwachsenen und dem Kind ein intersubjektiver Raum. In anderen Worten ließe sich sagen, dass die Mutter über die psychosomatische Resonanz mit dem Herzen begreift, warum das Baby schreit und sich derartig ungehalten mitteilt.

Mein Sohn ist jetzt acht Jahre alt und er hat nicht immer ein leichtes Los im Zusammensein mit seinem vier Jahre älteren Bruder. In seinen ständigen Versuchen, sich mit ihm zu messen und sich gegen ihn durchzusetzen, hat er des Öfteren das Nachsehen. Mit einer gewissen Genugtuung lässt sein älterer Bruder ihn seine Überlegenheit auch körperlich fühlen. Dies ist z. B. dann der Fall, wenn er Besuch von gleichaltrigen Schulkameraden hat und er ihn dann kurzerhand aus dem Zimmer wirft. Der kleine Joshua erlebt dies als große Ungerechtigkeit und weiß sich nicht anders zu helfen, als sich bei einem der Erwachsenen Unterstützung zu holen.

Verzweifelt weinend steht er vor mir und versucht mir stammelnd zu erklären, was sein Bruder wieder einmal mit ihm angestellt hat. Da ich die Situation, die passiert ist, nicht mit eigenen Augen verfolgt habe, kann ich vorerst nicht viel sagen und lausche einfach seiner Geschichte. Während des Zuhörens überträgt sich die enorme Aufregung und Verzweiflung meines Sohnes auch in meinem Körper. Mir fällt es nun leicht, seine Ohnmacht nachzuvollziehen und mit Mitgefühl auf sein Weinen zu reagieren. Ein zustimmendes »Ja«, ein wiederholtes Nicken und verständnisvoller Blick reichen aus, damit er mir in die Arme fällt, um dort seinen Tränen freien Lauf zu lassen. Doch dieses Entspannen im Schoß des Vaters reicht in diesem Fall nicht aus: Ihm ist es ein wichtiges Anliegen, dass sein Papa ihn begleitet und ihm dabei hilft, die Sache mit seinem Bruder zu besprechen und ins Reine zu bringen.

Über das energetische Feld kann der Erwachsene die jeweiligen emotionalen Ausdrucksbewegungen des Säuglings oder älteren Kindes in seinem eigenen Körper imitieren und erkennen. Durch die Identifikation dieser Resonanzerfahrungen wird es dann möglich, sich in das Gegenüber einzufühlen und sein Erleben nachzuvollziehen. Voraussetzung für den Aufbau des Ein- und Mitfühlens ist somit, dass eine innere Beziehung mit den inneren Resonanzprozessen hergestellt wird. Im Rahmen der körperpsychotherapeutischen Theoriebildung sprechen wir in diesem Zusammenhang von »vegetativer Identifikation«.

Um eine Einfühlung in mein Kind zu ermöglichen, sind somit zwei Dinge Voraussetzung: erstens, die Entwicklung eines stabilen emotionalen und energetischen Bandes, welches den Informationstransfer zwischen Eltern und Kind gewährleistet; zweitens, das Vorhandensein einer körperlichen Selbstbeziehung, die notwendig ist, um zu erfassen, wie es meinem Gegenüber geht.

Energetische Störungen der Eltern-Kind-Bindung

Belasten akute oder chronische Angst- und Stresszustände eine Mutter, führt dies zu einer Schwächung des energetischen Kontaktfeldes und des damit einher gehenden Informationstransfers innerhalb der frühen

Eltern- Kind-Beziehung.[46] Für die betroffenen Eltern wird es unter diesen Voraussetzungen immer schwieriger, die Ausdruckssprache des Säuglings zu entschlüsseln und die passende Antwort für die jeweiligen Verhaltens- und Affektzustände des Kindes zu finden. Im Rahmen der energetischen Überlegungen führt dieser akute oder längerfristige Zusammenbruch der bioenergetischen Koordination zwischen dem Säugling und seinen wichtigsten Bezugspersonen zu einer Aufstauung und Fehlleitung jener Bindungskräfte, die eigentlich für die Aufrechterhaltung des Beziehungssystems zuständig sind.

Diese bindungsenergetische Betrachtung lässt sich vergleichen mit der Regulation eines Flusssystems in der Natur. Durch die künstliche Dämmung des Flusses kommt es zu einer Aufstauung der Wassermassen, die dann früher oder später über die Ufer treten. Die entstehende Überschwemmung und ihre verheerenden Folgen sind somit die Folge einer Störung der natürlichen Selbstregulation des Flusssystems. Die Symptome selbst verdanken ihre Existenz der Fehlleitung der aufgestauten Wassermassen. Obwohl es jetzt eine destruktive Wirkung entfaltet, handelt es sich um dasselbe Wasser, welches zuvor ruhig in den Bahnen des Flusses dahinfloss.

Übertragen auf die bindungsenergetische Perspektive der frühen Eltern- Kind-Beziehung schafft erst die dauerhafte Störung der emotionalen Verbindung zwischen Eltern und ihren Säuglingen jenen Nährboden, der das Auftreten der psychischen und psychosomatischen Symptome ermöglicht. Exzessives Schreien, Hypermotorik oder anhaltende Schlafstörungen des Kindes oder aber der blinde Aktionismus der betroffenen Eltern sind aus energetischen und ökonomischen Perspektive lediglich verzweifelte Versuche des kindlichen oder erwachsenen Organismus, die ungenutzten Bindungskräfte zu binden und zu absorbieren.[47]

Der Verlust des feinfühligen Miteinanders zwischen dem Säugling und seinen Hauptbezugspersonen hat jedoch noch weitere Konsequenzen für die beteiligten Beziehungspartner. So schafft die Schwächung des energetischen Bindungsfeldes zwischen Eltern und Kind zudem die Voraussetzungen für eine Neubesetzung von unbewussten Konfliktdynamiken der Eltern. Die fehlgeleiteten und ungenutzten Bindungsenergien wirken jetzt als Besetzungsenergie und verhelfen unverarbeiteten traumatischen Erfahrungen, unterdrückten Gefühlsregungen und verschütteten Bindungserfahrungen zu neuem Leben. Insofern verwundert es nicht, dass auf den Höhepunkten der nachgeburtlichen Krisendynamiken ein enormes Aufblühen der elterlichen Neurosen und unverarbeiteter traumatischer Belastungsreaktionen zu beobachten ist. So berichten viele Mütter von exzessiv schreienden Säuglingen, dass sie gerade in jenen stressbelasteten Phasen, wo sie mit dem Rücken zur Wand stehen, plötzlich mit lang zurückliegenden Verlusterfahrungen (wie etwa Fehlgeburten) oder traumatischen Geburtserlebnissen konfrontiert werden, die jetzt mit Wucht an die Oberfläche drängen. Somit schafft der Verlust der Nähe zum Kind immer auch die Gefahr für die betroffenen Erwachsenen, dass die Schattenseiten und nicht gelebten Anteile ihrer Persönlichkeit zu neuem Leben erweckt werden.

Im Verständnis der EEH treten die irrationalen Verhaltensweisen und Gefühlsreaktionen der Eltern deshalb in Erscheinung, weil die natürliche Entfaltung der Bindungskräfte nicht zu einem erfolgreichen Abschluss gebracht werden kann. Gelingt es die Störquellen der frühen Bindungsbeziehung durch gezielte Maßnahmen zu beseitigen, wird den aufkommenden Symptomen der energetische Boden entzogen und die lärmenden Angstsymptome »verwandeln« sich innerhalb einer sehr kurzen Periode in ein Erleben innerer Sicherheit und Geborgenheit.

Resonanz und Bindung

In der therapeutischen Arbeit mit Eltern und Säuglingen lässt sich oft beobachten, wie die Eröffnung von lustvollen Gefühls- und Körperzuständen zu einer Kettenreaktion bei den anderen Menschen im Raum führt. Dieses Phänomen der emotionalen und vegetativen »Ansteckung« zeigt sich etwa, wenn ein unruhiges und aufgeregtes Neugeborenes im Rahmen einer liebevollen Säuglingsmassage langsam in einen entspannten Modus wechselt und plötzlich auch die anwesenden Eltern zu seufzen beginnen, ihre Körperhaltung lockern und ihr Gesichtsausdruck einen gelösten Ausdruck bekommt. Der Funke der vegetativen Öffnungsreaktion des Säuglings ist auf die Eltern übergesprungen. Eltern und Säugling beginnen binnen weniger Sekunden, ihre psychophysiologischen und affektiven Regulationen aneinander anzugleichen.

Der amerikanische Säuglingsforscher Meltzhoff[48] hat in den 80er Jahren bei interessanten Mikroanalysen von Verhaltensabläufen zwischen Säuglingen und ihren Bezugspersonen zeigen können, dass die Babys einen anmutigen und harmonischen Tanz ihres Körpers vollführen, während die Erwachsenen mit ihnen interagieren und sprechen. Die Säuglinge lernen somit bereits in ihren allerersten Entwicklungsphasen nach der Geburt die Sprache ihrer Eltern in sanfte Rhythmen körperlicher Bewegung zu übersetzen. Sie werden quasi mit dem typischen Sprachduktus geimpft, lange bevor sie selbst in den Erwerb der eigenen Sprachfähigkeit kommen. Auch bei diesem Phänomen handelt es sich um ein interessantes Beispiel für die Bedeutung von spontanen Resonanzprozessen.

In den letzten Jahren haben nun unterschiedliche Forscher auf der ganzen Welt begonnen, die neurobiologischen Grundlagen dieser zwischenmenschlichen Resonanz-Phänomene, die schon im letzten Kapitel beschrieben wurden, genauer zu ergründen.[49] Eine besondere Bedeutung hat hierbei die Entdeckung der so genannten Spiegelneuronen. Diese Forschungen haben im deutschsprachigen Raum in letzter Zeit vor allem durch die Veröffentlichungen des Freiburger Psychiaters Joachim Bauer[50] eine größere Bekanntheit erlangt.

Da diese Forschungsergebnisse für das Verständnis der Prozesse und Vorgehensweise innerhalb der EEH von großer Bedeutung sind, sollen sie im Folgenden in ihren wesentlichen Grundaussagen kurz zusammengefasst werden.

Spiegelneuronen sind demnach spezialisierte handlungssteuernde Nervenzellen unseres Gehirns, die nicht nur bei der Durchführung bestimmter Handlungsschemata aktiv werden, sondern auch mit Resonanz reagieren, wenn wir den Ablauf einer bestimmten Handlung eines anderen beobachten. Joachim Bauer vergleicht diese Aktivität der Spiegelneuronen mit der Funktion eines Flugsimulators. Während ein Flugzeug am Himmel seine Runden dreht, werden die Flugmanöver des Flugzeugs in Echtzeit auf einen Flugsimulator am Boden übertragen, in dem ein »Beobachter« sitzt. Durch die Synchronisation der Abläufe kann die Person im Flugsimulator den Flug gleichermaßen teilnehmend wie beobachtend aus sicherer Distanz miterleben und nachvollziehen. Konkret bedeutet dies, dass überall dort, wo wir mit anderen Menschen in einen Austausch treten, eine Spiegelungs- und Resonanzaktivität in unserem Gehirn einsetzt, welche wie eine Art Kopiersystem den jeweilige neuronalen Zustand des Gegenübers wahrnimmt.

Während ich etwa einem genialen Fußballer wie dem Brasilianer Diego bei meinem Heimatverein Werder Bremen dabei zuschaue, wie er den Ball gefühlvoll behandelt und damit kunstvolle Dinge anstellt, die jedem Laienfußballer den Atem rauben, stellt sich spontan – und dies hat etwas Tröstendes – in meinem Gehirn ein identischer neuronaler Modus ein, der zeitgleich auch in dem Spieler auf dem Platz abläuft. D.h. über die Aktivität der Spiegelneuronen kommt es zu einer Synchronisation und Abstimmung mit den Handlungen und Gefühlen eines anderen Menschen. Entscheidende Voraussetzung ist jedoch, dass ich in eine innere Beziehung mit dem jeweils anderen Menschen trete, was übrigens auch erklärt, warum bei Menschen, die die Begeisterung und intensive Beziehung zum Fußball nicht teilen, die Genialität eines Diegos keine Spuren hinterlässt.

Es ist naheliegend, dass diese neurobiologischen Entdeckungen speziell für unser Verständnis der frühen Beziehungsprozesse zwischen Eltern und ihren Säuglingen eine wichtige Rolle spielen. Über die Aktivität der Spiegelneuronen kann der Erwachsene im nahen Kontakt mit dem Säugling intuitiv bestimmte Handlungs- und Gefühlszustände des Kindes kopieren und miterleben. Auf der Basis dieses Körpererlebens wird dann eine Einfühlung und Abstimmung auf die jeweilige Reaktionslage des Säuglings möglich und erklärbar.

Schimpansen und Erdnüsse

Die Entdeckungen der Spiegelneuronen gehen maßgeblich auf die Forschungen des italienischen Neurophysiologen Giacomo Rizzolatti[51] zurück. Rizzolatti, Chef des Physiologischen Instituts der Universität Parma, hat in einer Reihe von bahnbrechenden Versuchen erstmals die Funktion der Spiegelneuronen aufzeigen können. Besondere Bedeutung nahmen hierbei einige Versuche mit Schimpansen ein. Rizzolatti war es in einem längeren Prozess gelungen, einzelne Handlungsneuronen im Gehirn dieser Affen zu isolieren und unter schmerzfreien Bedingungen an feine Messfühler anzuschließen.

Handlungsneuronen sind spezialisierte Nervenzellen, welche den spezifischen Ablauf und das Programm einzelner Handlungen speichern und ausführen können. In seinen Arbeiten gelang es Rizzolatti nun, ein besonderes Handlungsneuron zu isolieren, welches immer dann feuerte, wenn der an dem Versuch beteiligte Schimpanse nach einer Erdnuss griff, die auf einem Tablett lag. Einzig für diese spezielle Aktion, die das »Greifen nach der Erdnuss auf dem Tablett« umfasste, ist dieses Neuron zuständig. Weder das Anschauen noch andere Greifbewegungen lösen diese Aktivierung der Nervenzelle aus. Die sensationelle Entdeckung dieser Forschungen besteht darin, dass man beobachtete, dass das Handlungsneuron des Schimpansen nicht nur feuerte, wenn es die Aktion selbst durchführte, sondern auch dann aktiviert wurde, wenn jemand anderes nach der Nuss auf dem Tablett griff. Die italienische Forschergruppe war es somit erstmals gelungen, nachzuweisen, dass durch die Beobachtung einer durch einen anderen vollzogenen Handlung im Beobachter die gleichen neurobiologischen Programme ausgelöst werden, die nötig wären, um die jeweilige Handlung selbst auszuführen.

Nachdem die Experimente ursprünglich an Menschenaffen durchgeführt wurden, hat man sie später auch auf Menschen übertragen. Hierzu nutze man bildgebende Verfahren, wie z. B. die funktionelle Kernspintomografie. Dabei werden Schnittbilder von einzelnen Arealen des Gehirns angefertigt, während die Testperson in der Untersuchungsröhre liegt und spezielle experimentelle Prozeduren durchläuft. Hierbei bestätigte man die Beobachtungen, die bereits in den Affenversuchen gemacht wurden. So zeigte sich, dass bei der Beobachtung bestimmter Handlungsabläufe in den Testpersonen, jene neuronalen Netzwerke aktiv werden, die auch dann feuern, wenn sie die Aktion selbst durchführen.

Im Rahmen der genauen Erforschung der Spiegelneuronen fand man ebenfalls heraus, dass bereits die Vorstellung bestimmter Handlungssequenzen ausreicht, um eine Aktivierung der Spiegelneuronen zu erreichen. Dies erklärt u.a. die Wirkung der in der EEH eingesetzten Methode der bindungsstärkenden Visualisierung. Hierbei werden die Eltern gebeten, sich innerlich mit bestimmten Situationen und Alltagsabläufen zu verbinden, in denen sie sich ihrem Kind nahe und verbunden fühlten. Durch die Aktivierung dieser inneren Vorstellungen verhält sich das Gehirn der jeweiligen Mutter in abgeschwächter Weise so, als würde sie die jeweilige Aktion mit dem Kind aktuell durchführen. Wir können sogar noch einen Schritt weitergehen: Indem das neurobiologische Programm durch die Vorstellung einer zarten Berührung des Kindes aktiv wird, kann das anwesende Baby auf dem Bauch über den Prozess der Resonanz spontan an diesem neurovegetativen Öffnungsprozess der Mutter teilhaben und ihn kopieren. In diesem Zusammenhang ließe sich also verstehen, warum über das spezifische Vorgehen der Emotionellen Ersten Hilfe eine Form der »ansteckenden Gesundheit« in dem Säugling und seinen erwachsenen Bezugspersonen initiiert wird.

Spiegelneuronen und Intuition

Im Zusammensein mit kleineren und größeren Kindern ist es von entscheidender Bedeutung, dass Eltern intuitiv in der Lage sind, gefahrvolle Situationen zu erkennen. So muss eine Mutter spontan entscheiden, ob sie ihrem ein Jahr alten Kind zur Hilfe eilt, während es schwankend über den glatten Fliesenboden in der Küche stolpert. Innerhalb von Millisekunden muss sie abwägen, ob sie glaubt, dass die Koordination des Kindes ausreicht, um sich im Falle des Gleichgewichtsverlustes sicher auf den Hintern zu setzen oder ob eine Gefahr besteht, dass es mit dem Hinterkopf auf den Boden schlägt und sich ernsthaft verletzt. Der Alltag mit kleinen Kindern ist voll mit solchen kniffligen Situationen, in denen Eltern antizipieren müssen, wie eine bestimmte Handlungssequenz im nächsten Moment weiterverlaufen wird.

Auch in diesen Fällen, wo die Eltern sich auf ihre Intuition und ihr Bauchgefühl verlassen müssen, besteht eine enge Verbindung zu den Funktionen der Spiegelneuronen. Tatsächlich hat man in originellen Versuchsanordnungen überprüft, wie der schon erwähnte Schimpanse reagiert, wenn diesem nur ein bestimmter Teil einer Handlungssequenz gezeigt wurde. Konkret veränderte man das beschriebene Erdnuss-Experiment derart, dass dem Schimpansen durch eine Platte die Sicht auf die Nuss versperrt wurde. Der Affe sah zwar, wie sich der Arm näherte, aber durch den Sichtschutz konnte er die eigentliche Greifaktion nicht mehr beobachten. Verblüffend war nun die Beobachtung, dass die Spiegelneuronen auch dann feuerten, obwohl der Affe die eigentliche Handlung gar nicht verfolgen konnte. Man folgerte deshalb, dass die Beobachtung einzelner Teile einer Handlungssequenz ausreicht, um den gesamten Ablauf dieser Handlung vorwegzunehmen. Spiegelneuronen können somit »beobachtete Teile einer Szene zu einer wahrscheinlichen zu erwartenden Gesamtsequenz ergänzen.«[52] Dieser Zusammenhang ist gerade für das intuitive Verstehen des Säuglings, der Vorwegnahme weiterer Handlungsabläufe und der Einschätzung, ob ein Säugling während einer Interaktion noch mehr Anreizung benötigt oder bereits genug hat, von entscheidender Bedeutung.

Spiegelneuronen und Körperempfindung

Im Kontext der frühen Bindungsbeziehung ist es für die Eltern nicht nur wichtig, intuitiv abzuschätzen, wie eine Handlungssequenz weiter ablaufen wird. Ebenso bedeutsam ist es, intuitive Annahmen darüber zu entwickeln, wie sich eine bestimmte Aktion für das Kind anfühlen wird. So wird die junge Mutter, die kurz aufsteht und den Esstisch verlässt, an dem ihr 10-monatiger Sohn im Kinderstuhl sitzt, spontan ein Gefühl dafür entwickeln, wie es ihm ergeht, während sie für einen kurzen Moment aus seinem Blickfeld verschwindet. Dieses intuitive Erfassen seiner Gefühlslage lässt sie präventiv laut sprechen, während sie kurz in die Küche huscht. »Die Mama holt gerade mal die Butter, ich bin gleich wieder da.« Dauert die Angelegenheit etwas länger, wird sie die Worte wahrscheinlich wiederholen und so eine kleine Brücke bauen, die es dem Kind ermöglicht, die kleine Stresssituation zu tolerieren.

Tatsächlich hat man in der Erforschung der Spiegelneuronen festgestellt, dass, analog zu den Handlungsneuronen, auch eine Spiegelaktivität bei den sensiblen neuronalen Netzwerken vorliegt. Diese sensorischen Nervenzellen sind speziell für die Aufnahme der Signale aus unseren fünf Sinnesorganen zuständig. Eine besondere Gruppe dieser sensiblen Nervenzellen hat dabei die Funktion, die Vorstellung von Empfindungen bereit zu stellen. D. h. neben den Handlungsneuronen, die für die Ausführung und das Ziel von bestimmten Handlungsabläufen zuständig sind, versorgen uns die Neuronen, die für die Vorstellung von bestimmten Empfindungen zuständig sind, zeitgleich mit Informationen, wie sich die jeweilige Handlung anfühlen wird. Wenn ich mir also vornehme, vom Fünfmeter-Turm im Freibad zu springen, um es meinem Sohn gleich zu tun, versorgt mich mein Gehirn mit Informationen darüber, wie sich die Aktion voraussichtlich anfühlen wird. Und auf dieser Basis kann ich dann entscheiden, ob es wirklich eine kluge Entscheidung war, den Aufstieg auf den 5-Meter-Turm zu wagen oder in diesem Falle ein kontrollierter Rückzug nicht die bessere Variante wäre.

Die sensiblen Neuronen werden also auch dann aktiv, wenn ich lediglich beobachte, wie jemand anderes vom Turm hinabspringt. Nehmen wir für einen Moment an, der Sprung misslingt und die Person landet im Wasser auf dem Rücken. Durch die Beobachtung der Szene werden in dem Beobachter die gleichen neurobiologischen Programme aktiv, wie in der Person, deren Sprung vom Turm gerade missglückt ist. Diese Spiegelaktivität stellt sich implizit und ohne bewusste Anstrengung ein. Im Körper des Beobachters wird der Schmerz des Betroffenen nachempfunden und ermöglicht die Einfühlung in die konkrete Gefühlslage des anderen. Im Erziehungsalltag ist die beschriebene Spiegelaktivität von enormer Bedeutung, um sich in die jeweilige Gefühlslage eines anderen hineinzuversetzen. Für die Mutter eines vier Wochen alten Säuglings ist es wichtig, dass sie seinen Schmerz während der ärztlichen Blutentnahme nachempfinden kann. Dies eröffnet ihr die Möglichkeit, das Schreien des Säuglings einfühlsam zu begleiten. Problematisch wird es jedoch, wenn eigene Ängste und Verunsicherungen der betroffenen Mutter einen Distanzverlust bewirken und sie vor lauter Mitleid mit dem Kind ihre Halt gebende Funktion nicht mehr ausfüllen kann. Im Rahmen der Krisenbegleitungen ist es deshalb immer wieder von großer Bedeutung, dass die Eltern lernen, eine gesunde Mischung aus Einfühlung und Abgrenzung gegenüber den Reaktionen des Kindes zu entwickeln.

Stress, Angst und Spiegelneuronen

In den bisherigen Ausführungen ist der schwächende Einfluss von anhaltenden Angst- und Stresszuständen für den Aufbau von stabilen Bindungsbeziehungen zwischen Eltern und Kindern immer wieder herausgestellt worden. Eine vergleichbar negative Wirkung hat die Forschung auch in Bezug auf die Funktion der Spiegelneuronen beobachtet. Deren Leistungsfähigkeit wird ebenfalls in erheblicher Weise herabgesetzt, sobald der Organismus mit Angst und Stress konfrontiert wird.

In besonderer Weise gilt dies für die extremen Belastungen während der nachgeburtlichen Krisen. Hier lässt sich ein typischer Kreislauf beobachten, wo die erlebte Ohnmacht und Handlungsunfähigkeit im Umgang mit dem schreienden Säugling bei den Eltern übermäßigen Stress hervorruft. Diese Stressdynamik wiederum schwächt ihre Fähigkeit zur Resonanz und Einfühlung in die konkrete Bedürfnis- und Gefühlslage des Säuglings. Und hieraus resultiert wiederum eine Verschlechterung der emotionalen Bedingungen des Kindes, das durch vermehrtes Schreien seine Notlage mitteilt.

Durch die vorgestellten Ergebnisse neurobiologischer Forschung wird erklärbar, warum Mütter und Väter, die den intuitiven Zugang zum Baby nicht mehr finden, in einem Prozess ständigen Grübelns geraten. Da das Gehirn der Betroffenen sie nicht mehr mit den relevanten Resonanz-

Informationen über das Befinden des Säuglings versorgt, übernimmt der analytische Verstand jenen Teil der Arbeit, welcher eigentlich durch die implizite Aktivität der Spiegelneuronen geleistet werden müsste. Ziel einer effizienten Frühprävention muss deshalb sein, diesen Kreislauf so schnell als möglich zu durchbrechen, um den neurobiologischen Spiegelungssystemen zur Entfaltung zu verhelfen.

Indem wir in der EEH den Eltern dabei helfen, einen Zustand innerer Sicherheit und körperlicher Entspannung aufzubauen, schaffen wir jenes innere Milieu, in dem die Spiegelneuronen ihr volles Leistungsspektrum entfalten können. Umstellung der neurovegetativen Bedingungen und Aktivierung der Resonanz- und Spiegelungssysteme greifen somit in der EEH organisch ineinander.

Trauma und Bindung

In den bisherigen Ausführungen habe ich vereinfacht von nur zwei Regulationszuständen innerhalb der frühen Eltern-Kind-Beziehung gesprochen: einerseits einem Zustand der Entspannung und Bindungsbereitschaft, in welcher der Organismus der Welt zugewandt ist; zum anderen ein Zustand, in dem Stress, Angst und Anspannung die Bindungs- und Resonanzfähigkeit massiv schwächen. Im weiteren Verlauf soll nun ein dritter Regulationsmodus hinzugefügt werden, der in der praktischen Begleitung von Eltern und Säuglingen eine große Rolle spielt: der traumatische Stresszustand. Der menschliche Organismus verliert in diesen emotionalen und physiologischen Ausnahmezuständen seine Fähigkeit, mit anderen Menschen eine liebevolle und tragfähige Verbindung aufzubauen. In diesen akuten Phasen traumatischer Belastung geht die Fähigkeit, sich auf das Kind einzustimmen, sich in seine jeweilige Bedürfnislage einzufühlen und den richtigen Tanzschritt im Kontakt mit dem Gegenüber zu finden, gänzlich verloren.

Zwischen Trauma und Bindung

Die traumatische Reaktion beginnt für die betroffenen Mütter und Väter dort, wo die herkömmlichen Ressourcen und Anpassungsstrategien versagen oder die äußere Belastung so stark ist, dass das System zusammenbricht. Ein Beispiel aus der Praxis:

Die 28-jährige Ellen hatte während der Geburt ihres ersten Sohnes Sven zwanzig Stunden mit Wehen und Schmerzen gerungen, war mehrfach an den Punkt gekommen, wo sie aufgeben und den Arzt bitten wollte, den Kaiserschnitt vorzubereiten. Doch immer wieder hatte sie sich aufgerafft und den letzten Rest von Willen mobilisiert, um es doch aus eigener Kraft zu schaffen. Am Ende war ihr dies zwar gelungen, doch nach all den Anstrengungen war sie derart erschöpft, dass sie das Baby auf ihrem Bauch kaum noch wahrnehmen und genießen konnte. Nachdem sie sich eine Weile erholt hatte, begann sie unruhig zu werden, da ihr Mann und die Ärzte mit dem Kind verschwunden waren, und nicht wieder zurückkamen. Erst nach zwei Stunden erblickte sie das besorgte und ernste Gesicht des Chefarztes, der mit ihrem Ehemann das Zimmer betrat, und ihr mitteilte, dass sich ihr neugeborenes Kind in einem lebensbedrohlichen Zustand befinde und auf die Intensivstation der Kinderklinik verlegt werden musste. Plötzlich spürte sie, wie eine enorme Erregung in ihrem Körper sich ausbreitete. Am liebsten hätte sie einfach nur geschrien, wäre aufgesprungen und zu ihrem Kind gerannt, um zu schauen, wie es ihm geht. Doch während all dies in ihrem Körper einen Aufruhr verursachte, konnte sie nichts davon tun. Sie lag einfach nur da in ihrem Bett. Regungslos, betäubt, ohne jedes Gefühl in ihrem Körper.

Später in der Therapie berichtet Ellen über diese Szene: »In dem Augenblick, als der Arzt mit mir sprach, war mir alles egal. Ich hörte zwar seine Worte, aber ich verstand nicht mehr, was er mir erklären wollte. Ich war wie in Watte eingehüllt, verschwunden in eine ferne Welt, wo mich all das Schreckliche, was gerade passierte, nicht mehr erreichte.«

Diese kleine Episode beschreibt den Übergang eines Menschen, der von einem gestressten Zustand in einen traumatischen Modus der Erstarrung und Überwältigung wechselt. Der amerikanische Psychiater und Trauma-Forscher Peter Levine[53] beschreibt vier zentrale Kriterien, die sich im Kern jeder traumatischen Reaktion finden lassen: eine übermäßige Erregung, einen körperlichen Zustand der Lähmung, das subjektive Gefühl der Ohnmacht und Hilflosigkeit sowie ein kognitiver Zustand der Fassungslosigkeit.

Dieser Erstarrungsprozess setzt dort ein, wo die Stressmobilisation des sympathischen Nervensystems und die eingeleiteten Anpassungsstrategien des Organismus versagen. Wenn wir die mobilisierten Kräfte nicht sinnvoll nutzen können, um die Gefahr abzuwenden, wenn wir es nicht schaffen, in der Notsituation, die aktivierten Kräfte in sinnvolle Handlung und neue Orientierungen zu verwandeln, greift der menschliche Organismus auf ein uraltes biologisches Prinzip zurück. Er verfällt in den paradoxen Zustand der Schrecklähmung. Der Organismus immobilisiert, friert ein und bricht in sich zusammen. Bei der Mutter war es das Überbringen der Nachricht über die Lebensbedrohung ihres Kindes, welche die Lähmungsreaktion auslöste. Voraussetzung für diesen Zusammenbruch war die bereits vorhandene Schwächung ihre körperlichen Ressourcen durch die kräftezehrende und komplikationsreich verlaufende Geburt.

Während einer traumatischen Reaktion bricht bei einem betroffenen Menschen der innere Dialog mit dem eigenen Körper komplett zusammen. Er spürt sich nicht mehr und kann nicht mehr beschreiben, was im eigenen Körper geschieht. Während im Stressmodus die körperliche Selbstwahrnehmung lediglich geschwächt ist, geht sie im Zustand der traumatischen Überwältigung ganz verloren. Einhergehend mit diesem Zusammenbruch der inneren Selbstanbindung beobachten wir, wie die jeweilige Abstimmung und emotionale Verbindung zwischen Eltern und ihrem Säugling komplett zum Erliegen kommt. In dem traumatisch bedingten Zustand der Panik und Ohnmacht ist die betroffene Mutter nicht mehr in der Lage, die Signale ihres Säuglings korrekt aufzunehmen und zu beantworten. Insofern führt die Traumareaktion zu einem doppelten Verlust: dem Verlust des Zugangs zum eigenen Körper sowie dem Verlust der Verbindung zum eigenen Kind.

Krieg und Frieden

An dieser Stelle möchte ich Sie einladen, ein weiteres Mal in meine kleine Zeitmaschine einzusteigen, um unseren Freunden auf der mittelalterlichen Burg einen kurzen Besuch abzustatten. Wie würde dort die Geschichte weitergehen, wenn die belagernden Truppen nach Wochen der gespannten Ruhe plötzlich eine unerwartete Angriffswelle starten? Wie würden die abwehrenden Truppen reagieren, wenn Brandbomben im Minutentakt ins Innere der Burg geschossen würden, wenn Feuer an verschiedenen Orten der Burg ausbrächen und gelöscht werden müssten? Was geschähe, wenn plötzlich am Horizont ein weiteres großes Aufgebot an Soldaten heraneilen würde, um die feindlichen Truppen zu verstärken und zu unterstützen? Plötzlich hätten es die tapfer sich wehrenden Soldaten der Burg mit Angriffswellen zu tun, die von mehreren Seiten auf die Burg zurollen würden.

Nach einer Weile des verzweifelten Widerstandes müssten die Bewohner der Burg erkennen, dass sie es nicht schaffen und dass sie in der Auseinandersetzung mit den Feinden unterliegen würden. In dem Moment, wo es den ersten Angreifern gelingen würde, die Burg zu erstürmen und die Tore zu öffnen, würde Panik unter den Burgbewohnern ausbrechen. Die kämpfenden Truppen würden fluchtartig ihre Positionen verlassen. Die Kommandos der befehlshabenden Soldaten würden nicht mehr gehört werden. Jeder wäre nur noch darum bemüht, sein eigenes Leben zu retten oder die eigenen Familienangehörigen und Kinder in Sicherheit zu bringen. Die Koordination des sozialen Lebens auf der Burg würde sich auflösen und völlig zum Erliegen kommen. Von außen betrachtet würden wir Menschen sehen, die schreiend und völlig aufgelöst durch die Gassen rennen, die voller Verzweiflung ihre Kinder suchen. Für alle Menschen der Burg ginge es in diesem Moment nur noch um das nackte Überleben. Die Burg wäre in diesem Zustand der Panik ohne jede innere Organisation. Sie wäre nicht mehr in der Lage koordinierte Handlung auszuführen und sie hätte auch keinen Plan mehr, was als nächstes zu tun sei.

Wiedererleben des Schreckens

Posttraumatische Belastungsstörungen (PTBS) sind mittlerweile ein anerkanntes psychiatrisches Störungsbild. In ihrem Alltag werden Menschen mit einer posttraumatischen Belastungsstörung immer wieder eingeholt von den erschreckenden und überwältigenden Erfahrungen, die sie überrollt haben. Häufig reicht ein lautes Geräusch, eine plötzliche Handbewegungen, ein bestimmter Geruch, um eine ganze Kaskade von Bildern, Gefühlen und Körperzuständen zu wecken, die sich auch in der ursprünglichen traumatischen Reaktion abgespielt haben.

Diese sogenannten Flashbacks und die mit ihnen verbundenen Zustände panischer Angst und Ohnmacht können in der Zeit nach der Geburt durch das Schreien eines Säuglings ausgelöst werden. Besonders dann, wenn traumatische Überlastungsreaktionen während der Schwangerschaft, Geburt und der ersten Zeit danach erlebt wurden, besteht das erhöhte Risiko, dass das Schreien der Babys diese unverarbeiteten Erlebnisse der Eltern zu neuem Leben verhilft.

Als die vorhin erwähnte Mutter Ellen uns mit ihrem Sohn Sven in der Schreiambulanz besuchte, war ihr Baby bereits drei Monate alt. In dem Erstgespräch berichtete die Mutter von den Erfahrungen in der Kinderklinik und dem tagelangen Bangen der Eltern, ob das Kind überleben würde. Das Schlimmste sei für sie gewesen, erzählt sie, dass sie nichts habe tun können, dass sie der Situation so ausgeliefert gewesen sei. Als sie dann mit ihrem Sohn die Klinik verlassen konnten, sei für einige Wochen alles ganz ruhig verlaufen. Die Mutter berichtet weiter: »Richtig problematisch ist es dann geworden, als ich in der fünften Lebenswoche von Sven eine Brustentzündung entwickelt habe. In dieser Zeit ist mir plötzlich alles über den Kopf gewachsen.« Es sei für sie ein Schock gewesen, dass sie plötzlich für alles alleine zuständig war. Bisher hatte ihr Mann viele Aufgaben nach der Geburt des Sohnes übernommen, besonders dann, wenn dieser mal unruhig war und Schreiphasen durchlebte.

Ellen beschreibt wie sie das erste Mal eine Panikattacke erlebte, als Sven über eine halbe Stunde auf ihrem Arm geschrien habe. Er habe sich durch nichts beruhigen lassen. Und plötzlich sei alles wieder so gewesen, wie sie es schon in der ersten Zeit nach der Geburt erfahren hatte.

»Ich merkte plötzlich, wie alles in meinem Körper tobte und außer Rand und Band geriet. Ich begann plötzlich ein Gefühl großer Hilflosigkeit zu entwickeln, und ich verstand nicht mehr, was mit mir geschah. Obwohl Sven auf meinem Arm war, nahm ich nichts mehr von ihm wahr. Sein Schreien war ohrenbetäubend und mein Körper begann zunehmend taub zu werden.«

Ellen erlebte, ausgelöst durch das Schreien ihres Sohnes, eine Wiederholung ihrer ursprünglichen Traumaerfahrung. Ihr Autonomes Nervensystem verhielt sich wieder so, als würde der Arzt ihr erneut die Nachricht überbringen, ihr Sohn befinde sich in akuter Lebensgefahr. Die existenzielle Angst, die sie erfuhr, war somit keine eingebildete, sondern ein realer physiologischer und emotionaler Zustand, der sich jetzt in ihrem Körper abspielte. Das Schreien des Säuglings wurde von Ellen nicht gehört als das, was es eigentlich war: ein Hinweis auf ein bestimmtes Bedürfnis nach Nahrung, Ruhe oder Stimulation. Das Schreien war für die Mutter die Eingangspforte in eine Erfahrungswelt, in der sie erneut mit Todesängsten, Panik und dem Schrecken der Vergangenheit konfrontiert wurde.

Zwischen Trauma und Ressource

Im Modell der Emotionellen Ersten Hilfe können wir somit drei unterschiedliche Zustände früher Bindungsregulation unterscheiden. Diese Zustände verstehen wir als ein Kontinuum nacheinander geordneter Regelkreise. Wobei wir auf der einen Seite dieses Kontinuums einen Zustand ausgeprägter Bindungssicherheit finden, auf der anderen Seite hingegen schwächende Beziehungsbrüche und die mit ihnen verbundenen Zustände existenzieller Not.

In der ersten Phase dieses Kontinuums sind der Säugling und seine erwachsenen Bindungspartner in einem gut regulierten, wechselseitig verbundenen und entspannungsfähigen Modus. Die Mutter kann die körpersprachlichen Signale des Säuglings intuitiv aufnehmen und beantworten. Das Baby fühlt sich in der emotionalen Verbindung aufgehoben und sicher. Es schwingt in seiner Aufmerksamkeit zwischen Weltkontakt und Selbstverbindung hin und her. In den aktiven Wachphasen ist das Baby an seinen nächsten Menschen interessiert, es sucht den Blickkontakt, den Körperkontakt und den Austausch mit seinen wichtigsten Partnern. Die erwachsenen Bezugspersonen sind ebenfalls fähig, zwischen aktiven und regenerativen Phasen zu wechseln. Selbst kurze Momente der Angst und Verunsicherung können dieser generellen Regulations- und Kontaktfähigkeit der Eltern nichts anhaben.

In Phase zwei befinden sich die Eltern und ihre Babys in einem kurzfristigen oder dauerhaft aktivierten Stresszustand ihres Organismus. Das sympathische Nervensystem hat die Führung übernommen, was mit einer Erhöhung der Körperspannung, des Herzschlages und der Atemfrequenz einhergeht. Die anhaltende Stressaktivierung zeigt sich in einem subjektiven Angst- und Unlusterleben. Dem erwachsenen Begleiter fällt es in diesen Zeiten der Anspannung schwer, die Signale seines Körpers wahrzunehmen und mit diesem in einen inneren Dialog zu treten. Die allgemeine Anspannungslage schwächt die Bereitschaft der Eltern sich emotional auf den Säugling einzulassen. Dies führt dazu, dass der »Draht« und die Abstimmung zum Kind dünner werden, was auf Dauer bindungsschwächend wirkt. Fehlschritte und Missverständnisse in der Kommunikation mit dem Säugling sind die Folge. Durch die anhaltende Stress- und Alarmreaktion seiner Eltern erlebt sich der Säugling weniger aufgehoben und sicher. Vorhandene Belastungen des Säuglings, die etwa auf pränatale Stresszustände zurückgehen, werden durch die angstbedingte Schwächung der Interaktions- und Bindungsbereitschaft der erwachsenen Bezugspersonen eher noch verstärkt.

In Phase drei des Kontinuums bricht das Resonanz- und Bindungsfeld zwischen Eltern und Säugling komplett zusammen. Die Eltern trennen sich von ihrem Körpererleben. Sie geraten in einen Zustand des Ausgeliefertseins und der Panik. Die Handlungsfähigkeit und Orientierung geht in diesem Modus ganz verloren. In diesen akuten oder reaktivierten Zuständen der Überwältigung gelingt es den Eltern nicht mehr, ihren Körper als Quelle der Information für den Austausch mit dem Kind zu nutzen. Der Faden reißt gänzlich ab – sowohl nach innen, als auch zum Gegenüber! Neurophysiologisch sprechen wir in diesem Zusammenhang von einer »tonischen Immobilisierung«[54]. Oberflächlich ist der Organismus ohne Spannkraft und erschlafft, in der Tiefe hingegen liegt eine massive Erregungs- und Spannungssteigerung vor, die sich jedoch nicht mehr an der Peripherie in Form von Bewegung und Ausdruck zeigen kann. Für das Baby ist die Pha-

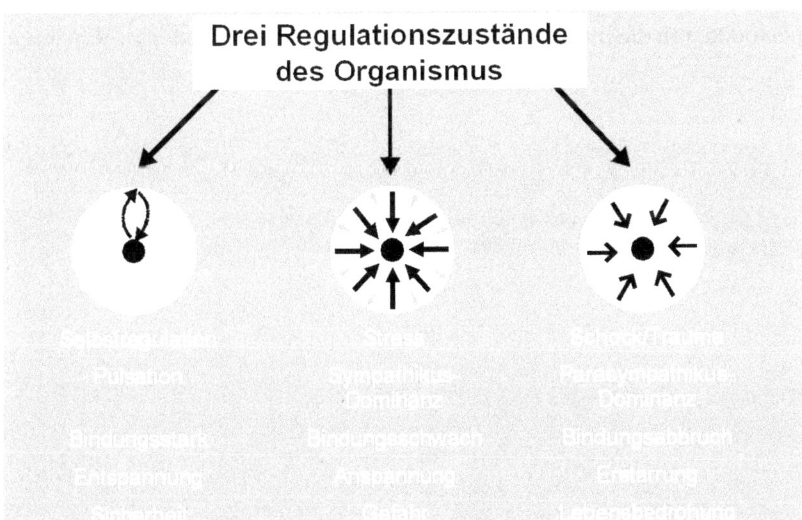

Abb. 10 – Die drei Regelkreise der Bindung

se des Kontinuums verbunden mit einem totalen Zusammenbruch seines Sicherheitssystems in der Welt. Dies bedeutet einen Bindungsabbruch zu seinen wichtigsten Bezugspersonen, den Verlust seines biologischen und sozialen Umfeldes. Es ist isoliert in der Welt, ohne jedoch die Möglichkeiten zu besitzen, sich an eine solch bedrohende Umwelt anzupassen. Wenn es seine Umwelt schon nicht verändern kann, so verbleibt dem Säugling nur, sich selbst zu verändern. Das Baby zieht sich emotional und körperlich von der Welt zurück, wie eine Schnecke in ihr Schneckenhaus.

Für die Praxis der Emotionellen Ersten Hilfe hat dieses 3-Phasen-Modell eine große Bedeutung.[55] Im weiteren Verlauf der Darstellungen werde ich erläutern, warum wir, je nach vorliegendem Regulationszustand des Säuglings und seiner Begleiter, unterschiedliche Werkzeuge und Methoden einsetzen müssen, um den Zustand einer sicheren Bindung zwischen Eltern und ihren Babys wiederherzustellen. Werden z. B. in Eltern durch das Schreien ihrer Säuglinge die unverarbeiteten traumatischen Erfahrungen zu neuem Leben erweckt, reicht es häufig nicht aus, die Betroffenen durch gezielte Techniken mit dem eigenen Körpererleben wieder in Verbindung zu bringen. Durch den traumatisch bedingten Zusammenbruch der Selbstverbindung benötigen wir umfassendere Beziehungsangebote der Helferpersonen, um die intuitiven Kompetenzen der Eltern wieder zu aktivieren.

Teil III

Methoden der EEH

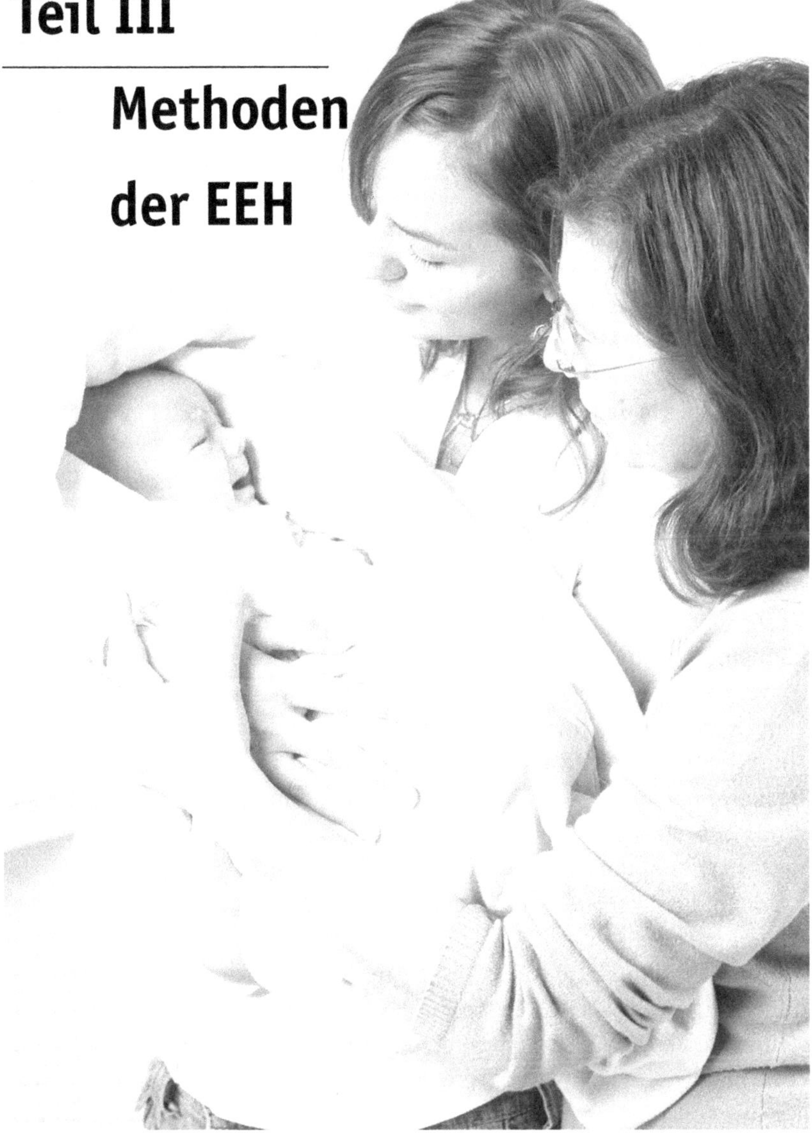

Atmung und Bindung

Selbstregulation und Atmung

Die Atmung nimmt innerhalb der Emotionellen Ersten Hilfe eine besondere Stellung ein. Über die Atmung erhalten wir wichtige Körperinformationen, die uns mitteilen, ob die Kontaktbereitschaft der Eltern noch gewährleistet ist. Die Atmung wirkt im Körper wie ein feiner Seismograph, der auf inneren und äußeren Stress sensibel reagiert. Besonders deutlich lässt sich dies in den nachgeburtlichen Krisen beobachten. Die Mütter von besonders unruhigen und häufig schreienden Babys sind über viele Stunden enormen Stressbelastungen ausgesetzt. Während sie ihre Kinder am Körper tragen, beruhigende Lieder summen oder auf dem Petziball hüpfen, schaltet das körperliche System auf einen Notfallmechanismus um. Der Körper der Mutter, die ihr schreiendes Baby auf dem Arm hält, zeigt Reaktionen wie wir sie sonst nur in besonderen Gefahrensituationen bei Menschen beobachten können. Tatsächlich hat sich unsere neurophysiologische Ausstattung zur Abwehr von Gefahren wahrscheinlich in den vergangenen 100.000 Jahren kaum verändert.[56] Ein Jäger der Neandertaler[57] wird bei einem Angriff eines Raubtieres eine vergleichbare hormonelle und neurophysiologische Reaktion gezeigt haben, wie es heute bei einer modernen Mutter, die mit ihrem Schreibaby in Not ist, der Fall ist. Sowohl die Mutter als auch der Jäger reagieren mit Angst, wenn ihre Handlungsmöglichkeiten zur Überwindung der gefährlichen Alltagssituationen nicht mehr ausreichen.

Die gestresste Mutter schaltet ihr Nervensystem unwillkürlich auf einen Modus, der dem Organismus kurzfristig ein Höchstmaß an Energien zur Verfügung stellt. Das Überwiegen des sympathikotonen Nervensystems steuert die Auslösung eines gesteigerten Erregungszustandes. Die menschliche Atmung ist in komplexer Weise mit diesen Stresszyklen unseres Nervensystems verwoben. Negative Stresszustände, wie etwa Bedrohungen durch

Gewalt, Unfälle oder soziale Isolation führen zu einer Veränderung unserer natürlichen Atemtätigkeit. Angst lässt unser schneller und, andererseits, flacher atmen. Die Verflachung der Atmung meint zum einen, dass sich die gesamte Atemamplitude verkleinert. Wir atmen weniger ein und aus. Zum anderen kommt es zu einer muskulären Anspannung unserer Bauchdecke und des Zwerchfell, so dass eine Ausdehnung der Atmung vornehmlich im Brustraum möglich ist. Wir sprechen in diesem Zusammenhang von einer »Brustatmung«. Die Brustatmung finden wir dann, wenn Menschen akuten Stress- und Belastungszuständen ausgesetzt sind.

Ein Leichtathlet nach einem 400-Meter-Wettkampf ist für eine gewisse Weile ganz außer Atem. Er ringt nach Luft und pumpt sich den Sauerstoff über schnelle Atemzüge in den Brustraum zu. Die Kraftanstrengung seines Laufes macht eine erhöhte Energiezufuhr durch erhöhte Sauerstoffaufnahme notwendig. Ein weiteres Beispiel für eine stressdominante Atmung ist die Reaktion beim Anschauen eines spannenden Krimis im Fernsehen.

Sie sitzen gebannt vor dem Bildschirm, Sie verfolgen die Ermittlungsarbeiten der Polizisten, die dem unbekannten Mörder auf den Fersen sind. Die Spannung steigert sich und ist kaum mehr zu überbieten. Erst in dem Moment, wo es die Auflösung gibt, wo der Mörder geschnappt wird, merken Sie, was sie gemacht haben. Oder besser: was Sie nicht gemacht haben. Sie haben vergessen zu atmen. Sie holen tief Luft, mit einem tiefen »Ahh«, lösen Sie die Spannung, die Sie freiwillig über 90 Minuten aufgebaut haben. Der Spannungsaufbau beinhaltete eine gewollte Steigerung der Sympathikus-Aktivität unseres alten Nervensystems. Ein guter Krimi ist deshalb ein guter Krimi, weil wir antizipieren, dass man uns am Ende des Films die Spannung wieder nimmt. In dieser Zeit nehmen wir die Verflachung unseres Atems gerne in Kauf. Wir realisieren sie in aller Regel nicht einmal. Erst das erleichternde Ausatmen im Moment der Spannungslösung macht uns darauf aufmerksam, wie sehr wir die Atmung im Zustand unserer Anspannung reduziert haben.

Eva ist eine 39 Jahre alte Bankkauffrau und ihr Baby schreit nun schon seit zwei Stunden. Jeden Abend zeigt der 4 Wochen alte Niko diese auffälligen Schreistunden. Die Unruhe steigert sich meistens bereits am Nachmittag. Dort hilft sich Eva noch damit, dass sie Niko öfter anlegt und stillt. Dies beruhigt ihn zwar kurzfristig, aber die Spannung im Kind baut sich schnell wieder auf. In den frühen Abendstunden ist dann jede Ablenkung zwecklos. Niko schreit dann aus Leibeskräften, er bäumt sich auf, überstreckt und seine Stimme überschlägt sich in den Spitzen. Eva ist mit jeder Minute verzweifelter. Am liebsten würde sie das Baby weglegen und fortrennen. Doch ihr erwachsener Verstand sagt ihr, dass ihr Baby in Not ist und sie braucht. Nichts desto trotz bebt sie innerlich, sie ist enttäuscht und wütend, dass Niko ihr keine Ruhe gönnt. Wenn Niko nach einer längeren Phase des Schreiens zur Ruhe kommt, bewegt sie sich nur noch auf Zehenspitzen durch die Wohnung. Sie mag kaum noch atmen, um das Kind ja nicht zu wecken. Aus Erfahrung weiß sie, dass die kleinste Bewegung den Jungen sofort wieder aufschrecken lassen würde. Eva ist in einer Hab-Acht-Position. Selbst jetzt, wo Niko eingeschlafen ist, beäugt sie ihren Sohn kritisch, sitzt ungerührt und wie gefesselt auf dem Sofa. Das einzige, was sie jetzt noch in ihrem Körper spüren kann ist eine unendliche Erschöpfung.

Die Mutter eines Schreibabys, wie hier im Fall von Eva, erlebt ebenfalls einen Krimi. Nur mit dem entscheidenden Unterschied, dass sie den Zustand nicht frei gewählt hat. Atemphysiologisch gibt es eine Reihe von Parallelen zu der Stresserfahrung des Krimifans. Auch die Mutter, die sich seit Stunden mit dem schreienden Baby auf dem Arm durch die Wohnung bewegt, nutzt vornehmlich die Brustatmung. Wir erkennen dies an ihrem gehaltenen und aufgepumpten Brustkorb. Diese Körperhaltung resultiert aus der betonten Einatmung der ängstlichen Mutter. Sie schnappt nach Luft wie ein Ertrinkender, der kurzzeitig an die Wasseroberfläche kommt. Aufgrund der starken Spannung des Zwerchfalls und Oberbauchs kann der Atemraum sich nicht mehr optimal ausdehnen. Schnellere und flachere Atembewegungen sind die Folge. Zudem ist durch die hohe Stressbelastung bei Eltern in akuten Krisen die Fähigkeit zur körperlichen Selbstwahrnehmung sehr eingeschränkt. Konkret bedeutet dies, dass viele Betroffene die Reduktion ihrer Atmung gar nicht spüren und auch nicht in Verbindung stellen mit der Unsicherheit und Angst, die sie konkret im Alltag mit dem Baby erleben.

Psychophysiologie der Atmung

Um die Rolle der Atmung für die EEH etwas deutlicher zu machen, werfen wir einen erneuten Blick auf die psycho-vegetativen Steuerungen, die wir dabei beobachten können. Die Atmung unterliegt einem pulsatorischen Rhythmus, wobei Ein- und Ausatmung die beiden Äste dieser Schwingung darstellen. Der Grundrhythmus der Atmung beträgt ca. 18 – 22 Atemzüge pro Minute.[58] Dabei verläuft jeder Atemzyklus nach einem typischen Muster: Einatmung – Erreichen des Höhepunktes – Pause – Ausatmung – Erreichen des Tiefpunktes – Pause – Einatmung usw. Die psychischen Dimensionen der Einatmung sind das Aufnehmen, Einverleiben, Halten und Zu-Sich-Kommen. Die Phase der Ausatmung steht für Hingabe, Loslassen und Austausch.

An einem schönen Sommertag bewege mich entspannt durch unsere Wohnung. Ich glaube, dass die Kinder mit meiner Frau das Haus verlassen haben, um einige Besorgungen zu machen. Ich freue mich auf einen schönen Milchkaffee auf unserer Terrasse im Grünen. Während ich so voller Vorfreude durchs Haus laufe, springt plötzlich mein 7-jähriger Sohn mit einem lauten Schrei hinter einer Tür hervor. Ich fahre zusammen, schreie laut auf und erblicke meinen Sohn, der mit bunter Kriegsbemalung, einem Revolver in der Hand und strahlenden Augen sein Opfer gestellt hat. Mein Herz rast und für einen Moment weiß ich nicht, ob ich ärgerlich sein oder lachen soll, entscheide mich aber doch für Letzteres. Jetzt entlädt sich die Spannung, ich atme einige Male erleichtert aus und mein Sohn und ich liegen uns lachend in den Armen.

Eine kleine Geschichte zu den typischen Gefahren eines modernen Vaters in Zeiten westlicher Zivilisation. Doch diese Episode der häuslichen Schreckangst eignet sich gut, um die neurophysiologischen Steuerungen der Atmung etwas genauer zu betrachten. Fährt uns der Schrecken in die Glieder, so kommt es zu einer abrupten Einatmungsbewegung. Häufig hören wir bei diesem jähen Einsaugen der Atemluft einen scharfen Ton. Die Einatmung ist nur ein Aspekt einer Reihe von physiologischen Reaktionen, die in der Schreckangst ablaufen. Das plötzliche Zusammenfahren unseres gesamten Körpers geht einher mit einem Hochziehen der Schultern sowie einer Anspannung der Muskulatur an der Stirn, den Augenbrauen und am

Hinterkopf. Das Zwerchfell, welches unsere obere und untere Körperhälfte unterteilt, spannt sich ebenso an, wie die Rückenmuskulatur. Im Schrecken werden Kopf und Becken nach hinten gezogen, so dass wir wie ein Bogen gespannt werden. Die Verbindung zum Boden geht für einen kurzen Moment verloren, wir fühlen uns unsicher und wackelig auf den Beinen. Im Schrecken halten wir für einen Moment ganz fest. Erst in dem Moment, wo die Gefahrensituation überschaubar wird – hier das Erkennen, dass es sich nicht um einen Einbrecher, sondern nur um meinen kleinen Sohn handelt –, fährt die Luft wieder mit einem tiefen Seufzer aus dem Körper.

In der ersten Phase des Schreckerlebens wird der sympathikotone Zweig unseres Autonomen Nervensystems (ANS) mobilisiert. Die plötzliche Einatmung selbst ist eine Funktion dieser Sympathikus-Innervation. Die Brust schwillt an, wir pumpen uns auf. Subjektiv erleben wir in diesem Moment das Gefühl einer »schrecklichen Angst«. Für einen Augenblick, weiß der Körper noch nicht einzuschätzen, wie existenziell die Gefahr ist, der er sich ausgesetzt fühlt. Die Sympathikus-Reaktion des ANS ist die Wurzel der körperlichen Einatmungsbewegung und der psychischen Angsterfahrung. Neben der Einatmung steuert der Sympathikus zudem eine Fülle anderer Funktionen: so die Engstellung der feinen Blutgefäße an der Oberfläche unseres Körpers; oder die Mobilisierung unseres Herzens, welches im Schreckzustand gegen den Verschluss der Gefäße seine Versorgungsleistung erfüllen muss. Zeitgleich bewirkt dieser Teil unseres ANS auch eine erhöhte Ausschüttung von Stresshormonen wie etwa dem Kortisol, welches nun binnen Sekunden im gesamten Körper verteilt wird.[59]

Die Ausatmung setzt dann ein, wenn die Gefahr für die Integrität des Körpers vorüber ist. Sie geht mit einem inneren Erleben der Erleichterung und Lösung einher. Die aufgebaute Spannung und Erregung zeigt sich stimmlich in einem tiefen Seufzen. Der gehaltene Atem löst sich, die Muskelspannung, vor allem im Zwerchfell löst sich. Typischerweise streben Becken und Mund in dieser Entspannungssituation zueinander, wie dies auch bei einem entspannten Baby auf dem Bauch seiner Mutter der Fall ist. Nach einer ersten Ausatmung wechselt die stressdominante Atmung jetzt in ein einen ruhigen, welligen Rhythmus der Bauchatmung. Die vegetative Regulation stellt hier auf einen parasymapthischen Modus um. Der Atemraum erweitert sich nach unten, so dass wir jetzt erkennen, wie die Atembewegung bis hin zum Becken sichtbar wird. Durch die Weitstellung der peripheren Blutgefäße eröffnet sich nun ein Gefühl von Wärme und Wohligkeit an unserer Hautoberfläche. Wir fühlen uns wohl in unserer Haut!

Atemblockierung und Affektabwehr

In der Geschichte der körperorientierten Psychotherapien nimmt die Erforschung der emotionalen Funktionen der Atemblockierungen eine außerordentliche Rolle ein. Als Schüler Sigmund Freuds interessierte sich der Psychoanalytiker und Begründer der Körperpsychotherapie Wilhelm Reich bereits in den 30er Jahren für die körperliche Verankerung der neurotischen Mechanismen der Affektabwehr. Er ging der Frage nach, wie sich unser Körper verändert, wenn wir unliebsame und abgelehnte Gefühle, wie etwa eine Traurigkeit, unterdrücken und bekämpfen. Reich war einer der ersten Forscher, der erkannte, dass die Neurose einen Körper hat.[60] In seinen klinischen Beobachtungen wies er nach, dass unbewusste Affektabwehr im somatischen Bereich durch eine konkrete Verspannung einzelner Muskel- und Gewebegruppen realisiert wird. Der Verdrängungsprozess, dessen fundamentale Bedeutung für die Entstehung der Psychoneurosen von Freud ausführlich dargelegt worden war, hatte somit sein somatisches Gegenstück gefunden. In diesem Zusammenhang beschäftigte Wilhelm Reich sich auch mit den Folgen für unsere natürliche Atmung.

Um sich vorzustellen, welche Folgen die Gefühlsabwehr für unsere körperliche Lebendigkeit und auch unsere natürliche Atemtätigkeit hat, folgen Sie mir für einige Minuten auf eine kleine Vorstellungsreise: Stellen Sie sich vor, Sie sind auf einem wichtigen Geschäftstreffen und erfahren plötzlich am Telefon, dass ein naher Freund einen schweren Autounfall hatte. Sie erfahren dass er schwer verletzt ist, und dass es ungewiss ist, welche Spätfolgen sich aus dem Unfall ergeben werden. Sie merken wie plötzlich Trauer in Ihnen aufsteigt. Sie geben sich alle Mühe, nicht die Fassung zu verlieren, Sie wollen Ihre Gefühle nicht in der Runde Ihrer Geschäftspartner preisgeben. Sie können wahrnehmen, wie sich durch das Zurückhalten des Weinens ein dicker Kloß in Ihrem Hals bildet. Sie müssen immer wieder schlucken. Die Tränen stehen Ihnen in den Augen. Versuchen Sie jetzt einen kleinen Moment diese Schluckbewegung zu imitieren. Versuchen Sie sich vorzustellen, Sie hätten einen dicken Kloß in Ihrem Hals stecken. Verharren Sie jetzt in der Schluckbewegung und beobachten Sie, wie sich Ihre Atmung verändert. Genau! Sie haben aufgehört zu atmen. Während Sie sich innerlich mühen, die Spannung in Ihrer Hals- und Schlundmuskulatur aufrechtzuerhalten, erstirbt der natürliche Rhythmus Ihrer Atmung. Ihre natürliche Atempulsation ist auf ein Minimum zusammengeschrumpft.

In der Diskussion dieser klinischen Phänomene glaubte Reich die Funktion dieser Atemsperre erkannt zu haben. Durch die Einschränkung der natürlichen Atmung wird die Erregungsproduktion des menschlichen Organismus deutlich verringert. Die Folge ist eine deutliche Schwächung der Fähigkeit zur emotionalen Selbstwahrnehmung. Angst, Wut und Trauer werden in dem Augenblick, wo wir die Atmung herunterfahren, weniger intensiv erlebt. Somit wirkt die Atemblockierung als ein komplexes physiologisches Abwehrsystem unserer Gefühle. Reich betont in seinen Schriften immer wieder, dass die psychoneurotische Erkrankung untrennbar verwoben ist mit einer Störung der natürlichen Atemfunktionen. Die Schlussfolgerung seiner Arbeiten lautete, dass psychische Gesundheit eines Menschen nur dort zu finden ist, wo der Körper in einer freien und regulationsfähigen Atmung verwurzelt ist.

In einer Monografie, die Reich 1937 veröffentlichte, fasst er dies folgendermaßen zusammen: »Die Atmungsstörung bei Neurosen sind Folgesymptome der Bauchspannungen... Welche Funktion hat die beschriebene Haltung der ›flachen Atmung‹? Überblicken wir die Lage der inneren Organe und ihre Beziehung zum Sonnengeflecht (plexus solaris), dann begreifen wir mit einem Schlage, worum es hier geht. Im Schreck wird unwillkürlich eingeatmet; wir denken an das unwillkürliche Einatmen beim Ertrinken, das erst recht den Tod herbeiführt; das Zwerchfell kontrahiert sich und drückt von oben her auf das Sonnengeflecht. Voll verständlich wird die Funktion dieser muskulären Handlung erst dann, wenn man die Ergebnisse der charakteranalytischen Durchforstung früher infantiler Abwehrmechanismen heranzieht. Kinder pflegen dauernde und qualvolle Angstzustände, die sie im Oberbauch empfinden, dadurch zu bekämpfen, dass sie den Atem anhalten. Das gleiche tun sie, wenn sie Lustempfindungen im Bauch oder in den Genitalien verspüren und Angst davor haben.« [61]

Atmung als Schlüssel zu den Gefühlen

Die Nutzung der Atmung ist der eigentliche Klassiker in dem Werkzeug der modernen Körperpsychotherapie. Schon Wilhelm Reich, als Gründungsvater dieser Tradition, nutzte die Atmung, um im Rahmen seiner Psychotherapien verschüttete Gefühlsprozesse im Menschen wieder ins Bewusstsein und zum Ausdruck zu bringen. Dabei folgte Reich in seinen theoretischen Annahmen ganz den frühen Freudschen Überlegungen eines »karthartischen« Ansatzes. Erstmals hatte Freud in Zusammenhang mit seinen Studien zur Hysterie im Jahr 1898 darüber berichtet, wie sich deutliche Symptomverbesserungen bei seinen Patientinnen einstellten, wenn es gelang, bei diesen heftige körperliche Durchbrüche von zuvor zurückgehaltenen Gefühlsregungen herzustellen. Freud griff dabei zu Beginn seiner psychoanalytischen Forschungen noch auf körperbezogene Techniken zurück. So nutzte er einen von ihm beschriebene Druckmassage, die er bei seinen Patienten am Kopf einsetzte. In seinen Arbeiten spricht Freud von »eingeklemmten Affekten«, deren Weg zur Motorik und Bewusstheit versperrt sei. Den eigentlichen Effekt dieser Reinigung sah er darin, dass die zurückgehaltene Erregungsmenge, die an den unterdrückten Affekt gebunden war, freigesetzt und zum Ausdruck gebracht werden konnte. Geschah dies, erlebten die Patienten in den Behandlungen stärkste emotionale Reaktionen. Freud beobachtete, dass der Gefühlsausdruck etwas Reinigendes und Befreiendes hatte. Er nahm an, dass die gestaute Erregungsmenge – Freud sprach von einer Libidostauung – sich einen Weg bahnen konnte und dadurch den psychoneurotischen Symptomen, wie etwa den hysterischen Lähmungserscheinungen, den energetischen Boden entzog. In den frühen Stadien seiner Arbeiten hatte Freud eine besondere Affinität zu diesen naturwissenschaftlich-energetischen Postulaten. Als Student hatten die mechanistischen Naturwissenschaftler in Wien, wie etwa Brücke und Helmholtz, einen enormen Einfluss auf die Entwicklung des jungen Freud. So betrachtet war es nicht verwunderlich, dass Freud auch später einer quantitativen Betrachtung des menschlichen Gefühlslebens treu blieb.[62]

Wilhelm Reich und in der Folge auch alle neo-reichianischen Schulen der Körperpsychotherapie blieben dieser Ausrichtung auf die heilsame Kraft des Gefühlsausdrucks vorerst treu. Dies ist auch nicht weiter verblüffend, da durch den Einsatz der körperbezogenen Techniken wie den verschiedenen Atemtechniken, den Stressübungen oder den provozierenden Körperberührungen, sehr schnell starke Gefühle mobilisiert werden konnten. Reich hatte noch im Rahmen seiner psychoanalytischen Forschungen erkannt, dass der von Freud beschriebene Vorgang der Verdrängung, der überhaupt erst die innerpsychische Unterdrückung von einzelnen Gefühlregungen erklärbar machte, auch eine körperliche Seite hatte. Reich erkannte, dass Muskel- und Gewebeblockierungen im Körper als Abwehrsystem fungierten. Sie verhinderten, dass stärkere Gefühle ständig wieder aufs Neue schmerzhaft in Auseinandersetzung mit der Umwelt erlebt wurden.

Nehmen wir einen kleinen Jungen, der immer wieder die Erfahrung macht, dass die Mutter oder der Vater sein Weinen ablehnen. Er mag weinen, weil er sich nicht traut, in einer Gruppe von Kindern seine Bedürfnisse einzubringen. Ihm mag der Mut fehlen, sich einzubringen, sich zu vertreten. Der Junge fühlt sich zurückgewiesen, ausgeschlossen aus der Gruppe von Kindern. Weinend kommt er zu seiner Mutter, die ihn barsch zurückweist. Ihr Blick, der Ton ihrer Stimme, ihre Körperhaltung, alles vermittelt ihm, dass sein Weinen nicht gewollt ist. Die Botschaft der Mutter mag sein: »Du schaffst das alleine«; »Wir wollen keinen weinenden Jungen«; »Sei ein starker Kerl«. Nach mehrfachen Wiederholungen hat der Junge die Lektion begriffen. Die ständige Erfahrung von Zurückweisung und Liebesentzug sind zu bedrohlich, als dass der Junge diesen Konflikt dauerhaft aufrecht erhalten könnte. Im Dienste einer größeren Bindungssicherheit, und die ist schließlich die Lebensversicherung des kleinen Jungen, beschließt das Kind, sich von den Gefühlen der Verzweiflung und Trauer abzuwenden.

Doch hierbei handelt es sich um eine folgenschwere Entscheidung, da sich der kleine Junge nicht nur von einem unlustvollen Gefühl, sondern zugleich auch von seinem Sicherheitsspender, seiner Mutter, abwendet. Er bekämpft also seine Tränen und sein Gefühle der Schwäche, da er die wiederholte Erfahrung machen musste, dass die Sorgen und Ängste, die ihm auf dem Herzen lagen, nicht von seinen nächsten Menschen gehört und verstanden wurden. Der Junge beginnt seine Tränen zu schlucken, er reißt sich zusammen, um nicht erneut zurückgewiesen zu werden. Die körperliche Abwehr der kindlichen Gefühle gelingt durch eine dauerhafte Anspannung von Muskel- und Gewebegruppe, die an dem Ausdruck der »gefährlichen« Emotion beteiligt sind. Reich spricht in diesem Zusammenhang von einer Körperpanzerung.

Die Körperpanzerung wird verstanden als eine dynamische Blockierung. Ein Teil jener Lebensenergien, die zuvor den ursprünglichen Selbstausdruck – in diesem Fall das Weinen des Kindes – begründeten, werden jetzt verwandt, um diesen Impuls zu unterdrücken. Die abwehrende Energie speist sich somit aus den gleichen Quellen, aus denen auch der unterdrückte Impuls seine Kraft erhält. In dem Schaubild unten habe ich versucht diese Funktionseinheit aus Abwehr und Abgewehrtem genauer zu erfassen.

Wilhelm Reich begann ab Mitte der 30er Jahre erste Schritte zu wagen, indem er körperorientierte Techniken in seine psychoanalytische Arbeit integrierte. Mit diesen ersten, zaghaften Versuchen begründete er die spätere »charakteranalytische Vegetotherapie«, wie er seine Methode ab 1937 nannte. Die Vegetotherapie kann als Grundstein aller heute

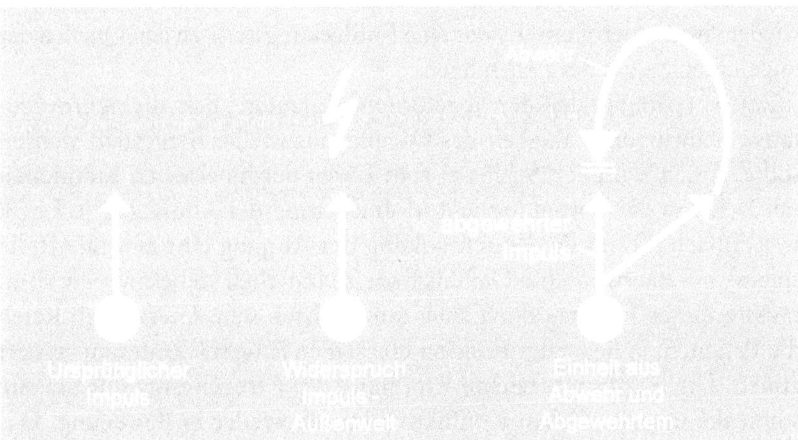

Abb. 11 – Funktionelle Einheit von Abwehr und Abgewehrtem

bekannten Körperpsychotherapien verstanden werden. Die wichtigste Erkenntnis dieses veränderten Arbeitsansatzes ist, dass der Zugang zu den verschütteten Erfahrungs- und Gefühlsprozessen über den direkten Weg des Körpers möglich war. Reich ließ seine Patienten nun ganz bewusst atmen, er analysierte, wie sie die Atmung einsetzten, um den inneren Kontakt zu Gefühlsregungen zu vermeiden. Warum hielten die Betroffenen plötzlich die Luft an? Wann wurde der Atem mechanischer? Reich interessierte sich für die emotionale Funktion der Atmung. Die Atmung war untrennbar verbunden mit der Abwehr und Unterdrückung bestimmter emotionaler Erfahrungen und Ausdrucksprozesse.[63]

Die Analyse der Atemmuster, der Körperhaltung und Spannungsmuster wurden zu zentralen Werkzeugen der von Reich entwickelten körperorientierten Behandlungstechniken. Dabei lag der Schwerpunkt, neben der Aufarbeitung der frühkindlichen Konfliktdynamiken, vor allem in der Lösung und dem Ausdruck von zurückgehaltenen Gefühlsregungen. Reich ging in seinen Therapien dazu über, die Patienten zu ermuntern, ihre zurückgehaltene Wut, ihre Trauer, ihre Schreie körperlich zum Ausdruck zu bringen. Das Ziel dieser emotionalen Abreaktion, die ganz dem karthartischen Modell des frühen Freud folgte, war, die blockierten Erregungsmengen aus den körperlichen Verankerungen zu lösen. Anders gesprochen, die Patienten wurden angeleitet die verschütteten Formen des Selbstausdrucks wieder zurückzuerobern. Es war eine Entdeckungsreise zu den Quellen der ungelebten Seiten des Lebendigen.

Reichs Grundmodell der Vegetotherapie lautete, dass die neurovegetative Schwingungsfähigkeit des Organismus wieder hergestellt werden sollte. Einen zentralen Schlüssel zum Lösen der blockierten Emotionen sah Reich in der Vertiefung und Mobilisierung der Atmung. Die Logik war einfach: Wenn die Einschränkung der Atmung eine zentrale Rolle spielte, um unerwünschte Gefühlsprozesse innerlich zu bekämpfen, dann musste dieser Vorgang doch auch umzukehren sein. Hierzu ließ Reich die Patienten in liegender Position über einen längeren Zeitraum vertieft atmen. Die hierdurch ereichte Erhöhung des Erregungsniveaus brachte somit die ursprünglichen Konfliktstrukturen wieder in Bewegung. Das erhöhte Ladungsniveau, das Mehr an Energie im Körper, sollte helfen, den zurückgehaltenen Impuls zu befreien.

Kommen wir zu unserem kleinen Jungen zurück, der sein Weinen im zarten Alter von 4 Jahren so erfolgreich unterdrückt hatte. Stellen wir uns vor, er läge 30 Jahre später bei einem Körperpsychotherapeuten auf der Matte. Was würde geschehen? Wie würde sich der Prozess bei der Unterstützung einer vertieften Atmung gestalten?

Anzunehmen wäre, dass dieser junge Mann, der im Alltag keinen rechten Zugang zu seinen Gefühlen entwickeln kann, der zu Beginn der Behandlung über einen allgemeinen Zustand der inneren Leere und Entfremdung klagte, durch die Unterstützung der Atmung eine Aktivierung der ursprünglichen Konfliktkonstellation erlebt. Er würde plötzlich die ursprüngliche Schwäche und Mutlosigkeit spüren, ein Weinimpuls würde aufsteigen, aber zeitgleich würden seine Abwehrsysteme anspringen. Und er würde alles unternehmen, um das Weinen und das Gefühl der Schwäche nicht spüren zu müssen. Im Rahmen dieser körperpsychotherapeutischen Sitzung würde sich, wie in einem Mikrokosmos, ein zentraler Konflikt seiner emotionalen Entwicklungsgeschichte abbilden. Die Atemvertiefung bewirkt somit eine Aufladung der stressbelasteten Konfliktdynamiken. Wahrscheinlich würden einige Tränen fließen, dann würde der junge Mann seine Atmung hemmen, um die Intensität seiner Gefühle zu reduzieren.

In gewisser Weise ähnelt dieses Entladungsmodell der ausdrucksorientierten Körperpsychotherapien dem Öffnen einer Sektflasche, die zuvor kräftig geschüttelt wurde. Durch das Schütteln baut sich innerlich ein enormer Druck auf, der sich mit dem Lösen des Korkens entlädt. Die Folge ist ein unkontrolliertes Herausspritzen des Inhaltes. Könnte die Sektflasche sprechen, würde sie sich sehr erleichtert fühlen. Gleichwohl wäre durch den Druckabbau ein ziemliches Chaos produziert worden. In der therapeutischen Arbeit beobachten wir bei Anwendung dieses Vorgehens ähnliche Probleme. Die affektiven Entladungen erfolgen explosionsartig, ohne jedoch wirklich in der Tiefe gefühlt und integriert zu sein und können so ungewollte und vermeidbare Krisen einleiten.

Innerhalb der Emotionellen Ersten Hilfe ist die auf Entladung abzielende Atemarbeit nicht mehr von Bedeutung. Die Atmung wird nicht benutzt, um blockierte Gefühle zu befreien und diese zum Ausdruck zu bringen. Auf eine Aufladung und Mobilisation des Energiesystems wird verzichtet. Vielmehr setzen wir die Atmung ein, um Eltern darin zu unterstützen, die innere Verbindung mit ihren Wahrnehmungen und Informationsprozessen des Körpers zu verstärken und die Bindungsbereitschaft zu erhöhen. In den folgenden Kapiteln werde ich zeigen, wie sich das ursprünglich auf emotionalen Ausdruck fokussierende Kartharsis-Modell der Körperpsychotherapie zu einem Modell entwickelt hat, in dem der Aufbau der Bindungsbereitschaft und Fähigkeit zur Selbstbeziehung im Vordergrund steht.

Jenseits der Kartharsis

Ab Mitte der 80er Jahre begann innerhalb der Körperpsychotherapie-Bewegung eine Diskussion, die sich mit den Grenzen und Problemen einer auf Ausdruckprozesse und Ladungserhöhung fokussierenden Arbeitsweise beschäftigte. Insbesondere an Menschen, die wesentliche Defizite und Traumatisierungen in den frühesten Entwicklungsphasen erlebt hatten, wurden die Probleme des Ansatzes deutlich. Sie schienen wenig Zugang zu den ausdrucksorientierten Formen der Körperarbeit zu finden. Aufgrund der fragileren Ich-Struktur und den weniger entwickelten Abwehrsystemen konnten diese Menschen den Aufbau hoher Erregungsmengen in ihrem Körper weniger tolerieren. Sie hatten einfach nicht die emotionalen und körperlichen Voraussetzungen, um »High-Charge-Erfahrungen« positiv zu erleben.

Einer der bekanntesten Kritiker des karthartischen Modells in der Körperpsychotherapie ist der amerikanische Psychotherapeut Will Davis[64]. Seine Arbeiten versuchen auf der Basis der ursprünglich Konzepte von Wilhelm Reich einen neuen Zugang zu entwickeln, wie energetisch orientierte Körperpsychotherapie auch in Auseinadersetzung mit den frühen Persönlichkeitsstörungen funktionieren könnte. Da ich das große Glück hatte, in den 90er Jahren als sein Schüler seine Arbeiten und Konzepte hautnah zu erlernen, möchte ich die Struktur seiner Gedanken im Folgenden etwas ausführlicher skizzieren. Die ausführlichere Darstellung seiner Arbeiten geschieht auch deshalb, weil das *Instroke-Modell* von Davis von entscheidender Bedeutung für die weitere Entwicklung des Selbstanbindungs-Modelles der Emotionellen Ersten Hilfe war.

Davis Argumentation ist einfach und überzeugend: In Bezug auf den Einsatz von aufladenden Techniken, wie etwa der Mobilisation durch intensivierte Atmung, gibt Davis zu Bedenken, dass die Erhöhung des Erregungsniveaus immer einen Zustand der Überwältigung mit sich bringen würde. Gerade jene Persönlichkeitsstrukturen, wo frühe Bindungsdefizite ein wesentliches Moment der Krankheitsentstehung darstellen, wie etwa die schizoiden, oralen-narzisstischen oder Borderline-Strukturen, wären bereits auf dem existierenden Energieniveau überfordert, die volle Intensität ihrer Gefühle zuzulassen. Was sollte also erst passieren, wenn jetzt durch verstärkte Atmung oder forcierende Körperübungen das Erregungsniveau weiter erhöht wird?

Die Beobachtungen in der therapeutischen Praxis wiesen hier in eine eindeutige Richtung: Menschen mit frühen emotionalen Mangelerfahrungen entwickelten unter dem Einfluss von aktivierenden Körpertechniken starke Abspaltungstendenzen ihrer inneren Erfahrungen. Sie lassen sich brav auf die körperbezogenen Methoden ein, häufig auch um die Wertschätzung und narzisstische Zufuhr des Therapeuten nicht zu verlieren, aber im Innern ihres Wesen bleiben sie von den emotionalen Erfahrungen unberührt. Schlimmer noch, sie erleben sich durch die ausdrucksorientierte Arbeit in die Enge getrieben, unter Druck gesetzt und überwältigt. Aus diesem Grunde argumentiert Davis in seinen Schriften für eine Arbeit mit den vorhandenen Erregungs- und Energiemengen des Organismus.

Davis bringt einen weiteren wichtigen Gedanken ins Feld. Babys seien in den Frühstadien ihrer Entwicklung vor allem auf die Sicherheit eines nachhaltig verfügbaren Menschen angewiesen. In einem Zustand hinreichender Bemutterung und Stabilität, die diese primäre Beziehung vermittelt, sei der Säugling über viele Stunden in einem Zustand der Selbstbezogenheit. Die Aufmerksamkeit der Babys ließe sie nur für kurze Phasen an der Interaktion mit Menschen in ihrer unmittelbaren Umwelt interessiert sein. In den ruhigen Wachphasen sei das Baby wieder an Interaktion und Austausch interessiert. Aber ansonsten ist gerade die Sicherheit des verlässlichen Kontaktes zur Mutter die Vorraussetzung dafür, dass sich der Säugling ganz auf sich selbst beziehen kann. Er findet in seinem Körper einen Ort der Ruhe und Sicherheit. Davis spricht in diesem Zusammenhang von einer Instroke-Bewegung.[65] Man könnte diesen Instroke als eine nach innen gerichtete Sammlungsbewegung bezeichnen. Eine Konzentration der Lebenskräfte, welche die Funktion hat, Information jeglicher Art zu verdauen und einzuverleiben.

Was bedeutete dies nun für die körpertherapeutische Begleitung von Menschen mit erheblichen Defiziten in der frühen Bindungsentwicklung?

Davis glaubt hier, dass therapeutische Zugänge, die den Schwerpunkt auf Ausdruck und Entladung legen, an den originären Bedürfnissen dieser Menschen vorbeigehen. Anders formuliert: Das Baby in diesen Menschen wird durch das Kartharsis-Modell nicht berührt. Das innere Baby braucht Sicherheit, Halt und Geborgenheit, um sich ganz mit dem inneren Selbst zu verbinden. Jedes zu verfrühte Hinausbewegen, jede Aufforderung, sich mit inneren Gefühlsprozessen nach außen zu bewegen, die organisch noch nicht voll entwickelt sind, ziehen Stress und Belastung für diese Menschen nach sich.

Aus diesem Grunde entwickelte Davis ein Therapiemodell, welches unterschiedliche Körpertechniken nutzt, um die Bewegung des Organismus nach innen zu unterstützen. In seinem Verständnis wird durch die Unterstützung einer inneren Sammlung, die Selbstbeziehung vorerst ganz in den Vordergrund gestellt. Gerade jene Menschen, deren psychische Grenzen und Abwehrsysteme sehr brüchig sind, wie etwa schizoide oder oral-narzisstische Charakterstrukturen, die sich durch die traditionelle körpertherapeutische Arbeit eher überfordert fühlten, machen mit dem Instroke-Modell von Davis ganz neue Erfahrungen. Die Berührungs- und Atemmethoden unterstützen vor allem darin, einen seins-orientierten Zustand im eigenen Körper zu etablieren. Die trance-artigen Zustände des Instrokes werden heilsam und wohltuend erlebt.

Heute würde ich sagen, dass die Instroke-Arbeit einen innerpsychischen Zugang zu den präverbalen und pränatalen Erfahrungsräumen des un- und neugeborenen Menschen geschaffen hat. Die Etablierung dieser inneren Erfahrung, die nichts erfordert, die nicht an Erwartung und Bedingungen geknüpft ist, dies ist der Zustand den Säuglinge auf dem Bauch einer Halt gebenden Mutter genießen. Erwartungsloses Sein.

Für die Entwicklung der EEH war es interessant, dass Davis die Atemtechniken völlig anders nutzte, als ich dies zuvor in anderen körpertherapeutischen Schulen kennen gelernt hatte. Er bevorzugte vor allem eine spezifische Technik der Bauchatmung, um die Menschen in der Therapie mit ihrem Körperselbst in Verbindung zu bringen. Davis stellte fest, dass es reichte, diese besondere Form der Bauchatmung zu etablieren, ohne dass es danach zu tieferen emotionalen Prozessen kommen musste. Trotzdem berichteten die Klienten von einem Gefühl der inneren Wärme, Sicherheit und Geborgenheit. Es zeigte sich, dass die Menschen plötzlich einen Ort in ihrem Innern zu fühlen begannen, der zuvor nie berührt worden war. Sie spürten sich mehr, sie fühlten sich authentischer und mehr mit ihrer Umwelt in Verbindung. Der Auslöser war nichts anderes als eine bestimmte Atemerfahrung, die einen inneren Kern ihres Selbst berührt hatte.

Wege zur Bindung

Obwohl ich in der Anfangszeit meiner therapeutischen und beratenden Arbeit mit Eltern und Säuglingen das Augenmerk noch primär auf die Babys gelegt hatte, musste ich schnell einsehen, dass in den akuten Schreibaby-Krisen nur der Weg über die Eltern gehen konnte. Doch wie arbeitete man mit einer Mutter, die ein schreiendes Baby auf dem Arm trug und vor Angst gelähmt war? Wie sollte eine geordnete und systematische Anamnese stattfinden, wenn das Baby so laut schrie, dass man kaum sein eigenes Wort verstehen konnte, geschweige denn das des Gegenübers.

Sowohl Wilhelm als auch Eva Reich hatten über körperbezogene Ansätze der Babytherapie geschrieben, die technischen Vorgehensweisen waren jedoch eher rar und wenig hilfreich. Eva Reich konzentrierte sich in ihrem Konzept der »Sanften Bioenergetik« besonders auf den Einsatz einer schmetterlingsleichten Massage-Technik. Die Hinweise ihrer Methode richten sich primär auf die Begleitung von ressourcenstarken Säuglingen, nicht jedoch auf Eltern-Kind- Beziehungen, in denen es zu Regulationsstörungen gekommen war. Ähnlich beschrieb auch ihr Vater Wilhelm Reich in wenigen Schriften die Grundzüge einer energetischen fundierten Kurztherapie.[66] Doch auch hier bezogen sich die Falldarstellungen seiner Babytherapien mehr auf generelle theoretische Diskussionen, weniger auf die systematische Darstellung seiner konkreten Vorgehensweise. Der Forschungsstand in Bezug auf den klinischen Umgang mit Regulationsstörungen der frühen

Eltern-Kind-Bindung im Kontext der körperpsychotherapeutischen Diskussionen war Anfang der 90er Jahre somit noch in den Kinderschuhen.

Wie ich bereits zu Beginn meiner Ausführungen schilderte, ist ein typisches Krisenphänomen bei Regulationsstörungen der frühen Eltern-Kind-Beziehung die enorme körperliche Anspannung und die Verlagerung der elterlichen Aufmerksamkeit auf das Kind. Wir haben es demnach mit einem Paradoxon zu tun: Der Aufmerksamkeitsfokus liegt beim Kind und zeitgleich ist die sensorische Aufnahmefähigkeit auf ein Minimum herabgesetzt. Um also die Bindungsbereitschaft zu steigern, sollte es Sinn machen, wenn das Zentrum der Aufmerksamkeit vom Kind abgezogen und auf das eigene Körperselbst gerichtet würde. Mit dieser Arbeitshypothese hatte ich meine ersten Versuche begonnen.

Obwohl der Gedanke einleuchtend erschien, dass eine Mutter besser in der Lage sei, eine emotionale Verbindung mit dem Säugling zu etablieren, wenn der Kontakt zum eigenen Körper nicht abriss, so blieb doch die Frage, wie dies in der Praxis anzustellen sei. In einer meiner ersten Eltern-Baby-Beratungen, die ich 1990 in Berlin durchführte, hatte ich es mit einer Mutter und einem zwei Wochen alten Säugling zu tun, die nach einer Entbindung durch Notkaiserschnitt große Schwierigkeit gehabt hatten, ein emotionales Band miteinander zu etablieren. Die Mutter berichtete darüber, dass Rivka mehrmals am Tag bitterlich schrie und sie keine Vorstellung hätte, wie sie dem Kind helfen könne.

Ich erinnerte mich an eine Episode, die die amerikanische Journalistin Jean Liedloff im Rahmen einer Veranstaltung in Berlin berichtet hatte. Liedloff war in Deutschland Mitte der 80er Jahre durch das Buch »Auf der Suche nach dem verlorenen Glück« bekannt geworden.[67] Sie schilderte ihren längeren Aufenthalt bei den Yequana-Indianern, einem ursprünglich lebenden Volk in den Urwäldern des Amazonas. Auf die Frage einer Teilnehmerin eines Workshops, was denn die Yequana mit einem unruhigen Baby anstellen würden, erzählte Liedloff folgende kleine Geschichte:

Die Mütter würden das Baby eng am Körper halten oder in einem Tuch tragen. Dann bauten sie mit einigen Reisigbüscheln im Abstand von ein bis zwei Metern einen kleinen Kreis. Sie würden dann beginnen im schnellen Tempo in Schlangenlinien durch diesen Parcours zu laufen, wobei die besondere Aufgabe darin bestand, die Reisigbüschel nicht zu berühren.

Jean Liedloff hatte diese Methode sehr beeindruckt, denn sie hatte mehrfach erleben können, wie einige weinende Babys schon nach einer kurzen Weile am Körper der Mütter zur Ruhe gekommen waren und häufig sogar einschliefen.

Während ich nun der Geschichte der jungen Mutter lauschte, erinnerte ich mich an diese Episode mit Jean Liedloff. Mir leuchtete ein, dass die Sache funktioniert hatte. Es war eindeutig, dass die eigentliche Wirkung der Übung darin bestand, dass die Aufmerksamkeit der Mutter von dem unruhigen Kind abgezogen wurde. Also begann ich die Yequana-Übung zu wiederholen: Ich schmiss einige Kissen auf den Boden und ließ die Mutter mit ihrem quengelnden Kind durch das wilde Durcheinander der Kissen laufen. Ich forderte sie auf, schneller zu werden und die Kissen bei ihren Schlangenlinien nicht zu berühren. Der Mutter machte die kleine Übung sichtlichen Spaß und auch der kleinen Rivka schien es zu gefallen. Während die Mutter sie eng an den Körper drückte, begann der anfänglich noch ganz gespannte Körper des Babys nachzugeben. Der Kopf schmiegte sich an die Schulter und nach kurzer Zeit war das Kind eingenickt.

Nachdem ich das Vorgehen einige Mal mit Erfolg wiederholen konnte, suchte ich nach alternativen Wegen, die zwar dem Prinzip der Kissen-Übung entsprachen, aber auch eine Arbeit in der sitzenden Position ermöglichte. Während der Übung mit dem Kissen-Parcours hatte ich einige besonders verunsicherte Mütter gebeten, ihre Aufmerksamkeit während des Laufens in den Bauchraum zu verlagern. Dabei sollten sie spüren, wie die Einatmung eine Ausdehnung ihres Bauchraums bewirkte und die Bauchdecke sich von innen an den Körper des Babys anschmiegte. Der Effekt war verblüffend, denn die Bauchatmung bewirkte einen deutlich positivere Wirkung auf Eltern und Säugling, als wenn das konzentrierte Laufen ohne den Zusatz der Atmung durchgeführt wurde.

In manchen Beratungen war es nicht möglich, die Mütter durch den Raum laufen zu lassen. Dies war immer dann der Fall, wenn das Babyschreien sehr plötzlich und ohne Vorankündigung einsetzte. Hier begann ich, den Fokus der Eltern ganz auf den eigenen Körper zu verlagern. In gewisser Weise handelt es sich hierbei um eine paradoxe Intervention. Statt der natürlichen Orientierungsreaktion und Hinbewegung zum Kind nachzugeben, erhalten die Eltern die Anweisung, sich an einen sicheren Ort im Innern ihres Körpers zu bewegen. Die Methode, die ich den Eltern anbot, war eine beruhigende Form der Bauchatmung, ähnlich der, die ich später bei Will Davis kennenlernte. Die Eltern hatten lediglich eine Aufgabe: Sie sollten sich, während das Baby auf ihrem Arm ruhte, ganz auf die inneren Bewegungen ihres Atems im Bauchraum konzentrieren. Sie sollten wahrnehmen, wie jede Einatmung ihre Bauchdecke hob und Raum in ihrem Innern schuf.

Die Eltern, die sich auf den Prozess einlassen konnten, berichteten nach einer ersten Einstimmungsphase, wie eine Beruhigung in ihnen einsetzte, wie sich eine Wärme und Geborgenheit im Körper ausbreitete. Die Mütter beschrieben voller Verblüffung, wie, trotz der Tatsache, dass das Baby auf ihrem Arm sich unruhig bewegte oder gar aufgeregt weinte, ein Gefühl der Sicherheit und Geborgenheit entstand. Mit dieser einsetzenden Beruhigung der Eltern sprang plötzlich auch der Funke auf die Babys über. Es passierte das Gleiche, was ich auch bei dem Kissen-Parcours beobachtet hatte. Die Babys hielten inne, ganz so, als lauschten sie nach innen in ihren Körper. Manche Babys haben einen Ausdruck der Verblüffung in ihrem Gesicht. Es passierte hier etwas, das die Eltern zuvor noch nicht erlebt hatten.

Doch es war nicht nur so, dass durch den Einsatz der Bauchatmung eine Entspannungsreaktion einsetzte. Was noch verblüffender erschien, war die beginnende Synchronisation der Eltern und Babys. Noch wenige Minuten zuvor sprachen die Eltern von Entfremdungsgefühlen, von Distanz, Ablehnung und Enttäuschung. Und nun entfaltete sich vor meinen Augen eine überaus liebevolle Begegnung. Man spürte förmlich wie Mutter und Kind zu einer Einheit zusammenschmolzen und sich ein Netz der Verbundenheit entspann. Die Säuglinge suchten plötzlich den Blickkontakt zur Mutter und sie genossen die körperliche Nähe zu ihren Begleitern. Plötzlich hatten die Eltern und ihr Kind jenes verlorenen gegangene Liebesband wiederentdeckt, das auf der ersten Strecke ihres gemeinsamen Weges abhanden gekommen war. Und einige Mütter, die durch klinische Umstände nach der Geburt keine Körpernähe zum Kind erfahren durften, verliebten sich zum allerersten Mal in ihr Baby. Hier entstand jenes Eltern-Kind-Bonding, welches wir häufig in der sensiblen Phase nach der Geburt erleben und beobachten können.

Beeindruckend war auch die Geschwindigkeit mit der sich die Veränderungen durch die Interventionen bei den Eltern und Kindern vollzogen.

Der Wechsel von einer gestressten zu einer entspannten Lage setzte in vielen Fällen schon in den ersten Minuten ein. Ich stand in der Anfangszeit völlig fassungslos vor diesem Phänomen. Wie konnte es sein, dass diese kleine und wenig aufwendige Intervention eine solche Wirkung hervorrief?

Bindungsstärkung durch Bauchatmung

Die Bauchatmung ist in mehrfacher Hinsicht geeignet, um den oben beschriebenen Kreislauf aus Stress, Körperspannung und Bindungsverlust frühzeitig zu durchbrechen. Nehmen wir uns einen Moment Zeit, um die neurophysiologischen Regelkreise zu verstehen, die durch den Einsatz der Bauchatmung etabliert werden. Tatsächlich können wir durch die Unterstützung der Bauchatmung ganz gezielt die Stresslage unseres Körpers beeinflussen. Durch den bewussten Einsatz der Bauchatmung wird eine Wirkung auf den parasympathischen Zweig unseres Autonomen Nervensystems erzeugt. Die Bauchatmung ist eine Atemform, die sich spontan in entspannten und regenerativen Phasen unseres Lebens einstellt. Es sind die Momente, wo wir entspannt durchatmen, wo wir in der Mittagszeit eine kleine Siesta einlegen oder während einer wohltuenden Körpermassage genüsslich entspannen. In diesen Augenblicken unseres Daseins, in denen der parasympathische Teil unseres vegetativen Nervensystems die Führung übernimmt, bevorzugt unser Organismus die Form der Bauchatmung. Bauchatmung heißt Entspannung, Verdauung, Zu-Mir-Finden, Auftanken und Integration. Bauchatmung steht somit stellvertretend für Momente, wo wir Wohlbefinden, Lust und Sicherheit erfahren.

Wenn es richtig ist, dass die Bauchatmung untrennbar mit körperlicher Entspannung verwoben ist, so behält die Dialektik von Bauatmung und Entspannung auch in umgekehrter Richtung seine Richtigkeit: Wir können die Bauchatmung gezielt nutzen, um Entspannungsimpulse in unserem Körper zu erzeugen. Die Atmung ist einer der wenigen vegetativen Funktionen, die wir ganz bewusst beeinflussen und nutzen können. Dies ist der Grund, dass in beinahe allen bekannten Entspannungs- und Meditationsverfahren die Atmung eine zentrale Rolle einnimmt. Obwohl Menschen üblicherweise nicht über ihre Atmung nachdenken, wenn sie morgens aufstehen oder während des Tages ihrer Arbeit nachgehen, wird die Steuerung dieser vitalen Grundfunktion unseres Körpers in jeder Sekunde durch die Arbeit des Autonomen Nervensystems gewährleistet. Aber im Unterschied zu anderen vegetativen Funktionen unseres Organismus, wie etwa die Regulation unserer Verdauung oder die Eng- und Weitstellung unserer Augenlinsen, lässt sich die Atmung auch durch unsere Verstandestätigkeit willkürlich beeinflussen. Wir können uns vornehmen tiefer einzuatmen, ebenso wie wir unsere Atmung in bedrohlichen Momenten bewusst drosseln und herunterfahren können.

Viele Leistungssportler nutzen diese Fähigkeit, um ihren Körper vor Wettkämpfen in eine entspannte Ausgangslage zu bringen. Ganz entscheidend wird es bei jenen Athleten, die innerhalb weniger Sekunden von höchsten körperlichen Belastungen auf eine entspannte Ruheatmung umschalten müssen. Dies ist bei den Biathleten der Fall, die zwischen extremen Ausdauerbelastungen im Skilanglauf und konzentrierten Phasen des Schießens schnell hin- und herwechseln müssen. Diese Sportler trainieren über viele Jahre ihren Körper durch bewussten Einsatz einer entspannenden Bauchatmung, um binnen weniger Sekunden ihren Körper von einem Anspannungs- in einen Entspannungszustand zu überführen.

Letztlich lassen wir eine Mutter mit ihrem schreienden Baby im Rahmen der EEH etwas Ähnliches praktizieren, wie es die Biathleten am Schießstand machen. Wir unterstützen die Mutter darin, trotz der enormen Anspannung und Bedrohung, in der sie sich befindet, anhand der bewussten Nutzung der Bauchatmung einen Entspannungsimpuls zu setzen. Wir initiieren über die Bauchatmung einen stärkenden Regelkreis. Indem sich die Mutter auf ihren Bauch konzentriert, ihre Aufmerksamkeit nach innen wandert und die Nähe des professionellen Begleiters spürt, kann ihr Organismus auf einen parasympathischen Modus umschalten, der jetzt die unterschiedlichen affektiven und körperlichen Parameter positiv beeinflusst. Durch die Weitstellung der Blutgefäße entwickelt sich auf ihrer Haut ein Gefühl der Wärme. Durch die Expansion des Zwerchfells und der Brustmuskeln entsteht das innere Gefühl von Weite und Befreiung.[68]

In der folgenden Abbildung werden die beschriebenen Funktionszusammenhänge nochmals zusammengefasst:

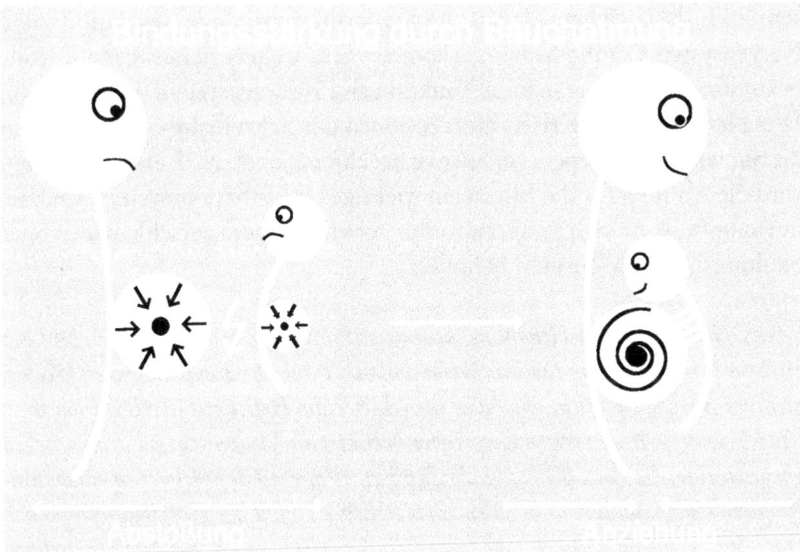

Abb. 12 – Bindung durch Bauchatmung

Durch die zentrierende Bauchatmung machen wir uns somit das zunutze, was im Falle der postpartalen Krise den Eltern und Säuglingen zum Verhängnis wird: Wir initiieren eine Domino-Reaktion. Nur dass es sich diesmal nicht um einen Dominoeffekt negativer Regelkreise handelt, sondern um einen Prozess ansteckender Gesundheit! Diese ist deshalb möglich, weil das Baby positive Veränderung seiner Lebensumwelt immer direkt mit Öffnung und erhöhter Aufnahmenbereitschaft beantwortet. Gelingt es somit den Bindungspartnern des Kindes aus dem Kreislauf von Stress, Angst und körperlicher Anspannung herauszuführen, so dankt das Baby es unmittelbar mit emotionaler Zuwendung und körperlicher Entspannung. Dementsprechend unterstützt die Bauchatmung jene Regelkreise, die den Aufbau einer psychischen Immunabwehr bei Eltern und Kind bewirken. Hierin liegt der eigentliche präventive Wert des Vorgehens der Emotionellen Ersten Hilfe.

Atmung als Frühwarnsystem

Die Bedeutung der Atmung in der EEH ist nicht auf die Tatsache beschränkt, dass wir gezielt auf die Steuerungsvorgänge des Autonomen Nervensystems Einfluss nehmen können. Eine weitere herausragende Rolle bekommt die Atmung in ihrer Funktion als Frühwarnsystem für die Eltern. Diese lernen in den Kriseninterventionen der Schreibaby-Sprechstunden die Signale ihres Körpers genauer zu beachten. Schon nach einigen Treffen wird die Atmung für die Eltern ein wichtiges Informationssystem, welches ihnen mitteilt, ob sich ihr Organismus gerade in einem verschlossenen oder bindungsbereiten Zustand befindet.

Conny, eine 30-jährige Hebamme, kommt mit ihrem 12 Wochen alten Sohn Leon zu ihrer dritten Sitzung in die Schreiambulanz. Leon schreit seit mehreren Wochen mehrere Stunden täglich, ohne dass die Mutter die Heftigkeit der Reaktion ihres Kindes versteht. In den ersten Gesprächen berichtet die Mutter von der dramatischen Vorgeschichte, die Leon bereits hinter sich hat. Während der Geburt in einem ambulanten Geburtshaus war es zu einem plötzlichen Abfall der Herztöne gekommen. Die Mutter wurde dann in eine nahe Klinik verlegt, in der ein Notkaiserschnitt vorgenommen wurde. An den besorgten Gesichtern und der Eile der anwesenden Hebammen und Ärzte habe sie gemerkt, dass es nicht gut um Leon stand. Direkt nach der Kaiserschnitt-Entbindung hatte sie keine Möglichkeit ihren Sohn zu sehen. Einen ganzen Tag habe es gedauert, bis sie ihren Sohn das erste Mal in den Armen hielt. Bis dahin sei sie in ständiger Sorge gewesen, dass er es nicht schaffe und sterben könne. Nach einer Woche sei sie mit Leon aus der Klinik entlassen worden. In den ersten Tagen habe er beinahe nur geschlafen und insgesamt sei er sehr friedlich gewesen. Aber dann sei Leon zunehmend unruhiger geworden und sein Temperament wirkte wie ausgewechselt. Am Tage habe er nur noch kleine Schlafpausen von einer Viertelstunde eingelegt. Er weinte nun mehrmals am Tag bitterlich. Das Weinen hatte eine trostlose und verzweifelte Qualität. Jede Weinattacke ihres Sohnes ließ die Mutter in ein Meer aus Tränen stürzen. Sie machte sich enorme Vorwürfe, dass sie in der Klinik ihrem Sohn keinen Beistand hatte geben können, und auch, dass sie sich im Vorfeld gegen eine klinische Geburt entschieden hatte.

Während Leon in der Beratungssitzung nun auf dem Bauch der Mutter liegt, beginnt er mit seinem typischen Quengeln, das meist eine erste Vorstufe zu der folgenden Phase gesteigerten Weinens ist. Während Leon sich windet und immer wieder versteift, leite ich Conny an, ihr Baby ruhig im Arm zu halten. Dabei bitte ich sie, ihre Aufmerksamkeit auf die Einatmungsphase ihrer Atmung zu verlagern und sich für einen Moment nicht aktiv um das Baby zu kümmern. Während sie sich auf ihren Körper besinnt, stütze ich den Rücken des Babys mit einer Hand. Während die Mutter in dieser Phase der Konzentration die Augen geschlossen hält gebe ich ihr immer wieder Zwischenmeldungen, wie es Leon geht, welche Reaktionen er zeigt. Schon nach wenigen Minuten wird die Atmosphäre ruhiger. Ein verbundener Atemrhythmus schafft sich in der Mutter seinen Raum. Die Mutter kann ganz exakt darüber berichten, wie die Wärme sich in ihrem Körper ausbreitet, wie ein inniges Gefühl der Verbundenheit zu Leon Einzug hält, wie die Sicherheit im Kontakt mit ihrem Sohn zurückkehrt.

Einige Minuten bleibt die Ruhe zwischen den beiden bestehen, doch dann bäumt sich Leon erneut auf. Die Unruhe und Erregung in ihm nimmt schlagartig wieder zu. Es ist eine Welle der Kontraktion, die den Jungen überrollt. Die Mutter nimmt schon die ersten Anzeichen der sich steigernden Anspannung ihres Sohnes feinfühlig auf. Beinahe zeitgleich stoppt sie ihre Atmung. Sie hält inne, ohne dass es ihr bewusst ist. Ich erkundige mich, was in ihr geschieht, worauf sie antwortet, dass die Angst und Unsicherheit jetzt zurückkäme. Es sei genau das Erleben, was sie zu Hause auch immer hätte, wenn Leon im Begriff sei, mit dem Schreien zu beginnen. In dem Moment, wo er so leide, fühle sie sich sofort an die Situation im Krankenhaus erinnert. In ihrem Kopf begännen dann die zersetzenden Selbstvorwürfe, Anklagen und inneren Herabsetzungen. Ich frage Conny, ob sie den Stress und die schwächenden Gedanken nun auch spüren könne. Nachdem sie dies unter Tränen bejaht, weise ich sie darauf hin, dass sie jetzt, wo Leon leicht zu weinen begonnen habe, nicht mehr atmen würde. Ich bitte sie, zu ihrer anfänglichen Bauchatmung zurückzukehren. Schon wenige Augenblicke später breitet sich die Ruhe und Entspannung erneut aus. Leon schaut seine Mutter verwundert an, so als hätte er das nicht erwartet.

Conny spricht nun über ihre Wellen der Anspannung und Verzweiflung, denen sie im Alltag ausgesetzt sei. Normalerweise gäbe es das nicht, was jetzt in der Sitzung passiere. Das Quengeln würde sich sonst immer steigern zum bitterlichen Schreien. Und dies würde erst dann enden, wenn Leon, oft erst eine Stunde später, vor Erschöpfung eingeschlafen sei. Diesmal habe sie spüren können, wie mit dem Aufflammen ihrer Angst die Atmung ganz schwach geworden sei. »Ganz so, als würde jemand das Licht in mir ausblasen.« Und in dem Augenblick, wo sie sich wieder auf ihre Atmung konzentriert habe, seien in ihr die Hoffnung und der Mut zurückgekommen.

Dieses Beispiel steht für Hunderte von Erfahrungen, die wir in den vergangenen Jahren in den EEH-Sitzungen mit Eltern und Babys sammeln konnten. Eltern lernen in den Sitzungen, ihre Atmung als Hilfssystem zu nutzen. Der Verlust der Verbindung zur Bauchatmung wird für die betroffenen Eltern zum Synonym einer geschwächten Bindungsbereitschaft. Die Eltern verstehen intuitiv, dass der Verlust der Bauchatmung ein körperliches Signal dafür ist, dass sich der Stress in ihnen breit macht. Die Folge ist eine Schwächung der Präsenz und Verfügbarkeit im Kontakt mit dem Baby.

Indem die Eltern lernen, die Stresszeichen des Babys, den Stopp ihrer Bauchatmung und die Schwächung ihrer Aufnahmebereitschaft für die kindlichen Signale als einen Verbund von unterschiedlichen Phänomenen zu erkennen, quasi wie Perlen, die auf einer Schnur miteinander verbunden sind, ist der Weg für ein selbstverantwortliches Umsetzen der Erkenntnisse im alltäglichen Umgang mit den Babys häufig gebahnt. Die Eltern beginnen nun im alltäglichen Umgang mit dem Kind ihre Bauchatmung als Hilfsmittel einzusetzen, um die Nähe zu sich und dem Kind wieder aufzubauen. Merkt die Mutter, dass die Enge sich in ihrer Brust ausbreitet, dass sie der Mut verlässt, wenn das Baby erneut auf ihrem Arm untröstlich weint, ist die Rückbesinnung auf die Bauchatmung ein Synonym für eine einsetzende Selbstfürsorge.[69] Die Mutter denkt an sich, sie vergisst sich nicht, und sie lässt auch nicht zu, dass der Stress im Kontakt mit dem Baby sie überrollt.

Von der Bauchatmung zur Selbstanbindung

Diese ersten Erfahrungen in den frühen 90er Jahren dürfen als die eigentliche Geburtstunde der heutigen Emotionellen Ersten Hilfe betrachtet werden. Die wichtigste Erkenntnis in dieser Anfangszeit der EEH war die Beobachtung, dass die elterliche Bindungsbereitschaft durch eine Rückanbindung an die Empfindungen des eigenen Körper gezielt unterstützt werden kann. Die Bauchatmung war damit zum Türöffner für ein neues psychophysiologisches Regulationsmodell der frühen Eltern-Kind-Bindung geworden. Was sich mit diesen ersten Erfahrungen offenbarte, war der Zusammenhang, dass echte Nähe zum Kind nur dort möglich ist, wo die innere Verbindung zum eigenen Körper vorhanden ist. In einfachen Worten ausgedrückt heißt das:

Um den Anderen zu spüren, musst du dich selbst spüren!

Innerhalb der EEH bezeichnen wir den beschriebenen Zusammenhang als einen Prozess der *Selbstanbindung*. Dieser Terminus meint, dass die Eltern, mit Unterstützung von gezielten verbalen und körperbezogenen Interventionen, eine stabile innere Beziehung zum Körperselbst entwickeln. Selbstanbindung verstehen wir als einen inneren Dialog mit dem beständigen Fluss unserer Organ- und Körperempfindungen. Diese Selbstbeziehung mit dem impliziten Informationsprozess unseres Körpers ist die eigentliche Grundlage jener intuitiven elterlichen Kompetenz, die so oft beschworen wird.

Somit lässt sich das Ziel der EEH im Rahmen einer präventiven therapeutischen Arbeit mit Eltern und Babys genauer umreißen: Die eigentliche Aufgabe der EEH besteht darin, Eltern darin zu unterstützen, sich der Intelligenz ihres Körpers anzuvertrauen. Die Erfahrungen in der klinischen Elternarbeit zeigen, dass es Eltern dann möglich ist, ihre Bindungsbereitschaft zu entfalten und Einfühlungsvermögen in ihre Bedürfnisse und Anlagen zu entwickeln, wenn sie sich liebevoll ihren innersten Körperwahrnehmungen zuwenden. Indem die Eltern beginnen, ihren Körper als besten aller möglichen Ratgeber anzunehmen, indem sie anfangen, im Kontakt mit dem Kind, auf die körperlichen Botschaften und Signale zu achten, steigt ihre Bereitschaft, sich auf die Bedürfnisse und affektiven Äußerungen ihres Kindes einzulassen. In der praktischen beratenden und therapeutischen Arbeit zeigt sich immer wieder, dass die Verhaltensmodifikationen der Eltern und der neue Umgang mit dem Kind sich ganz spontan einstellen, wenn der Prozess der Selbstanbindung vollzogen ist. Aus diesem Grunde verzichten wir auch weitestgehend auf pädagogische und verhaltenstherapeutische Vorgehensweisen.

Selbstanbindung meint, sich auf die lustvollen wie unlustvollen Gefühle und Empfindungen des eignen Körpers zu beziehen und diese zur Grundlage eigener Entscheidungen, Handlungen und Orientierungen zu machen. Wenn mein Kind seit zwei Stunden schreit und ein junger Vater realisiert, dass er den Punkt seiner körperlichen und mentalen Belastungsgrenze erreicht hat, dann bedeutet die Anerkennung und Annahme der unlustvollen Körperspannung, der Schmerzen in seinem Rücken, der Kraftlosigkeit seiner Arme, dass er den Rat seines Körpers befolgt. Sein Körper teilt ihm durch den Strom seiner Empfindungen mit, dass er Entlastung benötigt. Die entscheidende Frage lautet, und dies ist die Frage, die wir uns in der EEH stellen, ob die betroffene Mutter oder der gestresste Vater diese Nachricht seines Körpers noch empfängt und entschlüsseln kann. Möglich ist es nur, wenn er sich der Realität seines Körpers zuwendet. Stehen übermäßige Leistungserwartungen oder ein grandioses Selbstbild, an dem mit aller Kraft festgehalten wird, dem Zwiegespräch mit dem eigenen Körper im Wege, ist die Option einer Veränderung in Richtung von Stärkung und Ressourcenaufbau häufig verstellt.

Bindung und Wahrnehmung

In der bisherigen Beschreibung der Emotionellen Ersten Hilfe wurde die Rolle der körperorientierten Interventionen sehr in den Vordergrund gestellt. Diese Darstellung ist unvollständig und war vor allem einer systematischen Entwicklung der Inhalte geschuldet. Tatsächlich nutzen wir in der Praxis der EEH die einzelnen Methoden der Körperpsychotherapie selten als reine Entspannungstechniken. Vielmehr werden die Methoden immer in enger Verbindung mit einer detaillierten Erkundung der inneren Wahrnehmungsprozesse unseres Körpers eingesetzt.

Selbstanbindung durch Körperwahrnehmung

Über die Exploration der Körperwahrnehmungen erhalten wir wichtige Informationen darüber, wie die betroffene Mutter die Schrei-, Unruhe- und Verhaltensäußerungen subjektiv erlebt. Wir erfahren über die Rückmeldungen der Mutter, welche Reaktionen das problematische Verhalten ihres Kindes – wie etwa das stundenlanges Quengeln oder Schreien – in ihrem Körper auslöst. Spürt sie die Unruhe und Verkrampfung in ihrem Körper? Hält sie den Atem an, während das Kind brüllt? Spürt sie den Kloß in ihrem Hals oder die Enge in der Brust? Über die Analyse der Körper- und Organempfindungen erhalten wir einen Zugang dazu, ob der Organismus der Mutter sich primär in einem gestressten oder aufnahmebereiten Zustand befindet. In dem folgenden Fallbeispiel möchte ich dies veranschaulichen:

Helga hat es sich auf einer Matratze in der Schreiambulanz bequem gemacht. Ihr Sohn Henrik liegt auf ihrem Bauch, während sie sich, mit einem Kissen im Rücken, an die Wand anlehnt. Henrik ist jetzt unruhig und sie ist ängstlich, dass er gleich wieder schreien wird, wie er es immer macht, sobald sie sich hinsetzt. Ich bitte Helga ihre Aufmerksamkeit von ihrem vier Wochen alten Sohn abzuziehen und sich für einen Augenblick auf das Innere ihres Körpers einzulassen. Wie mit einer Taschenlampe ausgestattet soll sie ihren Körper abtasten und ausleuchten. Was kann sie da spüren? Welche Bereiche ihres Körpers kann sie gut wahrnehmen, welche sind ihr fern und unzugänglich? Wo nimmt sie Wärme wahr, wo in ihrem Körper breitet sich Kälte aus? Sie soll alles so aussprechen, wie es ihr in den Sinn komme.

Während der ersten Minuten fällt es ihr schwer, sich auf ihren Körper zu konzentrieren. Sie öffnet mehrmals die Augen, um zu überprüfen, ob mit Henrik alles in Ordnung ist. Doch dann beginnt sie zu beschreiben, was sie in ihrem Körper erlebt: »Ich kann jetzt spüren, wie verkrampft mein ganzer Körper ist. Vor allem die Schultern fühlen sich an, als seien sie bis zu den Ohren hochgezogen. In meiner Brust ist es eng und ungemütlich. Es ist ganz beengt, viel zu eng. Und ich atme kaum noch, jetzt, wo Henrik auf meinem Bauch liegt. Die Atmung ist ganz vorsichtig und ›misstrauisch‹ Ich kann jetzt merken, wie sehr ich auf der Hut bin.«

Nach diesen ersten Mitteilungen wird Helga ruhiger. Nachdem sie einmal tief seufzt, entspannt sich ihre Körperhaltung. Sie wirkt jetzt etwas gelassener in ihrem Kissen. Auch Henrik wirkt gelöster. Seine Augen öffnen sich, und ebenso die zu Fäusten geballten Hände.

»Ich kann jetzt spüren, wie sich eine wohlige Wärme in mir ausbreitet. Es ist wie eine warme Flüssigkeit, die sich von hier (sie zeigt auf ihren Bauchnabel) in Richtung zu den Armen ausbreitet. In meiner Brust ist jetzt mehr Platz und ich spüre Henrik deutlicher auf meinem Bauch. Er fühlt sich weich und kuschelig an.«

Ich frage Helga, ob sie diesen negativen Körperzustand, den sie gerade beschrieben hat, auch aus den Alltagssituationen mit Henrik kenne. »Ja, ich glaube, dass ich den ganzen Tag in dieser Haltung stecke. Jeden Moment könnte ja das Geschrei von Henrik wieder losgehen. Und in diesen Schreiphasen fühle ich mich jedes Mal ganz ohnmächtig und verzweifelt. Deshalb bewege ich mich den ganzen Tag wie auf Zehenspitzen durch die Wohnung. Nur keinen falschen Laut von sich geben, keine falsche Bewegung machen, damit es nicht wieder von vorne losgeht. In gewisser Weise versuche ich ihn ständig bei Laune zu halten.«

Wenn Eltern sich inmitten einer herausfordernden Zeit mit ihrem Baby befinden, bedeutet dies nicht, dass sie auch wahrnehmen, was sie in ihrem Körper erleben und fühlen. Die klinische Beobachtung von Eltern und Babys in akuten Krisenprozessen zeigen, dass die Mütter und Väter in diesen Stressphasen weniger denn je realisieren, in welchem Zustand sie sich befinden. Durch die erhöhte Aktivierung des sympathischen Nervensystems ist die Aufmerksamkeit der Mutter ganz mit der Abwehr der inneren Bedrohungen durch das schreiende Kind beschäftigt.

Erinnern wir uns an das Bild der Festung im belagerten Zustand. Alle Kräfte werden mobilisiert, und richten sich auf den Feind vor den Toren der Burg. Es existiert eine chronische Erwartungsspannung, welche die Ressourcen im Innern der Burg schwächt. Das Leben auf der Burg kreist nur noch um die Bedrohung durch die feindlichen Truppen vor den Mauern der Festung. Die drohende Gefahr erlaubt es nicht, dass Märkte abgehalten oder Feste gefeiert werden. Das Leben auf der Burg droht auszuzehren.

Die Mutter aus unserem Fallbeispiel ist in einer vergleichbaren Situation. Sie erwartet jeden Augenblick den Ausbruch einer Katastrophe. Sie befürchtet innere Hilflosigkeit, Panik und totale Überwältigung. Obwohl die befürchtete Situation noch nicht eingetreten ist, verhält sich der Organismus, als wäre die Überwältigung durch das Schreien des Kindes (der Angriff des Feindes) bereits eingetreten. Das Reptilienhirn der Mutter arbeitet im Überlebensmodus. Aus der Sorge die Kontrolle über die Situation zu verlieren, kontrolliert die Mutter jede Verhaltensäußerung ihres Babys. Sie ist in einer »Hab-Acht-Haltung« und in einem Zustand der maximalen Kindzentrierung. So wie die belagerte Burg nur noch um den Feind kreist, so dreht sich das Leben der Mutter nur noch um das Kind.

Dieses »Außer-Sich-Sein« der Mutter hat zur Folge, dass die innere Verbindung mit dem Strom der Körperempfindungen kaum mehr existiert. Die betroffenen Mütter und Väter haben zu Beginn der Krisenbegleitungen oft große Schwierigkeiten, Auskunft darüber zu geben, was sie in ihrem Körper wahrnehmen, wie sie sich erleben und welchen Spannungen sie ausgesetzt sind. Dies ist verblüffend, wenn man bedenkt, wie enorm der Druck und die Belastung ist, denen die Eltern in den postpartalen Krisen ausgesetzt sind.

Die Aufforderung, sich auf den eigenen Körper zu konzentrieren, ist eine paradoxe Intervention. Sie entspricht dem genauen Gegenteil von der natürlichen Reaktion von Menschen in Angst- und Gefahrensituationen. Diese Hinwendung und Konzentration auf das innere Körpererleben schafft eine Rückanbindung an den Strom der impliziten Körperinformationen. Wie in Helgas Fall: Sie beginnt plötzlich zu spüren, wie sehr sie sich anspannt und zurückhält, während sie das Kind auf dem Arm trägt. Sie bekommt plötzlich einen subjektiven Zugang zu ihrer inneren Körperrealität, die mit dem Schreien des Säuglings einhergeht. Faszinierend ist die Beobachtung in der Begleitung von Eltern und Säuglingen in emotionalen Krisen, dass schon wenige Augenblicke nach Einsetzen der körperlichen Selbstwahrnehmung eine tiefe Beruhigung, Entspannung und Klarheit in den Eltern Raum greift.

Wie ist dies zu erklären? Was geschieht hier, dass der Aufbau einer Selbstbeziehung diesen kraftvollen Effekt hervorbringt? Wie kann es sein, dass eine Mutter, die seit Stunden ein Baby verzweifelt auf dem Arm trägt, von einem Moment auf den Anderen, in einen Zustand der inneren Orientierung und Entspannung wechselt, wenn sie beginnt, sich auf die Erfahrungen ihres Körpers zu beziehen?

Selbstanbindung und innere Orientierung

Um eine befriedigende Antwort auf die obigen Fragen geben zu können, müssen wir uns ein wenig mit der Orientierungsfunktion unserer Körperinformationen auseinandersetzen. Selbst wenn wir uns dessen nicht bewusst sind, wird unser Gehirn in jedem Moment unseres Daseins mit Tausenden von Einzelinformationen unserer Sinneskanäle versorgt. In der Regel sind wir uns dieser Komplexität unserer Körperempfindungen nicht bewusst. Wenn uns jemand fragt, wie es uns geht, antworten wir locker: »Mir geht es gut!« Diese Aussage über die eigene Befindlichkeit ist die Quintessenz von vielen Tausenden von einzelnen Sinnesinformationen. Aus der Basis dieser Einzelinformationen schafft sich unser Gehirn einen Gesamtüberblick, der dann als Gefühl wahrnehmbar und identifizierbar wird.

In der Emotionellen Ersten Hilfe nutzen wir den Fokus auf die Körperempfindungen vor allem dann, wenn Eltern in akuten Stresszuständen sich in einem Zustand innerer Orientierungslosigkeit befinden. Durch die geschwächte Selbstwahrnehmung fällt es den betroffenen Eltern häufig schwer, ihr körperliches Befinden zu benennen. Sie sprechen dann sehr allgemein über ihre bedrängenden Ängste, dem Erleben von Enttäuschung und Wut. Jedoch fehlt den Beschreibungen häufig die Tiefe und Nuancierung ihres Erlebens. Indem wir die Eltern bitten, sich auf die Körperempfindungen zu konzentrieren und diese zum Ausdruck zu bringen, unterstützen wir sie darin, das Stresserleben und die damit zusammenhängenden Gefühle in konkrete Körpererfahrung zu übersetzen. Durch diesen Prozess der Verkörperung von Erfahrungen eignen sich die Eltern ihren Körper wieder an und der Zustand innerer Orientierung kehrt zurück.

Um diesen Vorgang etwas zu verdeutlichen, folgen Sie mir bei einer kleinen Übung:

Während Sie den Text lesen, folgen sie den Anweisungen und richten Ihre Aufmerksamkeit auf die verschiedenen Bereiche Ihres Körpers. Beginnen wir mit ihrer Sitzposition! Machen Sie es sich bequem auf Ihrem Stuhl. Spüren Sie, wie Ihr Rücken die Stuhllehne berührt. Geben Sie das Gewicht Ihres Körpers ganz an die Stuhllehne ab. Wie ist der Kontakt Ihres Gesäßes mit der Sitzfläche Ihres Stuhles? Sitzen Sie gut oder können Sie die Haltung etwas verändern, so dass Ihre Sitzposition noch angenehmer wird. Nun nehmen Sie wahr, wie Ihre Füße den Boden berühren. Stehen Sie mit der ganzen Sohle auf dem Boden oder lagert das Gewicht Ihrer Beine lediglich auf dem Fußballen? Vielleicht wollen sie das jetzt korrigieren, um einen besseren Stand ihrer Füße zu bekommen.

Achten Sie nun auf Ihre Atmung. Ist die Atmung frei und beweglich oder fühlen Sie sich hier eingeengt? Woher rührt dieses Empfinden der Enge? Ist es eine Spannung im Brustkorb oder eine Verkrampfung unter Ihren Rippenbögen, dem Zwerchfell, welche die unlustvolle Empfindung während des Atmens hervorruft. Wenn Sie jetzt entspannt auf Ihrem Stuhl sitzen und nach innen lauschen, was nehmen Sie ansonsten in Ihrem Körper wahr? Wenn Sie sagen, dass Sie sich heute gut fühlen, können Sie vielleicht in bestimmten Regionen Ihres Körpers eine Wärme oder ein wohltuendes Fließen wahrnehmen. Schauen Sie, in welchem Teil Ihres Körpers sich diese lustvollen Empfindungen besonders ausbreiten. Nachdem Sie Ihren Körper abgescannt haben, richten Sie ihre Aufmerksamkeit für einen Moment auf Ihre unmittelbare Umwelt. Vielleicht hören Sie in der Küche, in der Sie gerade sitzen, das leise Ticken der Küchenuhr. Jetzt, wo Sie zur Ruhe kommen, hören Sie plötzlich auch das Rauschen der Bäume. Wie steht es mit den Gerüchen, die Ihre Nase wahrnimmt? Vielleicht liegt noch der Duft des Bratfisches in der Luft, den Sie am Mittag verspeist haben oder Sie nehmen den Duft der Rosen wahr, die Sie heute im Blumengeschäft gekauft haben und die jetzt vor Ihnen auf dem Tisch stehen?

Wir könnten diese Übung noch lange fortführen und uns weitere Informationen vergegenwärtigen, die wir in jedem Augenblick unseres Lebens verarbeiten. Die Sinnesinformationen stammen aus zwei Hauptkanälen unseres sensorischen Nervensystems: zum einen von jenen Reizen, die wir über unsere äußeren Sinne wahrnehmen, wie etwa die Augen, Ohren und Nase. Zum anderen erhalten wir die inneren Empfindungen aus unserem sensorischen Nervensystem. Diese Informationen aus dem Inneren des Körpers werden über Nerven aus den Eingeweiden, Muskeln und aus dem Bindegewebe übermittelt. Dieses »interozeptive« System umfasst zwei wichtige Säulen: die Propriozeption und den Gleichgewichtssinn. Die Propriozeption selbst ist weiterhin unterteilt in einen Muskelsinn (kinästhetisches Empfinden), welcher uns darüber informiert, wie unsere Organe im Raum lokalisiert sind und den »inneren« Empfindungen, die uns Hinweise über die unterschiedlichen Regulationsprozesse unseres Körpers, wie Atmung, Körperwärme, Muskelspannung und unangenehme Organempfindungen geben. Neben diesen inneren Sinneskanälen verfügen wir noch über den Gleichgewichtssinn, der uns hilft, die Beziehung unseres Körpers im Feld der Schwerkraft angenehm zu regulieren.[70]

Die Übung hat vielleicht ein wenig deutlich gemacht, wie viele Informationen wir jeden Moment verarbeiten, ohne dass wir uns dessen bewusst wären. Lediglich wenn wir uns darauf konzentrieren und die einzelnen Empfindungen identifizieren und voneinander trennen, machen wir uns bewusst, wie sehr unsere Gefühle, unser Wohlbefinden und Unlusterleben letztlich eine funktionelle Einheit von verschiedensten inneren Körperempfindungen darstellen. An ganz normalen Tagen müssen wir uns dieser Empfindungsbasis nicht bewusst sein. Uns reicht, wenn wir sagen: »Mir geht es gut!« oder ich »Ich bin heute nicht so gut drauf.«

Körperwahrnehmung und Entscheidungsfindung

Anders sieht es aus, wenn sie vor einer wichtigen Entscheidung stehen. Als Mutter oder Vater sind sie jeden Tag damit beschäftigt, in Zusammenhang mit ihrem Kind wichtige Entscheidungen zu treffen. Um hier immer eine gute Wahl zu finden, müssen sie sich neben ihren analytischen Erwägungen besonders auf ihr »Bauchgefühl« oder ihre »Bauchintelligenz« verlassen.[71] Entscheidend ist dabei, dass wir uns bewusst auf die inneren Körperempfindungen einlassen, die Hinweise darüber geben, ob eine spezifische Entscheidung sich gut oder eben unlustvoll anfühlt.

Die 28 jährige Sigrid hat ihren Sohn Fin bis jetzt sechs Monate lang gestillt. Sie ist sich unsicher, ob sie das Baby jetzt nach einem halben Jahr abstillen soll, wie es ihrem ursprünglichen Plan entsprach, weil sie sich vorgenommen hatte, nach einem halben Jahr wieder ihre Arbeit aufzunehmen. Doch diesen Plan hatte sie mittlerweile verworfen. Ihr Mann drängte auf das Abstillen, da dieser der Ansicht war, dass sie dann mehr Freiheiten hätte und er das Kind dann besser versorgen könne. Am Abend zuvor hatten sie ein langes Gespräch gehabt und sie hatte der Argumentation ihres Mannes gelauscht. So ganz unvernünftig schien ihr der Gedanke des Mannes nicht. Wollte sie nicht schon seit langem wieder Sport treiben, das Fitness-Studio am Abend besuchen? Und sehnte sie sich nicht nach persönlichen Gesprächen mit ihren Freundinnen in den Cafés in ihrem Stadtviertel? Doch nun saß sie da und musste eine Entscheidung fällen, ob sie wirklich mit dem Stillen aufhören wollte. Ihr Sohn lag gerade friedlich in ihren Armen und schlummerte vor sich hin. Zuvor hatte er ganz genüsslich an ihrer Brust getrunken. Sie hatte sich vorgenommen, diese letzten Stillmahlzeiten ganz bewusst mit Fin zu genießen.

Doch bevor sie sich endgültig vom Stillen verabschieden wollte, wollte sie ihre Entscheidung ein letztes Mal überprüfen. Sie stellte sich dabei in ihrem Innern das Bild vor, wie sie ihren Sohn Fin stillte. Sie erinnerte sich an die schönen Körpergefühle, die das Saugen des Jungen in ihr auslöste. Für sie waren es bisher immer ganz friedliche Augenblicke gewesen. Auch wenn es sonst Tage gab, an denen sie mit der Kraft am Ende war, beim Stillen von Fin konnte sie jeweils wieder neue Kraft schöpfen. Im Kontakt mit diesen Bildern wurde ihr warm und ein angenehmes Gefühl der Dankbarkeit breitete sich in ihrem ganzen Körper aus.

Als nächstes stellte sie sich vor, wie sie Fin abstillte und ihm die Flasche gab. Sie ließ Vorstellungen aufsteigen, wie sie mit ihren Freundinnen im Café saß und sie sah sich im Geiste auch in ihrem Fitness-Studio, wo sie schwitzend ihre Übungen machte. Auch jetzt achtete sie wieder auf den Strom der Empfindungen, die sich in ihrem Körper einstellten. Doch diesmal nahm sie eine unangenehme Schwere in ihrer Brust wahr. Die Bilder produzierten ein ganz unlustvolles Erleben in ihrem Körper. Am liebsten hätte sie die Bilder wieder abgestellt, so unangenehm waren sie ihr. Je länger sie in Kontakt mit dem Abstill-Szenario blieb, desto trauriger wurde ihr ums Herz. Sie merkte plötzlich, dass sie noch nicht reif dazu war, die innige körperliche Nähe zu Fin aufzugeben. Sie realisierte jetzt, dass ihre Idee des Abstillens nicht von der Intelligenz ihres Körpers geteilt wurde. Indem sie sich jetzt auf die Botschaften ihres Körpers bezog, fiel es ihr leicht den Entschluss zurückzunehmen und noch eine Weile mit dem Stillen fortzufahren.

Tatsächlich ist das Eltern-Sein jeden Tag angefüllt mit kleinen und großen Entscheidungen dieser Art. Viele Entscheidungen fällen wir ganz intuitiv, ohne groß darüber nachzudenken. Bringen wir das Kind jetzt ins Bett oder warten wir noch eine Weile; geben wir den Forderungen des Kindes nach, dass unbedingt noch einmal in der Nacht die Brust verlangt; lassen wir das Baby schreien, weil es gerade unglücklich oder unzufrieden ist oder lenken wir es ab, um den emotionalen Ausbruch zu vermeiden. Jede dieser Fragen könnte von Tag zu Tag anders entschieden werden. Entscheidend sind eine Fülle von Faktoren, wie die emotionale Verfassung von Mutter und Vater; die äußeren Umstände, in denen man sich befindet; die Dauer einer Belastung, welche vorangegangen ist und auch das Maß an Erfahrungen, welches die jeweiligen Eltern mitbringen. Ob eine Entscheidung in diese oder jene Richtung gefällt wird, ist abhängig von unseren innerlichen körperlichen Empfindungen. Die Körperempfindungen signalisieren uns bei bestimmten Fragen eine Hinbewegung oder einen Rückzug. Ob es zu einem »Ja«, und damit zu einer Öffnung für eine bestimmte Entscheidung kommt, oder aber zu einem »Nein« mit einer damit verbundenen Rückzugsreaktion, ist begründet durch die innere Empfindungsbasis unseres Körpers. Gelungene intuitive Entscheidungen sind somit Entscheidungen, die wir im Einklang mit dem Informationsfluss unseres Körpers fällen. Sie hinterlassen in einem das Gefühl von Stimmigkeit und Richtigkeit.

Problematisch ist dieser innere Dialog mit den Körperinformationen in außergewöhnlichen Belastungssituationen wie etwa im Fall einer jungen Mutter, die seit Wochen Abend für Abend ihr 7 Wochen altes Kind schreiend in den Schlaf schaukelte. Da der Vater häufig erst spät von der Arbeit heimkam, war die Mutter mit ihren Ängsten und ihrer Ohnmacht im Umgang mit dem wild protestierenden Säugling alleine.

In unserer ersten Schreiambulanz- Sitzung bat ich Helen, sich an die abendlichen Schreizeiten ihrer Tochter Julia zu erinnern. Es fiel ihr leicht, die verschiedenen Strategien ihres Vorgehens zu beschreiben. Sie war sich auch der einzelnen Phasen des Schreiens von Julia bewusst, das sich von ganz vorsichtig bis hin zu schrill und überschlagend steigerte. Die einzige Schwierigkeit trat auf, als ich sie bat, mir über ihre Körperempfindungen in dieser Situation Mitteilungen zu geben. Helen war nicht in der Lage dazu. In den Schreiphasen hatte sie sich und ihren Körper vergessen. Sie bemerkte plötzlich wie sehr sie in diesen Stunden neben sich stand und sich nicht mehr spürte. Während der Schreiphasen von Julia hatte sie komplett die Verbindung zu ihrem Körper verloren.

Allein die Erinnerung der abendlichen Schreistunde von Julia reichte bei Helen aus, um in abgemilderter Form jene vegetativen Reaktionen zu produzieren, die sich sonst in der Begleitung des Kindes einstellten. Während sie sprach wurde ihr Körper ganz starr, die Atmung verflachte und ihre Gesichtsfarbe wechselte periodisch von bleich zu dunkelrot. Während Julia nun quengelnd an ihrem Körper mit den Armen ruderte, nahm ich die enorme Erregung in Helen wahr. Sie sprach jetzt hektisch und aufgeregt. Man konnte erkennen wie sehr sie die Erzählung aufregte. Nun bat ich sie die Aufmerksamkeit in ihren Körper zu verlagern und auf die körperlichen Empfindungen zu achten, die sie in sich spüren konnte. Während die Mutter nun über die somatischen Sensationen ihrer Stressreaktion sprach, wurde sie ruhiger. Sie nahm die Kälte ihrer Hände wahr, auch die schnappende Atmung, die der einer Ertrinkenden glich. Sie spürte den enormen Leistungsdruck, der auf ihr lastete. Während sie sich mit den inneren Empfindungen verband, brach es plötzlich aus ihr heraus: »Ich habe Angst, ich könnte versagen.« Sie beschrieb, wie sehr sie sich wünschte, dass ihr Mann ihre Leistung anerkannte, wie sehr sie hoffte, ihn nicht zu enttäuschen. Während sie nun sprach, und die Tränen ihr über das Gesicht liefen, atmete sie ganz weich und ruhig durch ihren Körper. Die ganze Spannung viel von ihr ab.

Kommen wir zu unserer Frage zurück, die ich am Ende des letzten Kapitels gestellt habe: Wie kann es sein, dass sich die Mutter beruhigt, wenn sie sich bewusst auf die nicht lustvollen Sensationen ihres Körpers einstellt? Warum schafft Anerkennung von unlustvollen Körperempfindungen eine Entspannungsreaktion?

In einer länger andauernden Belastungssituation von Eltern und ihren Säuglingen kommt es durch die Übererregung unseres Autonomen Nervensystems zu einer Situation, in der die Informationsverarbeitung unseres Gehirns stark geschwächt wird. Die Informationen, die unser sensorisches Nervensystem durch die inneren und äußeren Rezeptoren zur Verfügung stellt, werden nur noch unzureichend in Information verwandelt. Konkret bedeutet dies, dass die betroffene Mutter in der Schreibaby-Krise, trotz ihres hohen Erregungsniveaus, nur einen sehr dünnen »Draht« zu dem Empfindungsprozess in ihrem Körper aufbauen kann.

In einer Stresslage ist es so, als würden tausend Menschen vor einem Kino bei einer wichtigen Premiere auf Einlass warten. Die Menschen drängeln, boxen, schubsen sich weg, sie geraten aneinander, um so schnell wie möglich den Weg ins Innere des Kinosaales zu finden. Die Aufregung an der Tür mag in extremen Fällen so stark sein, dass ein Chaos oder gar Panik ausbricht, und die Menschen den eigentlichen Anlass, warum sie vor der Tür stehen, ganz aus dem Auge verlieren.

Wenn wir nun eine Mutter, die in der Begleitung ihres Säuglings völlig »aus dem Häuschen« geraten ist, auffordern, sich auf ihren Körper zu besinnen und uns alles mitzuteilen, was sie dort spüren kann, unterstützen wir die innere Anbindung der Mutter. In dem Augenblick, wo die Mutter nach innen spürt und sie die körperliche Realität anerkennt, verwandelt sich in ihr »frei flottierende« Erregung wieder in Körperinformation. Das bewusste Identifizieren der Körperwahrnehmungen unterstützt die Versorgung des Gehirns mit inneren Informationen. Indem die Mutter ausspricht und realisiert, was sich in ihrem Körper abspielt, während das Baby bitterlich auf ihrem Arm schreit, gewinnt sie die Kontrolle über ihren Körper zurück. Der Körper ist nicht länger der Feind, der macht, was er will und dessen Mitteilungen sie nicht versteht. Stattdessen baut sich jetzt ein Körper-Bewusstsein auf.[72] Die Mutter beginnt ihre Reaktionen auf das Baby von innen heraus zu verstehen. Durch die Rückeroberung des Körper-

Selbst tritt die Mutter als handelndes Subjekt wieder in Erscheinung. Mit der Rückkehr zur Selbstanbindung schafft sie die Voraussetzung, um die Mitteilungen des Säuglings zu spiegeln und empathisch zu beantworten. Der Körper selbst wird durch die Selbstanbindung zu einem Ort der Sicherheit. Und außerdem schafft die Selbstanbindung die Voraussetzung für eine intuitive Bauch-Entscheidung, die vorher nicht mehr möglich war, da sie sich in einer Art »Blindflug« ohne innere und äußere Orientierung befand.[73]

Wege zur Langsamkeit

Wer die Sprache der Babys sprechen möchte, muss langsam werden! Eltern und Babys, die in die Schreibaby-Sprechstunde kommen, haben diese Fähigkeit zur Langsamkeit häufig verloren. Sie sind gefangen in einer Dynamik aus erhöhter Anspannung, innerem Getriebensein und einem Übermaß innerer Erregung. In der EEH beschäftigen wir uns deshalb mit der Frage, wie wir diesen schwächenden Kreislauf frühzeitig durchbrechen können. Die Körperwahrnehmung übernimmt hier eine besonders wichtige Aufgabe. Durch den Aufbau eines inneren Dialoges mit den Empfindungen unseres Körpers können wir bei den Eltern, und sekundär auch bei den Babys eine gezielte Verlangsamung ihres Tempos erreichen.

Menschen, die mit Babys viel Zeit verbringen, sind von der Stille und Ruhe fasziniert, die von ihnen verströmt wird. Doch um sich von dieser Kraft der Säuglinge berühren zu lassen, müssen die erwachsenen Begleiter der Kinder, und dies sind Eltern wie professionellen Helfer, in der Lage sein, ihre Geschwindigkeit so zu drosseln, dass sie sich auf den langsamen Rhythmus der Babys ab- und einstimmen können. Stress und erhöhte Aktivierung unseres Nervensystems sind dabei die schlechtesten Voraussetzungen, um sich auf die Empfindungssprache der Babys einzulassen.

Vergleichbar ist dies in etwa damit, wenn ich an einem sonnigen Nachmittag für eine längere Weile auf der Terrasse unseres Hauses gelegen habe. Ich döse vor mich hin, die Gedanken ziehen an mir vorbei und ich genieße die wärmende Sonne auf meiner Haut. Ich tauche in einen Zustand völliger Selbstvergessenheit ein, bin ganz im Hier und Jetzt. Plötzlich stürmen meine beiden Kinder in den Garten. Sie kehren gerade von einem mehrstündigen Ausflug ihres Sportvereins zurück. Nun sprudeln sie drauflos. Sie wollen alles loswerden, was sie an diesem Nachmittag erlebt haben – und zwar jetzt und sofort. Ich bin noch ganz benommen von der Siesta und unfähig so schnell umzuschalten. Ich versuche, ihnen zu folgen, aber ich komme nicht mit und verstehe nur die Hälfte ihrer Erzählung. Mir geht alles zu schnell. Aber die Kinder lassen sich nicht bremsen. Also gebe ich mein Bestes, bekunde mein Interesse, sage hin und wieder »Ja« oder »Hm«, und sinke erschöpft auf die Liege zurück. Erst nachdem sich die größte Aufregung meiner Kinder etwas beruhigt hat und sie langsamer in ihren Erzählungen werden, frage ich einige Dinge nach, die ich vorher nicht aufnehmen konnte und kann ihre Erfahrungen empathisch teilen

Um Kontakt mit den »alten« Hirnstrukturen aufzunehmen, welche die vitalen Grundfunktionen unseres Körpers steuern und regulieren, müssen wir unser normales Alltagstempo um ein Mehrfaches verlangsamen. Es ist ein anderer Bewusstseinszustand, der nötig ist, um die Pforten der Wahrnehmung für die inneren Organ- und Körperempfindungen zu öffnen. In der Begegnung mit einem Baby fällt es oft leichter, diese Haltung und diesen inneren Zustand zu finden. Gut regulierte Babys sind von Natur aus langsam und begnügen sich mit wenig Neuem. Sie können eine halbe Stunde ganz verzaubert sein von einem Schattenspiel an der Wand, sie genießen die ruhigen Begegnungen, wo sie während des Stillens in den Augen der Mutter versinken und sie sind ebenso fasziniert vom Anblick ihrer Hand, welche sie plötzlich für sich entdecken. Manchmal ist es noch weniger, als das! Babys können auch lange Zeiträume nur daliegen, horchen in sich hinein, lauschen den feinen Geräuschen ihres Körpers: das Gurgeln des Darmes, das Pulsen des Herzens oder das Fließen der Atmung. Babys sind Genießer im Hier und Jetzt. Sie beschleunigen nichts, nehmen die Dinge wie sie kommen.

Wenn man eine Mutter beobachtet, die ihrem zwei Wochen alten Baby genüsslich die Brust gibt, ist man verwundert, wie wenig in diesen Still-Interaktionen geschieht. Ab und zu ein zartes Lächeln, hier eine kurze Ansprache des Kindes, vielleicht noch eine Korrektur der Körperhaltung. Doch in der meisten Zeit befinden Mutter und Kind sich in einer Welt der Langsamkeit. Diese tranceartigen Bewusstseinszustände, die Eltern und Babys jeden Tag aufs Neue erleben, die sie als Erfüllung erleben, ist für die Menschen aus der »anderen«, betriebsamen Welt, eine große Herausforderung. Das Leben um diese Mütter, Väter und ihre neugeborenen Säuglinge ist für sie nicht nur langsam, sondern oft auch langweilig! Es passiert einfach zu wenig! Für das Baby ist es die optimale Geschwindigkeit, um seine Erfahrungen seiner Umwelt optimal zu verarbeiten, für den geschäftigen Erwachsenen ist dieser seltsam entrückte Seinszustand ein Rätsel. Erschlossen werden kann diese Welt nur von jenen, die selber auf einen Schatz von zeitlosen Erfahrungen im Kontakt mit den eigenen Kindern zurückgreifen können. Eine der großen Schwierigkeiten, die zwischen Vätern und Müttern entstehen, liegt in diesem Problem des Tempowechsels begraben. Ein Vater, der acht Stunden voller Konzentration und Aktivität seinem Beruf nachgegangen ist, und dann am Abend zu seiner Frau und dem neugeborenen Kind zurückkehrt, wird häufig von einer Minuten auf die andere in eine andere Welt hineingeworfen. Die Uhr tickt hier anders, als jene in der Berufswelt. Um die Empfindungen seiner Frau zu verstehen, um Empathie für die Bedürfnisse und Mitteilungen seines Babys zu entwickeln, muss der Vater sein vegetatives Nervensystem innerhalb eines sehr kurzen Zeitraums von Aktivierung auf Entspannung umstellen. Ist der Vater selber noch in einem Zustand der Überlastung wird dieser Rhythmuswechsel schwer gelingen und Enttäuschungen und Kommunikationsstörungen sind vorprogrammiert. Aus diesem Grunde raten wir Eltern in den Beratungen, eine Art Pufferzone einzurichten, in denen sich die Väter oder Mütter nach ihrer Rückkehr aus der schnelllebigen Arbeitswelt sukzessive an den langsameren Rhythmus der Babys anpassen können. Hierzu ist es in manchen Fällen angebracht, dass sie nicht mit dem Überschreiten der Türschwelle das Baby in den Arm gedrückt bekommen, direkt die Verantwortung übernehmen müssen und keine Zeit bleibt, sich zu akklimatisieren. Als hilfreich hat sich in der Praxis die Vereinbarung von etwa einstündigen Übergangsphasen bewährt, in der den Ankömmlingen vorerst der Rücken frei gehalten wird, dass die Hektik des Alltags sich langsam legen kann und die innere Bereitschaft für den Austausch mit dem Kind langsam wächst.[74]

Was es bedeutet, mit einem langsamen Lebenstempo konfrontiert zu werden, konnte ich vor 25 Jahren auf einer längeren Reise nach Indonesien auf der Insel Bali erfahren. Ich hatte noch wenige Tage vor Beginn der Reise einige wichtige Prüfungen in meinem Studium abgeschlossen.

Die Abreise war von Hektik und vielen Unannehmlichkeiten begleitet. In Bali angekommen wurde ich von einer ganz anderen, stillen Kultur in Empfang genommen. Ich lief innerlich immer noch auf Volldampf. Meine Gedanken rotierten und wollten einfach nicht zur Ruhe kommen, während ich vor meiner Hütte in einem paradiesischen Palmengarten saß und einem balinesischen Hotelangestellten bei seiner Gartenarbeit zuschaute. Seine Arbeit bestand darin, einige Beete von Unkraut zu befreien und das Gras zwischen den Palmen zu stutzen. Für das Mähen des Grases nutzte er eine kleine Sichel. Während ich nun dasaß und ihn beobachtete, beeindruckte mich die unendliche Langsamkeit mit der er seine Arbeit durchführte. Der Mann schlug drei oder vier Mal mit seiner Sichel. Dann hielt er inne, horchte einen Moment in sich hinein, um kurz danach eine nächste Salve von Sichelschlägen folgen zu lassen. Alles in atemberaubender Langsamkeit. Der Mann wirkte glücklich und ganz in seine Gartenarbeit versunken. Seine Langsamkeit war nicht Ausdruck einer Verweigerung, weil das, was er tat, ihm nicht gefiel. Nein, es war sein Tempo!

Für mich, der gerade aus einer sehr betriebsamen Welt voller Stress und Anspannung gekommen war, war dieses Tempo nicht zu ertragen. Ich spürte die Ungeduld, die in mir wuchs. Am liebsten hätte ich dem Mann sein Werkzeug aus der Hand genommen und – zack, zack – die Sache zu Ende gebracht. Für mich war die Langsamkeit des Mannes eine Provokation! Sie steigerte die Ungeduld und Reizbarkeit, in der mein Körper sich noch befand. Von einem Genuss dieser Stille und Ruhe konnte zu diesem Zeitpunkt meiner Reise nicht die Rede sein. Während meiner weiteren Reise konnte ich mich oft davon überzeugen, wie sehr die balinesische Lebensart durchzogen ist von dieser Langsamkeit und Zentriertheit. Der Arbeiter im Hotel war keine Ausnahme, sondern eine Normalität im Alltag dieser Menschen. Es kostete mich einige Tage, um den Rhythmus dieser Menschen, ihre Rituale, ihre Prozessionen und ihr Zusammenlebens in den Familien anzunehmen. Erst jetzt konnte ich den Zauber und die Schönheit dieser Welt in mich aufnehmen.

In der EEH nutzen wir die Atmung und die Körperempfindungen, um den Organismus zu verlangsamen. Dabei haben Bauchatmung und Selbstwahrnehmung die Funktion einer Entschleunigung. Sobald die Mutter im Kontakt mit dem Baby spürt, dass der Draht zum Körper dünner wird, ihre

Atmung flacher wird und die ersten körperlichen Verspannungen spürbar werden, just in jenem Augenblick wenden wir in der Krisenbegleitung der betroffenen Mutter die Aufmerksamkeit auf den Fluss der Empfindungen. Die Fragen »Was geschieht in deinem Körper?« oder »Was kannst du jetzt in dir wahrnehmen?« eröffnen einen Prozess, in dem die Mutter sich den Körper als sicheren Ort wieder aneignet. Die Aufmerksamkeitsverlagerung und das Spüren der körperlichen- emotionalen Realität schafft eine Verlangsamung und eine Offenheit für die Körpersprache des Säuglings.

Für angehende Babytherapeuten ist es eine wichtige Aufgabe, ein Gespür dafür zu entwickeln, wann sie selbst in einen beschleunigten und übererregten Zustand geraten. Erst auf der Basis einer gut geschulten Eigenwahrnehmung der vegetativen Reaktionen ihres Körpers können professionelle Helfer frühzeitig erkennen, wann ein Baby seine Bindungsbereitschaft und den ausgeglichenen Zustand seines vegetativen Nervensystems verliert. Die Fähigkeit zur Langsamkeit ist die Voraussetzung, um sich empathisch mit dem Baby zu verbinden. Erst diese Fähigkeit des Begleiters öffnet die Tür zur Erfahrungswelt des Kindes.

In späteren Ausführungen zur Trauma-Problematik werde ich ausführen, warum diese intrapsychische Vorgehensweise nicht ausreicht, um einer stärker ausgeprägten Ressourcen- und Bindungsschwächung bei Eltern und Säuglingen entgegen zu wirken.

Verkörperung der Bindungsschwächung

In der EEH geht es jedoch nicht nur darum, die körperlichen Empfindungen des elterlichen Stresserlebens aufzuspüren und bewusst zu machen. In einem weiteren Schritt erkunden wir mit den Eltern, wo sich das Stresszentrum in ihrem Körper befindet. Obwohl wir häufig in akuten Krisen einen eingeschränkt wahrnehmungsfähigen Organismus vorfinden, so ist die Mehrzahl der Eltern sehr wohl in der Lage, einen Ort in ihrem Körper zu benennen, wo die Verspannung ihres Körpers am stärksten konzentriert ist. Die Stressdynamik der Eltern, die mit der Schwächung der Bindung zum Kind verwoben ist, bekommt durch diese Vorgehensweise eine somatische Lokalisation.

Silvia ist seit zwei Wochen in einer hilflosen Situation. Ihre Tochter Elena ist jetzt fünf Monate alt und schreit jeden Abend untröstlich, sobald sie sich mit ihrer Tochter in Richtung zum Kinderbett bewegt. Die Mutter ist verzweifelt, da Elena seit 14 Tagen nur noch an ihrem Körper einschlafen möchte. Jeder Versuch, sie allein in ihr Bettchen zu legen, führt dazu, dass sie prompt zu schreien und zu protestieren beginnt. Silvia, 31 Jahre alt, steht unter großem inneren Druck, da sie sich vorgenommen hat, ein halbes Jahr nach der Geburt ihres Kindes ihre Anstellung in einer Sparkassen-Filiale wieder aufzunehmen. Nachdem Elena vor drei Wochen ihre ersten Zähne bekommen hat, quengelt sie nun viel und fordert die körperliche Nähe zur Mutter.

Nachdem Silvia schon mit 4 Monaten alleine in ihrem Kinderbett eingeschlafen war, ist die derzeitige Situation für Silvia ein herber »Rückschritt«. In unserem ersten Beratungstreffen in der Schreiambulanz lasse ich die Mutter das abendliche »Ritual« des Einschlafens visualisieren. In behutsamen Schritten wird die Mutter angeleitet, sich vorzustellen, wie Elena in ihrem Bett reagiert, wie sie die Mutter zu sich heranzieht, erst zu quengeln beginnt, um dann herzzerreißend zu schreien.

Nachdem Silvia sich in dieser kleinen Vorstellungsreise dabei zuschaut, welche Angebote sie dem Kind macht, erkennt sie selbst die Ambivalenz in ihren Aktionen. Sie ist hin und her gerissen zwischen dem Impuls, Elena auf den Arm zu nehmen und sie am Körper zu trösten und dem Anspruch, sie dürfe jetzt diese Schwäche und diesen Rückschritt nicht zulassen. Während sie sich die Situation vorstellt und ich die Gewissheit bekomme, dass sie ganz in die Stimmung dieser Erfahrung eingetaucht ist, bitte ich die Mutter, den Fokus auf ihren Körper zu verlagern. Was spürt sie jetzt? Wo wird ihr eng? Wo nimmt sie Spannungen wahr?

Spontan kann Silvia eine Schwere auf der Brust ausmachen. Es sei wie eine schwere Eisenplatte, die dort liege. Das Atmen falle ihr schwer; ihr ganzer Körper sei gehalten und gespannt wie ein Bogen. Neben diesen Körperempfindungen, die sie belasten, realisiert sie ein ständiges Kreisen ihrer Gedanken, welche keine Ruhe finden wollen. Als ich sie auffordere, die Gedanken auszudrücken, erzählt sie von ihrer Sorge, in Zukunft nicht arbeiten zu können. Sie berichtet von Bildern, wo sie sich ausmale, dass ihr Kind sie zwinge, zu Hause bleiben zu müssen. Mit diesen Vorstellungen stelle sich ein Erleben von Enttäuschung und Entmutigung ein. Und genau diese Gefühle seien verknüpft mit dem Gefühl der »Eisenplatte« auf ihrer Brust!

Nachdem die Mitteilungen von mir aufgenommen und wiederholt werden, fordere ich Silvia auf, bei ihrem Bild der Abendsituation mit Elena zu bleiben.

Sie solle jetzt ruhig in ihrem Bauchraum atmen und bei jeder Ausatmung einen Strom von Wärme durch ihre Arme und Hände in Richtung zum Kind schicken. Elena liegt während dieser Visualisierung auf dem Bauch von Silvia. Ihre Spannung im Körper löst sich, sie wird ganz still und schmiegt sich an den Körper der Mutter. Schon nach den ersten Atemzyklen berichtet Silvia, wie sich das Gefühl der »Eisenplatte« verändere. Es werde alles leichter und weiter in ihrer Brust. Die Schwere weiche einem Gefühl der Innigkeit und Berührtheit. Mit der Atmung konnte sie Elena in ihrer Vorstellung(!) sehen, wie sie ganz aufnehmend und weich geworden sei. Zart streichelt sie mit ihren Fingern über die Arme und Hände von Elena, die jetzt entspannt auf ihrem Bauch döst. Erneut frage ich nach, ob sich ihr Erleben im Körper verändere. »Ja«, und sie deutet auf ihren Brustraum, »hier spüre ich jetzt Zuversicht und Vertrauen.«

Die Lokalisation der »schweren« Brust diente in diesem Fall als »somatischer Marker«[75]. Bei der nächsten Situation, in der die Mutter in ihr Sorgendenken verfällt und sie der Mut verlässt, kann sie sich an die Verkörperung des Bindungsabbruchs erinnern und die Bauchatmung als Strategie zur Stärkung der Selbstanbindung einsetzen. Die Erfahrungen in der EEH sprechen dafür, dass die Ergebnisse umso nachhaltiger sind, wenn es den Müttern und Vätern gelingt, die schwächende Bindungsrealität körperlich auf den Punkt zu bringen! Die Verdichtung der Erfahrung erleichtert nach den Kriseninterventionen die eigenverantwortliche Durchführung der bindungsstärkenden Maßnahmen im Alltag.

Im Ansatz der EEH suchen wir jedoch nicht nur nach den somatischen Markern des stressbedingten Bindungsabbruchs, sondern ebenso nach den Orten im Körper, die zum Zentrum eines positiven, ressourcenstärkenden Prozesses werden. Das Realisieren der Weite und Leichtigkeit in ihrer Brust wird somit zum positiven Pendant der »schweren« Brust, mit der die Sitzung begann und ermöglicht es, sich mit der stärkenden Erfahrung zu verbinden.

Selbstanbindung und psychische Grenzen

Betroffene Eltern in emotionalen Krisen nach der Geburt fühlen sich der Heftigkeit der Reaktionen ihrer Säuglinge oft ohnmächtig ausgeliefert. Viele

Mütter beschreiben während ihrer Sitzungen in der Schreiambulanz die Erfahrung, dass sie sich ungeschützt fühlen und den Schreien des Kindes wehrlos ausgesetzt seien. Im Rahmen unserer Beobachtungen ergibt sich ein interessanter Zusammenhang, dass mit dem Verlust der körperlichen Selbstanbindung die Fähigkeit zur Abgrenzung bei den Eltern verloren geht.

Tatsächlich zeigt sich in der Arbeit mit Eltern und Säuglingen in Krisenprozessen, dass sich mit dem Aufbau einer stabilen Selbstverbindung eine Form des »psychischen Immunschutzes« etabliert. Zeitgleich, wenn die gestresste und hilflose Mutter den inneren Dialog mit ihren Körperempfindungen aufnimmt, erlebt sie die Schreie ihres Säuglings weniger eindringend und überwältigend. Es entwickelt sich quasi eine Art »Reizfilter« des erwachsenen Begleiters. Interessanterweise bedeutet dieser verbesserte Reizschutz nicht, dass die Eltern im Kontakt mit dem Säugling verschlossener und unzugänglicher werden. Im Gegenteil: Sie sind besser in der Lage, die Angebote des Säuglings intuitiv zu beantworten und die Ausdrucksprozesse zu spiegeln.

Für die Begleitung der Eltern mit exzessiv schreienden Babys ist dieser emotionale Schutzfaktor überlebenswichtig. Waren die Begleiter gerade noch aufgelöst und dem Schreien des Säuglings ohnmächtig ausgeliefert, verbessert sich mit der Rückanbindung an das Körper-Selbst spontan ihre Abgrenzungs- und Regulationsfähigkeit. Verblüffenderweise führt die verbesserte Selbstanbindung häufig dazu, dass die Babys in einen verstärkten emotionalen Ausdrucksprozess eintauchen. Dies bedeutet, das Weinen der Babys intensiviert sich in dem Augenblick, wo die Mutter mehr »bei sich« ist. Interessant ist hier, dass viele Eltern, die den inneren Halt in ihrem Körper wieder gefunden haben, berichten, dass sie sich trotz des intensiveren Schreiens weniger bedroht fühlen, als dies noch wenige Minuten zuvor der Fall war.

Eine weitere Beobachtung, die wir bei Eltern mit schwacher Selbstanbindung finden, ist eine Häufung von symbiotischen Beziehungsformen mit dem Säugling. Die Symbiose verstehen wir in der EEH als Symptom eines geschwächten Bindungsprozesses zwischen Eltern und Kind. Die Mütter in den akuten Krisen zerfließen förmlich im Kontakt mit dem Säugling. Sie verlieren den Überblick, welche Gefühle durch die Impulse des Kindes ausgelöst werden, welche hingegen dem eigenen Prozess zuzuordnen sind.

Kurzum, in der Symbiose sind die Grenzen zwischen dem Selbst der Mutter und dem Säugling zu wenig definiert. Ein Symptom dieser mangelnden Abgrenzung ist, dass Mütter und Väter sich häufig durch die Reaktionen des Säuglings persönlich verletzt fühlen. Sie reagieren mit Kränkung und Enttäuschung auf das »problematische« Verhalten des Kindes. Das Kind ist in der symbiotischen Verstrickung Teil des eigenen Selbst. Nichtfunktionieren des Kindes ist in der symbiotischen Beziehung immer gleichbedeutend mit eigenem Versagen und Fehlverhalten der Eltern.[76]

In der EEH suchen wir nach Wegen, wie wir innerhalb der frühen Eltern Kind-Beziehung einen Zustand erreichen, in dem gleichermaßen Differenzierung und Verbundenheit möglich sind. Der amerikanische Säuglingsforscher Daniel Stern nennt diese frühe Beziehungsform »Selbst mit Anderen« (Stern). Die Unterstützung der Selbstanbindung schafft hierzu wichtige Voraussetzungen.

Indem die hilflose Mutter durch die Selbstanbindung den sicheren Halt im Körper wiederfindet, wird sie zeitgleich wieder zu jener Sicherheitsstation, welche das Baby so sehr benötigt, um sich in seiner Welt zurechtzufinden. In der Krisenarbeit mit den Eltern spreche ich häufig davon, dass die Eltern im Zusammensein mit den Kindern eine Leuchtturm-Funktion haben. Problematisch sei, wenn bei stürmischer See, das in Seenot befindliche Schiff plötzlich kein Leuchtfeuer mehr findet, weil der Leuchtturmwärter aus Gründen des Schlechtwetters das Licht abschaltet. Das Schiff wäre plötzlich ohne Orientierung dem tosenden Meer ausgesetzt und die Gefahr wäre groß, dass es Schiffbruch erleidet. Babys, die sich in großer emotionaler Not finden, benötigen einen erwachsenen Begleiter, der sicher mit seinem Körper verbunden ist. Durch diese emotionale Präsenz der Eltern hat das Baby einen fixen Orientierungspunkt.[77] Es fühlt inmitten der tosenden Gefühle seines Körpers in den Eltern einen sicheren Ort, auf den es zusteuern kann. Der Verlust der Selbstanbindung der erwachsenen Begleiter bedeutet für das Baby, dass es seine Sicherheitsstation einbüßt. Schlimmer noch: Da die Begleiter selber starken unlustvollen Gefühlen und Körperempfindungen ausgesetzt sind, wird das Baby, neben den eigenen Stressreaktionen, zudem bestürmt von den affektiven Erregungen der Eltern.

Führen wir das Leuchtturm-Gleichnis ruhig noch einen Schritt weiter: Der Leuchtturmwärter schaltet das Leuchtfeuer aus, aber er hört nicht auf, weiter verzweifelt nach den in Seenot geratenen Menschen im Meer zu suchen. Dazu stellt er sich auf die Brüstung seines Leuchtturms, sucht, so gut dies eben bei der stürmischen See möglich ist, den Horizont nach den Schiffbrüchigen ab. Außerdem ruft er regelmäßig: »Hört ihr mich?«; »Hier bin ich!«; »Hier seid ihr richtig!« Spätestens an diesem Punkt schmunzeln die Eltern, weil sie natürlich verstehen, dass die in Seenot befindlichen Menschen so niemals das sichere Ufer erreichen können. Obwohl der Leuchtturmwärter sichtlich bemüht ist, fehlt die wichtigste Voraussetzung zur Orientierung: Die Leuchtzeichen des Turmes!

Bindung und Berührung

In der Emotionellen Ersten Hilfe nutzen wir unterschiedliche Formen der Körperberührung, um den Bindungsprozess zwischen den Eltern und ihren Kindern positiv zu beeinflussen. Anders als in klassischen Ansätzen der Körperpsychotherapie besteht die Aufgabe der Körperberührungen nicht darin, blockierte Körperbereiche zu öffnen, um letztlich den Ausdruck und die Befreiung zurückgehaltener Emotionen zu unterstützen. Vielmehr versuchen wir durch gezielte Angebote der körperlichen Berührung, sowohl in der Arbeit mit dem Kind, als auch mit den Erwachsenen, ein Mehr an innerer Sicherheit und eine Verbesserung der emotionalen Aufnahme- und Bindungsbereitschaft zu eröffnen. Nicht immer ist diese Haut- und Körperberührung möglich. Dies ist besonders dann der Fall, wenn die Eltern und Säuglinge durch traumatische Erfahrungen (wie überwältigende Geburtserfahrungen, sexuelle oder körperliche Misshandlungen u. a.) geprägt wurden und jede Form der körperlichen Annäherung zu einer Auslösung von großer Angst und Verunsicherung führt. In diesen Fällen ist die behutsame Arbeit mit Worten, Visualisierungen und Körperwahrnehmung der wichtigste Zugang, um bei diesen Menschen einen behutsamen Prozess der Öffnung und Vertrauensbildung zu ermöglichen.

Sicherheit durch Körperberührungen

Sie haben gerade ein schwieriges Telefonat zu Ende gebracht. Man hat Ihnen die Nachricht übermittelt, dass ein naher Freund einen schlimmen Unfall hatte. Er hat überlebt, aber schwere Verletzungen davon getragen. Ihr Herz wummert Ihnen bis zum Hals, in Ihrem Kopf kreist alles und es fällt Ihnen schwer, ihre Gedanken zu sortieren. Diesmal sitzen Sie nicht bei Geschäftspartnern und wollen Ihre Gefühle in Zaum halten. Diesmal kommt Ihr Partner in den Raum und setzt sich zu Ihnen. Er spürt, dass etwas nicht stimmt mit Ihnen. In knappen Worten berichten sie, was sie gerade gehört haben. Nach einer Weile, in der Sie schweigend zusammensitzen, legt Ihr Partner seine Hand auf Ihren Arm. Er macht nichts weiter, als da zu sein. Die Hand ist warm und gibt Ihnen das Gefühl, dass Sie jetzt nicht alleine sind. Jemand, der Ihnen am Herzen liegt, ist bei Ihnen. Die Körperberührung Ihres Partners vermittelt Ihnen ein Gefühl von Trost und Beistand. Es ist so, als würde sich ein schützender Mantel um Sie legen. Sie sprechen immer noch nicht, einige Tränen laufen Ihnen über das Gesicht. Es ist wohltuend, zu spüren, dass sich die Spannung jetzt in Ihrem Körper löst. Ihr Herz schlägt jetzt wieder ruhiger und langsam beginnt sich der Schrecken in Ihnen zu lösen.

Immer dann, wenn wir größeren Belastungen ausgesetzt sind, wenn wir uns unsicher fühlen oder einen unverhofften Schrecken erfahren haben, bewirken verständnisvolle Berührungen unseres Körpers kleine oder größere Wunder. Über die Körperberührungen können wir einem Menschen ohne Worte das Gefühl der Sicherheit und Geborgenheit vermitteln. Liebevolle Körperberührungen lösen in unserem Organismus eine ganze Reihe von positiven Reaktionen aus.[78] Hierzu gehört vor allem, dass Berührungen jene Bereiche unseres Autonomen Nervensystems ansprechen, welche für die Kontaktaufnahme mit einem nahen Menschen so überaus wichtig sind. Immer dann, wenn uns Körperberührungen »unter die Haut« gehen, wenn sie uns tiefer berühren, wird der parasympathische Zweig unseres Autonomen Nervensystems aktiv und löst gleich eine ganze Kettenreaktion positiver Wirkungen in unserem Organismus aus.

Der Arzt und Psychoanalytiker Wilhelm Reich beschrieb in seinen Forschungen die energetischen Grundlagen der Körperberührung. In seinem Modell kennzeichnen sich stärkende und Verbindung stiftende Körperberührungen durch einen energetischen Faktor. Nur dort, wo es in Körperberührung zu einer energetischen Verbindung und Überlagerung zweier Organismen kommt, wird die Berührung subjektiv »nährend« und »aufbauend« erlebt. Ohne die bioenergetische Basis bleibt die Körpererfahrung jedoch kalt, mechanisch und oberflächlich. In diesen Haut- und Körperberührungen stellt sich kein Nähegefühl ein, die Körperberührung bleibt ohne Wirkung auf unser seelisches Erleben.[79]

So gesehen können wir bei jedem körperlichen Dialog zwischen zwei Menschen die Frage stellen, ob die erfahrene körperliche Stimulation uns im Innern bewegt oder ob sie uns kalt und unberührt lässt. Oder schlimmer noch: Löst sie sogar eine Reaktion von Stress und unlustvollen Gefühlen in uns aus? Eine Stillbeziehung zwischen einer Mutter und ihrem Baby kann aus dieser Perspektive eine zutiefst innige Erfahrung sein, welche den Bindungsprozess zwischen Mutter und Kind stärkt, jedoch ebenso kann es eine rein physische Form des Kontaktes sein, in der lediglich Flüssigkeiten ausgetauscht werden. Ob der orale Kontakt eines Babys zur Brust seiner Mutter also lustvoll, berührend und bindungsstiftend erfahren wird, hängt in letzter Konsequenz von der Frage ab, ob sich zwischen beiden eine energetische Verbindung aufbaut oder eben nicht. Die bindungsarme Stillverbindung bleibt ebenso kalt und beziehungsarm, wie eine lieblose sexuelle Vereinigung, die uns im Herzen nicht berührt.

In der EEH suchen wir nach körperlichen Berührungen, die gestressten Eltern und Kindern dabei helfen, erneut ein Gefühl der Sicherheit und des Vertrauens aufzubauen. Hier werden wir jedoch in akuten Kriseninterventionen mit einer großen Schwierigkeit konfrontiert. Während bei moderaten Stressreaktionen des Menschen körperliche Kontakte eine Entschleunigung und Beruhigung unseres Nervensystems auslösen, so werden Körperberührungen während überlastender Stresszustände eher durch eine ablehnende Reaktion des Körpers beantwortet.

Bei Babys lässt sich dieser Zusammenhang deutlich beobachten. In leichten Stresssituationen, wie etwa dann, wenn das achtmonatige Kind seine Mutter aus den Augen verliert, hilft das Körperkontaktangebot wie das auf den Arm nehmen und das Erleben von Halt, das Kind wieder zu beruhigen. Dieses Mittel wirkt jedoch paradox bei einer längeren Trennung des Babys von seinen nächsten Beziehungspartnern. So reagieren Babys nach traumatischen Formen der Trennung wie längeren Klinikaufenthalten häufig vermeidend auf liebevolle Berührungen. Das Hautsystem hat dann seine Aufnahmebereitschaft eingebüßt. Das Kind hat sich verschlossen und reagiert zurückweisend auf die körperlichen Angebote der Nähe. Diese Erfahrung der Ablehnung von gut gemeinten Körperberührungen nach belastenden Erfahrungen wird von vielen Eltern besonders kränkend und schmerzhaft erfahren.[80]

Ähnlich ist die Lage bei Müttern und Väter, die über Wochen hinweg großen Belastungen mit ihren schreienden Kindern ausgesetzt sind. Oder

Eltern, die eine ganze Odyssee in der Begleitung ihrer zu früh geborenen Kinder erleben. Auch hier kann der emotionale Rückzug aufgrund der tagtäglichen Belastungen so gravierend ausfallen, dass die Eltern körperliche Nähe gar nicht mehr zulassen wollen und können. Ist unser Nervensystem primär mit Gefahrenabwehr beschäftigt, ist es dauerhaft auf Stress und Alarm eingeschaltet, schaltet der Organismus auf einen Notfall-Modus um. Dieser Modus sieht vor, dass jede weitere Annäherung und Öffnung des Körpers vermieden wird, solange bis sich die allgemeine Gefahrenlage verändert hat.

Die Körperberührung bei einem hochgespannten Organismus ist vergleichbar mit einem Wassertropfen, den wir auf einen ausgetrockneten Schwamm träufeln. Der trockene Schwamm hat seine Aufnahmefähigkeit verloren und die Wassertropfen perlen an ihm ab. Erst durch ein langsames und behutsames Benetzen des Schwammes mit einzelnen Tropfen sickert die Feuchtigkeit in das Gewebe ein und die Saug- und Aufnahmefähigkeit des Schwamms kehrt wieder zurück.

In der EEH stehen wir somit gerade in der Begleitung von Eltern mit Schreibabys vor der Frage, was bei Menschen, die Körperberührungen als unangenehm erleben und diese vermeiden, vorbereitend getan werden muss, damit ihre körperliche Aufnahmefähigkeit zurückkehrt und die nährende und Sicherheit stiftende Qualität der Körperberührungen wieder genossen werden kann.

Prinzip der Sicherheitsstation

Das Prinzip der Sicherheitsstation, welches in diesem Kapitel vorgestellt werden soll, stellt einen Versuch dar, einen Ausweg aus diesem praktischen Dilemma zu finden. Nachdem ich in der Praxis immer wieder die Erfahrung gemacht hatte, dass Mütter in den akuten Schreiphasen der Babys, wo sie großer Verzweiflung ausgesetzt waren, ablehnend auf körperliche Angebote reagierten, hatte ich begonnen neue Zugänge auszuprobieren.

Im Modell der Sicherheitsstation wird die Mutter in der akuten Stresssituation aufgefordert, nachzuspüren, an welcher Stelle ihres Körpers sie eine Berührung wünscht, die ihr Halt und Sicherheit geben könnte. In einem ersten Schritt scannt die Betroffene nun ihre Körperperipherie nach einer geeigneten »Andockstelle« ab. Es ist interessant zu beobachten, dass die Form des Angebotes eine Erleichterung auslöst, weil die Mutter den Raum erhält, in eigener Regie nachzuspüren, was ihr gefallen könnte. In einer Kombination aus körperlicher Eigenwahrnehmung und antizipierender Vorstellung, wie die Berührung sich anfühlen wird, entwickelt die Mutter innerhalb kurzer Zeit ein inneres Gespür dafür, wo der richtige Ort der Berührung an ihrer Körperoberfläche ist. Aus den bisherigen Darstellungen sollte man vermuten, dass es gerade in ausgeprägten Stresszuständen beinahe unmöglich ist, dass Mütter und Väter zu dieser Spürleistung fähig sind. Aber die Praxis zeigt genau das Gegenteil! Jedes Mal aufs Neue bin ich erstaunt, mit welcher Zielgenauigkeit die Eltern die Berührungspunkte benennen. Hierbei ist bereits die Such- und Orientierungsphase nach der »sicheren Stelle« ein heilsamer Prozess. Um sich eine gute Versorgung zu sichern, nehmen sie eine intensivere Verbindung mit ihrem Körper auf. Sie begeben sich in einen Prozess der Eigenresonanz, der an sich bereits die Selbstanbindung stärkt.[81]

Nachdem die Erwachsenen einem Impuls für einen ersten »Andockpunkt« nachgehen, beginnt eine Orientierungs- und Probierphase. Die Eltern sollen sich erst dann zufrieden geben, wenn sich in ihnen das Gefühl absoluter Stimmigkeit ausbreitet. Dazu geben die Eltern uns klare Hinweise, in welche Richtung die jeweilige Hand verschoben werden soll. Häufig verändern bereits kleine Veränderungen der Handposition das subjektive Erleben der Berührung fundamental. Es ist tatsächlich ein bisschen so, als würden Sie Ihren Partner bitten, Sie an einer ganz bestimmten Stelle Ihres Rückens zu reiben, da es dort fürchterlich juckt. »Ja, geh noch ein bisschen nach unten, bitte weiter nach rechts. Nein, jetzt gehst du nach links. Rechts habe ich gesagt! Du gehst in die falsche Richtung. Noch eine bisschen...,ja mach weiter so...., du bist fast an der richtigen Stelle. Jaaaah, da ist es!« Ist die Suche nach der Sicherheitsstation erfolgreich angekommen, führt dies zu einer sichtbaren körperliche Entlastung und Entspannung. Häufig ist es ein erleichterndes Seufzen, oder Durchatmen oder einen deutliches Nicken, welches signalisiert: Wir sind angekommen![82]

Die »sichere Stelle« zeigt sich dadurch, dass hier die der Nähe- und Resonanzbildung zwischen Mutter und professionellem Begleiter am deutlichsten ausfällt. Es ist der Punkt am Körper, an dem sich die betroffene Person am besten und leichtesten öffnen kann. Einhergehend mit dem Aufbau dieses Resonanzfeldes breitet sich in der Mutter ein Gefühl von Sicherheit und Geborgenheit aus. Aus diesem Grund ist es wirklich entscheidend wichtig, dass in der Suchphase solange probiert wird, bis wir an einem bestimmten Punkt zu einer Übereinstimmung kommen. In dem Augenblick, wo die »sichere Stelle« gefunden wurde, stellt das zuvor noch aktivierte vegetative Nervensystem auf einen entspannenden Modus um. Der Körper hat realisiert, dass über den Aufbau der Sicherheitsstation die größte Gefahr vorüber ist. Verblüffend ist in der Praxis immer wieder die Geschwindigkeit mit der sich dieser Erregungswechsel vollzieht. Innerhalb weniger Sekunden ist plötzlich eine emotionale Nähe aufgebaut, die Person entspannt sich und die Aufmerksamkeit richtet sich nach innen.

In der folgenden Zeichnung wird das Prinzip nochmals grafisch zusammen gefasst:

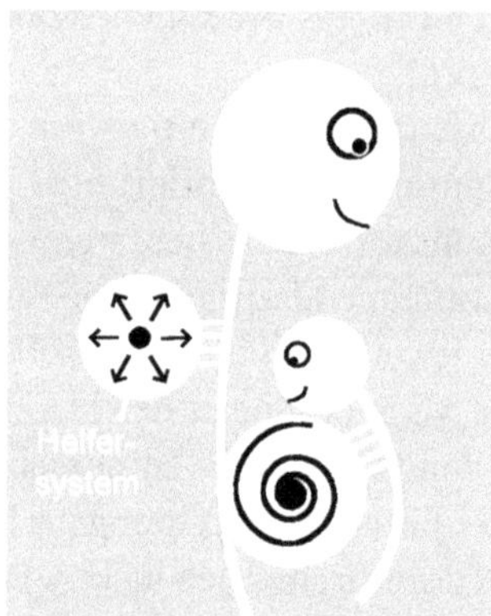

Abb. 13 – Prinzip der Sicherheitsstation

Sehr viel Ähnlichkeit hat der beschriebene Prozess mit den ersten Minuten, die Mutter und Neugeborenes nach der Geburt erleben. In dieser sensiblen Periode durchläuft das Kind auf dem Bauch einen ähnlichen Wechsel von Orientierung, Aktivierung und anschließender Beruhigung.[83] In dieser ersten Phase des Bondings bewegt sich das Baby durch reflexartige Kriechbewegungen auf dem Bauch der Mutter in Richtung Brust. Das Baby macht dies in seinem eigenen Tempo. Es ist für die erste Orientierungsphase nach der Geburt optimal vorbereitet. Es kann in der Nähe scharf sehen, es kann gut hören und den Duft der mütterlichen Brust wahrnehmen. Das Baby macht sich eigenständig auf den Weg. In kleinen Schritten schiebt es sich hinauf zum richtigen Ort: der Brust der Mutter. All dies geschieht, sofern das Kind dabei in Ruhe gelassen wird, in eigenem Tempo und weitestgehend ohne fremde Unterstützung gelassen wird. In dem Augenblick, in dem das Baby seinen Platz gefunden hat, und mit dem Saugen an der Mutterbrust beginnt, entspannt sich das Autonome Nervensystem und der kleine Organismus schaltet auf Entspannung und Erholung um. Nun, wo es den sicheren Ort erobert hat, kann es sich mit seiner Aufmerksamkeit solange nach Innen wenden, bis sich seine Kräfte wieder erholt haben und das Neugeborene bereit ist, für den nächsten Austausch mit seiner Umwelt.

In der Krisenbegleitung hat es viele Vorteile, wenn wir gleich zu Beginn in der Arbeit mit Eltern und Babys eine Sicherheitsstation als Kraftquelle etablieren. Durch diesen primären Entspannungsimpuls wird die weitere Erkundung des inneren Erlebens erleichtert. Außerdem ist die Verbindung zur körperlichen Sicherheitsstation eine wichtige Pipeline, um die affektiven und körperlichen Zustände des Gegenübers zu erfassen.

Das Prinzip der Sicherheitsstation wurde ursprünglich als Weg des Ressourcenaufbaus in der Körperarbeit mit den Babys entwickelt. Das oben bereits beschriebene Problem einer Zurückweisung von spezifischen Berührungen erlebte ich immer wieder in der Durchführung einer speziellen Form der Babymassage, die von der Ärztin Eva Reich[84] entwickelt wurde. Die Säuglinge schienen an manchen Tagen diese Massagen einfach nicht genießen zu können. Sie wiesen dann die Berührungsangebote mit den Händen zurück, sie wichen mit ihrem Körper aus oder sie wurden sofort unruhig.

Ich hatte die Beobachtung gemacht, dass gerade die Stimulation des Kopfbereiches eine starke Anspannungsreaktion des Babys nach sich zog. Der Kopf war aufgrund von schmerzhaften Berührungen während der Geburt häufig für die Babys der empfindlichste Punkt. Waren möglicherweise die Extremitäten des Körpers, besonders Hände oder Füße, die besseren Stellen für ein erstes Andocken beim Baby? Häufig war dies tatsächlich der Fall, aber es gab auch eine Reihe von Babys, die schon in der ersten Zeit nach der Geburt klinisch versorgt werden mussten. Dies galt besonders für früh geborene Kinder oder Säuglinge, die unmittelbar nach der Geburt operative Eingriffe erlebt haben. Bei diesen Kindern waren auch die Füße und Hände neuralgische Punkte, da sie hier häufig zum Zwecke von Blutentnahmen gestochen wurden. Was also konnte ich tun um einen angenehmen Ort des körperlichen Erstkontaktes zu finden?

Im Laufe dieses Suchprozesses begann ich die Säuglinge zu fragen, ob sie mir zeigen konnten, wo sie zu Beginn der Arbeit berührt werden wollten! Ja, in der Tat, ich frage die Babys. Ich spreche mit ihnen und bitte sie um Mithilfe. Das Verblüffende ist, dass die Babys uns mit ihrem Körper antworten. Sie reichen uns einen Fuß, sie drehen uns eine Seite ihres Körpers zu, sie tippen mit dem Finger auf die relevanten Stellen.[85] Bei der Berührung dieser zugewiesenen Orte am Körper beobachten wir sehr schnell einsetzende Öffnungsreaktion der Säuglinge. Häufig liegen sie einige Minuten nur auf der Matte und genießen diesen einen Kontakt an der von ihnen »gewünschten« Sicherheitsstelle. Für unser Vorgehen in der bindungszentrierten Arbeit mit den Babys ist diese sichere Stelle jeweils der Ausgangspunkt für weitere Berührungen, Streichungen und Gewebeschüttelungen, die am Baby vorgenommen werden. Sobald das Baby signalisiert, dass es sich überwältigt fühlt oder eine Pause benötigt, kehren wir an die Sicherheitsstelle zurück. Dieser Ort am Körper des Neugeborenen ist wie ein Heimathafen. Hier kann es auftanken, neues Vertrauen fassen und sich nach unangenehmen Berührungen schneller erholen. Jeder Massage-Zyklus startet und endet mit einer Berührung der Sicherheitsstelle.

Körperberührung und Nabelschnur-Verbindung

Die Körperberührung an der Sicherheitsstation erfüllt jedoch noch einen weiteren wichtigen Zweck in der Emotionellen Ersten Hilfe. Über den Körperkontakt am sicheren Ort werden wichtige energetische, körperliche und affektive Informationen des Gegenübers übertragen. In der EEH sprechen wir von einer info-energetischen Nabelschnur, oder, einfacher, von einer Nabelschnur-Verbindung. Anhand dieser energetischen Brücke kann der professionelle Begleiter einen klareren Zugang entwickeln, ob sich die Mutter oder das Baby noch in einem bindungsbereiten Zustand befinden.

In gewisser Weise wirkt diese energetische Nabelschnur wie ein sehr durchlässiges Datenkabel. Die Übertragungsgeschwindigkeit dieses Datenkabels wechselt je nach Qualität und Intensität des jeweiligen Bindungszustandes. Ist der emotionale Draht gut gesichert, was dann der Fall ist, wenn wir den Kontakt mit unserem Beziehungspartner subjektiv als »nah« und »stimmig« erleben, ist die Übertragungsrate der Informationen sehr hoch. Dieser erhöhte Datentransfer ist die Voraussetzung dafür, dass der Helfer über psychische und vegetative Resonanzprozesse den aktuellen Körper- und Gefühlszustand des Gegenübers in sich identifiziert. In seinem eigenen Körper kann nun der Helfer erfahren, wie es der jeweiligen Mutter in der Krisenberatung ergeht. Er kann z. B. durch die psychosomatische Resonanz spüren, wie sich, nach einer ersten Berührung im Nackenbereich, welche die Mutter als Sicherheitsstation gewünscht hat, ein Gefühl der Freude und Erleichterung in seiner Brust ausbreitet. Diese »vegetativen Identifikationen« erhalten eine noch wichtigere Funktion in Phasen, wo belastende innere Erfahrungen die Bindungsbereitschaft der Eltern schwächen. Hierfür ein kleines Beispiel:

Die 34-jährige Petra hat es sich mit ihrem 3 Monate alten Sohn Janik auf der Matratze in der Schreiambulanz bequem gemacht. Sie klagt über Panikattacken, die sie besonders stark erlebt, wenn ihr Sohn von seinen Schreiattacken durchschüttelt wird. In diesen Phasen würde sich eine allgemeine Unruhe in ihr so sehr steigern, bis sie zum Schluss völlig ohnmächtig und in panischer Angst sei. Petra hat mit ihrem Sohn Janik eine dramatische Geburt erlebt, wo es aufgrund einer Mangelversorgung des Kindes unter den Wehen zu einer hektischen Kaiserschnitt-Entbindung gekommen war.

Nachdem die Mutter sich an der Wand mit einigen Kissen im Rücken und ihrem Kind auf dem Bauch bequem positioniert hat, bitte ich sie, mir einen ersten Hinweis zu geben, wo ich sie zum Beginn der Sitzung berühren könne. Nachdem sie mir eine Stelle zwischen ihren Schulterblättern nennt und ich die Sicherheitsstation berühre, breitet sich sofort eine Atmosphäre der Stille und Ruhe im Raum aus. Die Mutter genießt diesen ersten Kontakt sichtlich. Auch Janik kuschelt sich zufrieden an die Brust seiner Mutter. Die Verbindung meiner Hand an der Sicherheitsstation fühlt sich warm und prickelnd an. In meinem eigenen Körper breitet sich eine wohlige Wärme aus und ich beginne ein Gefühl von Glück zu empfinden. Ich deute diese Erfahrungen in mir als Resonanzprozesse und erkundige mich bei der Mutter, wie sie den Kontakt erlebt. Dabei erfahre ich, dass auch sie von Wärme durchströmt wird und sich jetzt ganz glücklich und sicher fühle.

Nach einigen Minuten beginne ich plötzlich wahrzunehmen, wie sich eine Enge und Spannung in meiner Brust bildet. Ich spüre wie diese Enge nun in Richtung meines Halses hoch wandert. Meine Atmung geht jetzt schneller und aufgeregter. Durch ein Überprüfen des Kontaktes an der Sicherheitsstation kann ich wahrnehmen, dass das Gefühl der Verbundenheit hier nun deutlich schwächer ist. Ich frage die Mutter, ob sie etwas in sich spüren und erfahren könne. Sie hat bisher nur wahrnehmen können, dass sie plötzlich unruhiger geworden sei. Sie fühle sich jetzt wie unter Strom gesetzt. Und sie weiß aus Erfahrung, dass das immer die ersten Anzeichen seien, wenn die Angst in ihr hochsteige. Ich fordere Petra auf, den inneren Kontakt zu meiner Hand wieder aufzubauen. Sofort wird die Verbindung meiner Hand zwischen ihren Schulterblättern wieder fühlbarer und sicherer. Auch Julia kann dies wahrnehmen. »Es geht mir gut, wenn ich die Hand in meinem Rücken spüre. Sie erinnert mich daran, dass ich jetzt nicht alleine bin.« Während sie das ausspricht, löst sich die Spannung in ihren Schultern und ihr Atem vertieft sich. Das strömende Gefühl der Wärme in meinem Körper ist jetzt wieder zu spüren. In diesem Moment, wo die Mutter sich sicher und geborgen fühlt, berichtet sie Folgendes: »Jedes Mal, wenn Janik seine Weinattacken erlebt, spüre ich diese Enge in meiner Brust und in meinem Hals. Es ist das Gefühl, das ich hatte, als die Ärzte in der Klinik während der Geburt zu mir kamen, und mir sagten, sie müssten jetzt sofort den Kaiserschnitt vorbereiten. Die Herztöne seien sehr schlecht und sie müssten jetzt schnell handeln, um den Jungen zu holen. Sie sagten es sehr sachlich, aber ich sah an den hektisch herum rennenden Schwestern und dem ernsten Gesichtern der Ärzte, dass es nicht gut um ihn stand. In dem Augenblick überkam mich eine wahnsinnige Angst, dass ich mein Kind verlieren könne. Mein Kind, dass ich mir so sehnsüchtig gewünscht hatte. (Petra hatte über mehrere Jahre vergeblich mit ihrem Partner versucht, schwanger zu werden) Ich fühlte mich in dem Augenblick ganz Mutterseelen allein.«

Während Petra über diesen dramatischen Moment ihrer Geburt spricht, achte ich auf den Körperkontakt an der Sicherheitsstation. Ich überprüfe ständig die Reaktionen in meinem Körper, ob sich erste Anzeichen ergeben, die darauf hindeuten, dass der Bindungsprozess zur Mutter schwächer wird oder in ihr ein Prozess der Beschleunigung einsetzt. Doch die Mutter bleibt während der Erzählung in einer stabilen Verfassung und fühlt sich erleichtert, dass sie mit ihren Erlebnissen gehört wird.

Was wir an diesem Beispiel gut erkennen können, ist, wie wichtig die inneren Resonanzprozesse sind, um frühzeitig zu erkennen, wann die Aufnahmebereitschaft in der Mutter verloren geht. Indem der Helfer in seinem eigenen Organismus die Anspannungsprozesse identifiziert, kann er sich empathisch in das Erleben der Mutter einfühlen. Er kann, bei guter Schulung seiner Selbstwahrnehmung, sogar deutlich früher als die betroffene Elternperson beginnende Stress- und Angstprozesse erkennen und durch gezielte Interventionen in ihrer Entfaltung stoppen.[86]

Zwischen Ebbe und Flut

Für den Helfer ist die Nabelschnur-Verbindung ein wichtiger Parameter, wie es um den emotionalen Draht zwischen Mutter und Kind steht. In anderen Worten ausgedrückt: Das Anfluten und Abebben der Bindungskräfte, die der Helfer im Kontakt mit der Mutter erlebt, sind zugleich ein Spiegel der Bindungsprozesse, die sich zwischen Mutter und Kind abspielen.

Nehmen wir wahr, wie die emotionale Verbindung an der Sicherheitsstation verloren geht, so wissen wir, dass die Mutter im gleichen Atemzug den Faden zum Baby verliert. Indem wir die Mutter auffordern, sich wieder mit unserer Hand zu verbinden, verhindern wir präventiv, dass sie in ihren inneren »Filmen« verloren geht und den Realitätskontakt zum Baby einbüßt. Insbesondere bei posttraumatischen Stress-Syndromen von Müttern und Vätern hat sich dieses Vorgehen als überaus hilfreich erwiesen, um Überlastungszustände und ein Wegdriften der gestressten Eltern zu vermeiden.

Der Helfer übernimmt durch diese »Wasserstandsmeldungen«, die er der Mutter regelmäßig durchgibt, zeitweilig die Fürsorge für die Regulation ihrer Bindung mit dem Kind. Indem der Therapeut mitteilt, dass der Kontaktfaden zur Mutter dünner wird, weiß er implizit, dass spezifische Gefühle, Empfindungen und Gedanken die Bindungsbereitschaft der Mutter schwächen. Häufig ist die Wahrnehmung einer abebbenden Verbindung an der Sicherheitsstation das Startsignal, um in Zusammenarbeit mit der Mutter, die inneren Prozesse genauer zu erkunden. Indem sich die Mutter nach innen wendet und in der Folge die bisher abgewehrten Gefühle anerkennt und identifiziert, verlieren diese Erfahrungen ihr bisheriges Bedrohungspotential. Als Folge muss die Mutter weniger Energie aufbringen, um die »gefährlichen« Gedanken und Gefühle zu unterdrücken und kann sich ungestörter dem Bindungsprozess mit dem Kind hingeben.[87]

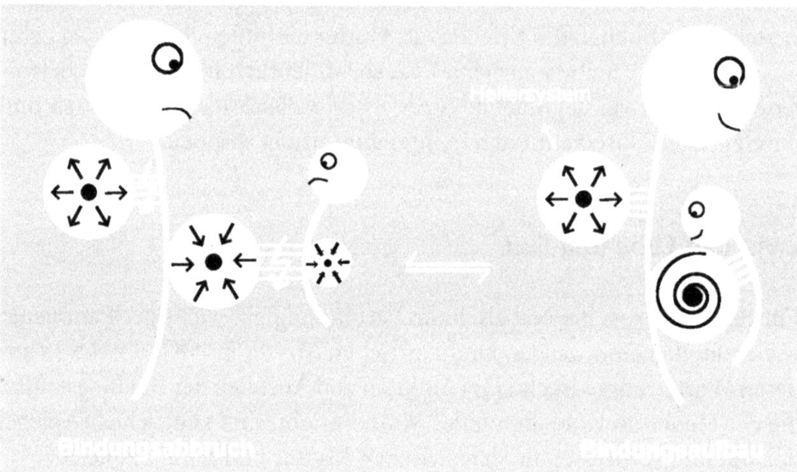

Abb. 14 – Nabelschnur-Verbindung als Parameter der Eltern-Kind-Bindung

In diesem Sinne fungiert der Berater bzw. der Therapeut als »Hilfs-Ich« der betroffenen Mutter. Diese Funktion wird in den Sitzungen solange übernommen, bis ihre Fähigkeit zur Selbstregulation der Beziehungsprozesse mit dem Kind wieder hergestellt ist.

Kraft der inneren Bilder

Die Vorstellung oder Erinnerung an eine innige Begegnung mit einem nahen Menschen löst in uns eine vergleichbare neurobiologische Reaktion aus, wie dies in einer »realen«, uns angenehmen Begegnung mit einem Menschen der Fall ist. Indem wir eine junge Mutter im Rahmen einer Krisenintervention bitten, die inneren Bilder einer bindungsstarken Erfahrung mit ihrem Kind aufsteigen zu lassen, schaffen wir somit die inneren Voraussetzungen, die es der Mutter erleichtern, den emotionalen Faden zum Kind wieder aufzubauen. Wie bereits im ersten Teil des Buches beschrieben, löst die Erinnerung an einen schönen Moment mit einem der von uns geliebten Menschen in unserem Gehirn eine Aktivität der Spiegelneuronen aus, die durchaus vergleichbar ist mit jener, die auch in der ursprünglichen Beziehungserfahrung ausgelöst wurde. Dies bedeutet, dass wir uns durch die Vorstellung in einer Art »Probehandlung« im Geiste auf unseren Beziehungspartner in positiver Weise einstimmen und dadurch besser in die Lage versetzt werden, den Kontakt mit unserem Gegenüber aufzunehmen.[88]

Bindungsstärkung durch Visualisierung

Kerstin kuschelt sich am Morgen behaglich an ihren vier Wochen alten Säugling. Gemeinsam liegt sie mit dem Jungen im Bett der Eltern, genießt seine Wärme, die liebevollen Blicke, die feinen Bewegungen seiner Hände. Die Mutter spürt die wärmenden Berührungen des Babys auf ihrer Haut. Der Duft ihres Babys, der ihr schon ganz vertraut vorkommt, liegt ihr in der Nase. Die Sonne strahlt durch das Fenster auf die Bettdecke. Das Zwitschern der Vögel dringt von draußen herein. Alles zusammen ergibt etwas ganz Besonderes, welches die Mutter in ihrem Innern berührt.

Als ich Kerstin bitte, ihre Augen zu öffnen, scheint sie aus einer fernen Welt zu kommen. Ihr Gesicht hat einen ganz weichen und zärtlichen Ausdruck bekommen. Die Mutter hat sich gerade eine »schöne« Situation mit ihrem Baby vorgestellt. Die inneren Bilder jenes behaglichen Morgens helfen ihr, ein Gefühl der Nähe zu Justin aufzubauen. Jetzt ist die Innigkeit und Nähe zu ihm wieder da. Als sie vor einer Stunde in die Ambulanz gekommen war, hätte sie Justin am liebsten abgegeben und wäre wieder gegangen. Heute war er für sie nicht zu ertragen. Er quengelte und schrie schon seit dem Mittag und selbst das Spazierengehen im Park, was sonst ein wenig Abhilfe schuf, wollte diesmal nicht anschlagen.

Sie wusste nicht mehr, wann der Zeitpunkt gekommen war, aber irgendwann, so die Mutter, seien heute die Lichter in ihr erloschen. Da habe sie die Hoffnung verlassen. Die Hoffnung, dass es mit Justin jemals wieder anders werden würde. Es sei ein Gefühl gewesen wie Aufgeben. Nur noch Ablehnung, Enttäuschung und der Gedanke, wegzurennen, habe sie da spüren können.

Die gezielte Visualisierung unterstützt die Mutter darin, ihre Wertschätzung und innere Verbundenheit neu zu aktivieren. Ein bisschen ist es so, als würde sich die gestresste Mutter durch die angenehmen inneren Bilder »weichspülen« und »reinwaschen«. Die Erinnerung an die aufbauenden Momente mit dem Kind lassen sie wieder andocken an die Augenblicke, wo es in der Beziehung noch funkte und funktionierte. Die Bilder wirken wie kleine Kügelchen, welche die schlummernden und in Vergessenheit geratenen Bindungskräfte zum Leben erwecken. [89]

Tatsächlich zeigt die Erfahrung mit Eltern in postnatalen Krisen, dass die Erinnerung an die schönen, aufbauenden und stärkenden Momente mit dem Baby schnell aus dem Blickfeld geraten, wenn Stress und Unsicherheit über einen längeren Zeitraum anhalten. Neuere Forschungen zeigen, dass dauerhafte Stresszustände unsere Erinnerungstätigkeit massiv behindern.[90] Vieles scheint dafür zu sprechen, dass Angst, Unsicherheit und anhaltende psychische Belastungen wie ein Löschprogramm für die Engramme angenehmer und lustvoller Beziehungserfahrungen wirken. Dies mag erklären, warum Mütter, die den Weg in die Schreiambulanzen finden, oft darüber klagen, dass sie den inneren Zugang zu den angenehmen Seiten des Zusammenseins mit ihren Kindern verloren hätten. Nur noch die belastenden und unlustvollen Aspekte ihres Eltern-Seins sind dann noch von Bedeutung und der Erwähnung wert.

Das eigentliche Agens der Arbeit mit Visualisierungen in der EEH ist nicht der Inhalt der Bilder! Diese unterscheiden sich von Person zu Person ganz erheblich. So erinnern manche Eltern konkrete Augenblicke der Nähe mit dem Baby, andere sehen ihr Kind vor sich, wie es friedlich in seinem Bettchen schlummert. Andere stellen sich Situationen vor, wo die Babys fasziniert und neugierig ihre Welt entdecken. Die kraftvollen Bilder können ganze Abläufe von Interaktionen beinhalten oder auch Standbilder sein, wie die Erinnerung an einen spezifischen Blickkontakt oder ein Lächeln des Kindes.[91]

Für unser Vorgehen in der EEH ist nicht der Inhalt der Vorstellung entscheidend, sondern dass das Bild das Innerste der betroffenen Mutter berührt. Nur wenn die betroffene Mutter spürt, wie die Visualisierung eine erfahrbare Veränderung ihres Körpererlebens herbeiführt, können wir sicher gehen, dass die Regulationsprozesse in der Tiefe ihres Körpers berührt werden. Das eigentliche Ziel der Arbeit mit den inneren Bildern besteht darin, dass wir über die Visualisierung einen positiven Einfluss auf unser »altes« Nervensystem ausüben und damit die Bereitschaft zur Bindung verbessern. Indem die Mutter sich mit der Vorstellung des innigen Stillkontaktes verbindet, kann der entspannende Teil ihres Autonomen Nervensystems die Führung übernehmen. In gewisser Weise erhält der Organismus durch die inneren Vorstellungen einen Zugang zu Zuständen innerer Sicherheit und Geborgenheit. Dies ist selbst dann der Fall, wenn das Baby zu Beginn der Visualisierung noch aufgeregt quengelt und seine Unzufriedenheit mitteilt.

Die inneren Bilder sind eine Möglichkeit in der EEH, um die körperlichen Grundlagen unserer Bindungsbereitschaft zu verändern. Bei gelingenden bindungsstarken Visualisierungen wird der parasympathische Zweig unseres ANS unterstützt und eine Reihe von positiven Regelkreisen werden in Gang gesetzt: So wird die Ausschüttung des Liebeshormons »Oxytocin« erhöht, das Herz-Kreislaufsystem und die Muskeln entspannen sich, die Atmung vertieft und der Blick wird dem Baby zugewandter. Erst dort, wo die Bilder das Herz der Eltern ansprechen, wird es möglich, dass plötzlich eine Offenheit entsteht, wo zuvor noch Anspannung und Rückzug dominiert haben.[92]

Visualisierung und Körperwahrnehmung

Wie dies schon bei den anderen Wegen der Bindungsstärkung beschrieben wurde, entfaltet die Technik der Visualisierung erst dann ihre volle Wirkung, wenn wir sie mit gezielter Körperwahrnehmung kombinieren. Indem die Mutter genau beschreibt und bewusst erfährt, welche Veränderungen sich in ihrem Körper abspielen, wird das innere Bild mit konkretem Körpererleben assoziiert. Wir verwandeln somit positiv besetzte Vorstellungen in eine bewusste körperliche Erfahrung!

Nehmen Sie sich einen kleinen Augenblick Zeit für folgende Übung, die diesen Aspekt der Arbeit etwas verdeutlichen soll.

Schließen Sie die Augen und horchen Sie in Ihren Körper hinein. Achten Sie auf den Strom Ihrer Atmung, das Auf und Ab Ihrer Bauchdecke. Spüren Sie, wie die Atmung sich in Ihnen Raum verschafft. Spüren Sie, dass Sie mit jeder Ausatmung Ihr Gewicht an die Stuhllehne und Ihre Sitzfläche abgeben.

Lassen Sie jetzt ein Bild aufsteigen, wo Sie sich ganz zufrieden, glücklich und geborgen mit Ihrem Kind gefühlt haben. Ein kleiner Moment, wo Sie sich Ihrem Kind ganz nahe gefühlt haben, wo Sie Ihre Liebe spüren konnten und wie sehr Ihnen dieser Mensch am Herzen liegt. Lassen Sie das innere Bild näher kommen und schauen Sie an, welche Aktivität Sie mit Ihrem Kind teilen? Ist es ein Moment der Ruhe, der Innigkeit, der körperlichen Nähe, vielleicht sehen Sie das Lachen Ihres Kindes oder wie es Ihnen zärtlich den Arm streichelt. Vielleicht erkennen Sie auch, wie Sie gemeinsam auf dem Bett miteinander herumtollen, wie Sie glucksen und lachen? Oder Sie hören in Ihrer Vorstellung die Geräusche Ihres Babys, wie es an Ihrer Brust saugt, seufzt und schnauft. Möglich ist auch, dass Sie sich jetzt an einen bestimmten Geruch erinnern, den Sie mit der Situation verbinden. Den süßlichen Geruch der Milch, den betörenden Duft des Neugeborenen. Lassen Sie all diese Erinnerungen und Bilder in sich zu!

Bleiben Sie einen kleinen Augenblick bei diesem Bild stehen. Achten Sie darauf, welche Empfindungen dieses Bild in Ihrem Körper auslöst. Wo beginnt sich Ihr Körper zu entspannen, wo breitet sich Wärme aus und wo entsteht ein Gefühl der Weite? Nehmen Sie wahr, wo in Ihrem Körper lustvolle und angenehme Strömungen einsetzen. Versuchen Sie zu erspüren, wo sich das Zentrum dieses Wohlbefindens befindet. Vielleicht können Sie das Gefühl genauer erfassen, das jetzt spürbar ist, wenn Sie an Ihr Kind denken. Was wird durch dieses Bild vermittelt? Ist es das Gefühl der Nähe, Verbundenheit, Vertrautheit? Ist es Dankbarkeit, Geborgenheit oder einfach nur das Erleben von tiefer Zufriedenheit?

In der praktischen Arbeit mit Eltern und Schreibabys können wir noch einen Schritt weitergehen. Hier können wir nicht nur die visualisierten Vorstellungen mit den inneren Körperempfindungen, sondern zudem mit den Verhaltensreaktionen des Säuglings verknüpfen. Speziell dann, wenn die betroffenen Mütter oder Väter die Visualisierungstechnik im Beisein ihrer Kinder durchführen, gibt es sehr häufig direkte Rückmeldungen der Babys auf die veränderte Reaktionsbasis der erwachsenen Begleiter. Das Baby wirkt dabei wie ein feiner Seismograph, der die emotionale Öffnung und körperlichen Veränderungen des Gegenübers aufzeichnet und spiegelt. Während die Mutter sich innerlich mit den Bildern verbindet und sich entspannt, löst sich auch in dem Baby ein tiefer Seufzer. Plötzlich öffnet es die Augen und sucht im Gesicht der Mutter nach einer Antwort ihres Blickes. Als Echo auf die erweiterte Entspannungslage der Mutter lösen sich die Verspannungen des Kindes und ein Fallen-Lassen in ihrem Körper wird möglich. Im optimalen Fall eröffnet sich somit ein positiver Regelkreis aus erweiterter Entspannungs- und Bindungsbereitschaft der Mutter und mehr Sicherheit und Aufgehobenheit für das Baby.[93]

Erst an dieser Stelle, wo die betroffene Mutter den inneren Zusammenhang von innerer Bildaktivität und körperliche Basis bewusst verknüpft, erhöht sich auch die Wahrscheinlichkeit, dass sie auch in ihrem Alltag auf diese innere Ressource als verfügbare »Tankstelle« zurückgreift. Dieses selbstständige Umsetzen des neu erworbenen »Bindungswissens« ist das eigentliche Anliegen der Emotionellen Ersten Hilfe.

Widersprüche in der Praxis der Emotionellen Ersten Hilfe

In den Anfängen der Emotionellen Ersten Hilfe bestand das übliche Vorgehen darin, an den lärmenden Symptomen der Krisendynamik zwischen Eltern und ihren Säuglingen anzusetzen. Auf Seiten des Babys das Schreien, die Blickkontaktvermeidung und Unruhe und, auf der Seite der

Eltern, die Hilflosigkeit, Ohmacht und verzweifelten Vermeidungs- und Beruhigungsstrategien, um dem Weinen des Säuglings aus dem Wege zu gehen. In dieser ersten Entwicklungsphase der EEH stand die Erkundung des unlustvollen Erlebens und der Bindungsschwächung ganz im Mittelpunkt. Hier lag der Startpunkt der gemeinsamen Reise von Eltern und Kind.

Die Nachteile dieses Herangehens, an den Manifestationen der Bindungsschwächung anzusetzen, wurden jedoch schnell offenbar. So führte die genaue Erkundung der elterlichen Stressreaktionen in den Schreikrisen oft zu einer künstlichen Aktivierung von Stress und Anspannung in Eltern und ihren Babys. Das Sprechen über die belastenden Erfahrungen reichte aus, um die negativen Gefühle, die körperliche Anspannung und die innere Aufregung zu reproduzieren. So konnte es passieren, dass die zu Beginn der Beratung noch gelöste Atmosphäre sich durch das gezielte Befragen der Eltern innerhalb weniger Minuten in eine angestrengt und unlustvolle Situation verwandelte. Während die Mütter über ihre Hilflosigkeit berichteten, ihre Hilfsstrategien im Umgang mit dem Baby äußerten, wurden die Säuglinge auf ihrem Arm unruhig. Und kaum hatte man sich versehen, hatten wir im Rahmen der Schreiambulanz wirklich jenes Schreiszenario, das sich täglich in den Wohnungen der Eltern abspielte.

Für die Eltern hatte die Live- Demonstration ihres unruhigen Babys durchaus eine entlastende Seite. Für sie war es eine Gelegenheit, unter »Zeugen« zu präsentieren, wie »schlimm« und »ausweglos« die Situation sich darstellte, die sie augenblicklich erfuhren. Tatsächlich beobachten wir in der Krisenbegleitung einen inneren »Drang« der Eltern, die unangenehmen und belastenden Seiten ihres Alltags mit dem Baby in den Vordergrund zu stellen. Dies erklärt sich aus der enormen inneren Spannung, welche die Eltern erleben und die in ihnen nach Ausdruck strebt.

Die Gefahr einer an der Bindungsschwächung ansetzenden Herangehensweise zeigt sich deutlich bei ressourcenschwachen Eltern. Die Eltern fühlen sich durch das Schreien ihres Säuglings derartig bedrängt und verängstigt, dass sie nicht mehr in der Lage sind, eine detaillierte Innenschau und Selbstwahrnehmung zu leisten. Durch den stressbedingten Zusammenbruch der Ich-Funktionen der Eltern muss der Berater bzw. Therapeut die Regulationsfunktion der erwachsenen Begleiter zeitweilig übernehmen. Ich werde im weiteren Verlauf meiner Ausführungen noch genauer auf die besonderen Schwierigkeiten der Begleitung von ressourcenschwachen Eltern eingehen. Diesen Menschen mit Ich-schwachen Strukturen fällt es überaus schwer, eine dauerhafte Verbindung zu ihrem Körper aufrechtzuerhalten. In besonders ausgeprägter Weise beobachten wir dieses Phänomen bei Eltern mit posttraumatischen Belastungsstörungen.

Die wichtige Frage, die sich aus diesen Beobachtungen ergab war: Wie können wir die beschriebenen Artefakte vermeiden, so dass Eltern und ihre Säuglinge in akuten Krisenprozessen nicht noch weiteren Belastungen und Bindungsschwächungen ausgesetzt werden? Welche Vorgehensweisen sind möglich, die nicht den Stress- und Unlustprozess in den Vordergrund stellen, sondern mit einer Stärkung der inneren Ressourcen beginnt?

Innere Bilder als Basis der Sicherheit

Um zu vermeiden, dass es zu einer Reaktivierung der Stresszustände durch die Befragung im Erstgespräch erfolgt, nutzen wir die Visualisierungstechniken, um uns sicher in unbekanntes Terrain vorzuwagen. Hierzu etablieren wir zu Beginn der Sitzung zunächst einen sicheren Zustand der Selbstanbindung bei den Eltern. Hierzu können wir die schon vorgestellte Bauchatmung nutzen, aber ebenso eine bindungsstärkende Vorstellung. Was sich bewährt hat, ist eine kleine Übung, in der die Eltern sich eine Alltagssequenz mit dem Kind vorstellen, in dem die Interaktion gut funktioniert hat. Mit dieser primären Hinwendung zum Guten und Positiven wird gleich zu Beginn der Sitzung die wertschätzende Seite der Eltern gestärkt und unterstützt. Sie erkennen, dass es funktionierende Seiten im Zusammensein mit dem Kind gibt. Dies ist besonders dann wichtig, wenn das Baby im Alltag sehr fordernd ist und die Bindungskräfte zwischen Eltern und Baby akut sehr geschwächt sind.

Auf der Basis dieser primären Selbstanbindung können nun erste Schritte unternommen werden, um die problematischen Erfahrungen mit dem Säugling zu erkunden. Hier interessieren uns vor allem zwei Fragestellungen: Wie verhalten sich Eltern und Babys in akuten Stressmomenten und wie wird die Belastungssituation (wie etwa das andauernde Schreien des Babys) von den Eltern innerpsychisch verarbeitet. Droht während der Erzählung ein Abkippen in einen aktivierten-übererregten Zustand, zeichnet sich ab, dass die Mutter vermehrte Körperspannung, eine verflachende Atmung oder ein beschleunigtes Erzähltempo entwickelt, so deuten wir diese Zeichen als eine übermäßige Mobilisation des sympathischen Nervensystems. Die Betroffene wird durch die Erzählung der belastenden Erfahrungen mit ihrem Säugling selbst negativ »getriggert«. Es droht, dass die Aufnahme- und Kontaktbereitschaft der Mutter verloren geht. Wichtig ist an dieser Stelle ein frühzeitiges Intervenieren der professionellen Helfer, um die schwächende Dynamik frühzeitig zu unterbinden. Durch ein Stopp-Signal bitten wir die Erzählende inne zu halten und sich im Geiste an die visualisierte Sicherheitsstation mit dem Baby zurückzukehren. Wurde die Ressource zu Beginn der Sitzung hinreichend gut verankert, kann die Mutter nun über die Rückkehr zum »guten« Bild eine Anti-Stress-Dynamik in Gang setzen.

Die 32-jährige Rika berichtet in einer ersten Sitzung in der Schreiambulanz über die unerträglichen Schreiphasen ihres 10 Wochen alten Sohnes Julian. Dieser schreie ein- bis zweimal am Tag so heftig, dass seine Stimme sich schrill und ohrenbetäubend überschlage. Das Ganze könne sich innerhalb weniger Minuten so sehr steigern, dass Julians Gesicht dunkelrot bis bläulich anlaufe und ihm die Atmung dann für mehrere Sekunden ganz wegbleibe, so als wüsste er nicht mehr, wie er einatmen solle. »In diesen Momenten fühle ich die Panik in mir aufsteigen. Alles schnürt sich in mir zusammen. Und manchmal halte ich selbst die Luft an, und fange erst dann wieder an zu atmen, wenn ich erkenne, dass Julian weiteratmet.«

Während dieses Berichtes nestelt Rika unruhig mit den Händen an ihrem T-Shirt, ihre Lippen werden schmal und blutleer. Und auch sonst wirkt der Körperausdruck gehalten und kontrolliert. Die Spannung ist beinahe mit den Händen zu greifen. Statt sie fortfahren zu lassen, bitte ich sie, innezuhalten. »Spüre jetzt deinen Atem in deinem Bauch. Nimm wahr, wie sich der Bauchraum bei jeder Einatmung ausdehnt. Kehre jetzt zu dem schönen Augenblick mit Julian zurück, den du dir am Anfang der Sitzung vorgestellt hast. Denke wieder zurück an das Kuscheln am Morgen, an die Wärme, die du auf deiner Haut spüren kannst.

Während Julian vor ihr auf einer Decke liegt und sinnlich an einem Holzklotz lutscht, schließt Rika die Augen und lässt sich auf die Strom der inneren Bilder ein.

Während sie sich nach innen wendet, unterstütze ich sie durch eine Berührung am oberen Rücken zwischen den Schulterblättern. Nach einer Weile gelingt es ihr, die innere Verbindung mit dem schönen Bild wieder herzustellen. Jetzt beginnt sich ihre Haltung zu entspannen, ihre Gesichtszüge werden weicher und der Rhythmus ihrer Atmung vertieft sich.

Als sie die Augen öffnet, blickt sie mich mit einem friedvollen Ausdruck an. Sie legt eine Hand auf Julian, ganz so, als wolle sie sich vergewissern, dass jetzt alles gut sei. Sie streichelt zart seine Arme und Hände und sucht den Blickaustausch mit ihm. Jetzt, wo sie den sicheren Ort in sich und auch in der Verbindung mit Julian wieder gefunden hat, fährt sie mit ihrer Erzählung fort: »Ja, ganz elend ist mir, wenn Julian beim Schreien aufhört zu atmen. Ich habe wirklich Angst, er könne jetzt gleich sterben! In mir zieht sich alles zusammen. Es ist ganz schrecklich!« Diesmal kann Rika ruhig über die belastenden Momente sprechen. Sie ist mehr in Distanz zu den für sie belastenden Reaktionen ihres Sohnes. Die positive Visualisierung hat den Stress- und Spannungsaufbau durchbrochen und den Realitätskontakt und die emotionale Haltefähigkeit der Mutter deutlich verbessert.

Durch die konsequente Wiederherstellung und Unterstützung der Selbstanbindung erreichen wir, dass beginnende Stressdynamiken in Mutter und Kind frühzeitig unterbunden werden. Die Mutter nutzt die inneren Bilder als Bremspedal, um nicht ungewollt in einen übererregten und hilflosen Zustand hineinzustolpern. Durch die sichere Verbindung mit dem Körper-Selbst kann sie, trotz ihres Berichtes über die für sie belastenden Erfahrungen mit dem Kind, die Kontrolle über die Situation bewahren und zugleich offen sein für die Signale des Babys.

Um dieses Arbeitsmodell erfolgreich durchzuführen, ist es wichtig, dass dem Energie- und Körperprozess des erzählenden Menschen mehr Gewicht beigemessen wird, als dem Inhalt seiner Erzählung. All zu oft ist der Bericht über die »schlimmen« Ereignisse wirklich spannend! Man ist als Helfer leicht geneigt, sich von den Inhalten packen zu lassen. Ist dies der Fall besteht für den Helfer die Gefahr, die optimale Abgrenzung zu verlieren und von den »Stress-Strudeln« des Gegenübers gepackt und fortgerissen zu werden. Deshalb achten wir in der EEH ständig auf eine ganze Palette von Körpersignalen, die uns Auskunft darüber geben, ob die Aufnahme- und Kontaktbereitschaft der Mutter und des Kindes hinreichend entwickelt sind. Neben der Körpersprache, auftretenden Spannungsmustern in der Muskulatur und der Atmung, achten wir auch auf Reaktionen der anwesenden Babys und, nicht zuletzt, auf die Resonanz-Erfahrungen in unserem eigenen Körper. All die Informationsquellen geben uns Hinweise darüber, ob wir in dem Erzählfaden der Betroffenen weiterfahren können und dürfen oder ob wir innehalten sollten, um vorerst die Selbstanbindung der Person zu unterstützen.

Der Einsatz der Stopp-Technik zur Verhinderung einer Überaktivierung unseres Nervensystems benötigt in der Praxis sehr viel Fingerspitzengefühl. Viele Eltern kommen in die Schreiambulanzen zu Beratungen, weil sie bisher nie die Gelegenheit hatten, über ihre Not und Ängste zu berichten. Ein aktives Stoppen durch den professionellen Begleiter wird zu Beginn der Beratung von den Eltern häufig als unnötige Unterbrechung ihres Erzählfadens verstanden. Sie wollen sich den Stress von der Seele reden, und nun werden sie ständig unterbrochen, sollen sich positiven Erfahrungen des Alltags zuwenden. Hier kann schnell die Situation entstehen, dass die Eltern abwehrend reagieren, da sie die Hinwendung zum »guten Bild« als eine Vermeidung des Helfers deuten, der ähnlich reagiert wie die sonstigen Mitmenschen ihrer Umwelt, denen die Berichte der Schreiattacken des Baby einfach zuviel sind. Wichtig ist deshalb, dass das Vorgehen den Eltern modellhaft erläutert wird. Wenn die Eltern aufgeklärt werden, dass das Vorgehen eingesetzt wird, um eine erneute Überlastung und Destabilisierung der Eltern und Babys zu verhindern, stößt man in aller Regel auf offene Ohren und ein hohes Maß an Kooperation von Seiten der Eltern.

Visualisierung und Retrospektion

Nicht alle Problemstellungen bei frühen Regulationsstörungen der Säuglings- und Kleinkindzeit lassen sich in der Live-Situation mit Eltern und Babys mit den bisher dargestellten Methoden der Emotionellen Ersten Hilfe begleiten. Neben der Schreibaby-Problematik sind es die Störungen der Schlaf-Wach-Regulation im ersten Lebensjahr des Kindes, die vielen jungen Eltern großes Kopfzerbrechen bereiten. Doch bei den Schlafthemen stehen wir in der Frühberatung häufig vor dem Problem, dass sich problematische

Verhaltensweisen des Kindes bzw. der Eltern- Kind-Interaktion nicht in der Weise in den Sprechstunden zeigen, wie wir dies von der Schrei- und Unruhethematik des Kindes gewohnt sind. In den Sprechstunden zeigen sich die »schlaflosen« Babys häufig von der »Sonnenseite« ihrer Persönlichkeit. Viele Babys zeigen sich im Kontakt interessiert, zugewandt und neugierig. Sie erkunden ihre Umwelt und sie sind überaus freundliche Interaktionspartner.

Die Eltern erleben ihre Babys nicht selten in einer Art Jekyll&Hide-Syndrom. In der Nacht erfahren sie die wahre Hölle: Das Baby schreit, will nach dem Aufwachen partout nicht wieder einschlafen, fordert mehrfach die Brust, ohne sich nachhaltig beruhigen zu können oder es erwacht in stündlichem Takt bei kleinsten Störungen, wie klappernden Türen, quietschenden Dielen, so dass die Eltern zu guter Letzt so leise wie Einbrecher durch ihre Wohnung schleichen. Kommen die Eltern dann in die Ambulanz, um sich in ihrer Not professionelle Unterstützung zu holen, bleibt ihnen zwar die Möglichkeit des Berichtes über die nächtlichen Aktivitäten und Konflikte, aber die Problematik selbst wird nicht sichtbar, denn das Baby verhält sich plötzlich ganz ruhig.[94]

Der Einsatz von Visualisierungen bietet hier eine gute Möglichkeit, um die Stressdynamik systematisch zu erkunden und positiv zu beeinflussen. Hierzu tauchen die Eltern, in Form innerer Bilder, in das nächtliche Szenario ein. Retrospektiv werden die Reaktionen der Kinder, die Strategien der Mutter und ihr inneres körperliches und emotionales Erleben erfasst. Wichtig in dieser Ruckschau ist die Rekonstruktion der jeweiligen Bindungskonstellation, die der Schlafproblematik zugrunde liegt. Es geht im Kern darum, dass die betroffenen Eltern eine Empathie für ihre eigene Betroffenheit entwickeln. Dazu müssen sie ihre psychosomatischen Stressmuster erkennen und emotional begreifen, worin ihre innere Not in der Verbindung mit dem Kind besteht. Erst wenn die Eltern in dieser ersten Erkundung verstehen, wie sie die innere Verbindung zum Kind in der Schlafinteraktion verlieren, ist ein nächster Schritt der Selbstanbindung möglich.

Dieser Schritt besteht darin, dass die bereits vorgestellte Methode der Bauchatmung in Kombination mit visualisierenden Techniken eingesetzt wird. Dazu sollen die öffnenden Wirkungen, die sich durch die Bauchatmung ergeben, direkt in Bildinformationen umgesetzt werden. Während sich die Mutter die nächtliche Stress-Situation mit dem Baby vorstellt, wird sie synchron dazu angeleitet eine Verbindung mit ihrer Bauchatmung aufzubauen. In einer Art von dualem Bewusstsein kann die Mutter nun beschreiben, wie die entspannende Wirkung, welche durch die Bauchatmung eröffnet wird, sich positiv auf die Dynamik der inneren Bilder auswirkt. Als ich das erste Mal die Erfahrung machte, dass die Bauchatmung nicht nur auf die unmittelbare Interaktion von Eltern und Kind, sondern auch auf die Vorstellungsaktivität unseres Gehirn in stärkender Weise einwirkt, war ich überaus beeindruckt.

Es scheint so, als würde die Veränderung der vegetativen Reaktionsbasis unseres Körpers im Hier und Jetzt einen Strom neuer Bildinformationen in unserem Gehirn eröffnen. Tatsächlich lässt sich in der klinischen Situation beobachten, dass die Eltern, welche den Anschluss an den Informationsfluss ihres Körpers wieder finden, plötzlich neue Einsichten haben, wie die Stress-Situation mit dem Säugling gelöst werden kann. Dabei setzt, unter dem Einfluss der Bauchatmung, eine Dynamik ständiger Veränderungen der inneren Bilder ein. So kann die Mutter plötzlich innerlich sehen, wie sie neben ihrem Kind sitzt, seine Hand hält und, trotz seines Quengelns und Forderns, die Ruhe bewahrt. Plötzlich kann die Mutter ein weiteres Bild »sehen«, wie das Baby sie lange und intensiv anschaut. Es ist ein versichernder und zufriedener Blick, bevor es in der innerlichen Schlafsituation entspannt einschläft.

Diese Formen der Visualisierung helfen somit, Handlungsstrategien aufzubauen. Die Eltern sehen und spüren körperlich, was in den Situationen möglich ist. In der Praxis erweist sich dies als überaus effektiver Zugang für alle Formen der Regulationsstörung, die sich nicht unmittelbar in der Live-Situation abbilden. Durch retrospektive Analyse und gleichzeitige Körperwahrnehmung entwickeln die Eltern ein Mitgefühl für ihre eigene Betroffenheit, aber auch einen empathischen Zugang zu der konkreten Bedürfnislage des Kindes. Den Vorteil gegenüber klassischen Formen der entwicklungsbezogenen und pädagogischen Beratung liegt darin, dass die Lösungsfindung nicht von außen durch die Fachperson präsentiert wird, sondern in einem gemeinsamen Such- und Spürprozess von innen heraus entwickelt wird. Dies erhöht das Gefühl der elterlichen Kompetenz, welches den meisten Eltern mit anspruchsvollen Säuglingen, oft verloren gegangen ist.

Visualisierung des inneren Helfers

Nicht immer ist es ausreichend, sich wertschätzend mit angenehmen Erfahrungen der Beziehung zu verbinden, um eine Stärkung der Resonanz- und Bindungsfähigkeit zu eröffnen. Bei Stressdynamiken, die eng mit ablehnenden Selbstbeziehungsmustern verwoben sind, müssen wir einen Schritt weiter gehen, um die Eltern darin zu unterstützen, die Ausweglosigkeit der Krise mit ihren Kindern zu verlassen. Ablehnung und herabsetzender Umgang mit sich selbst stehen in ihrer Entstehung in engster Verbindung mit eigenen mangelhaften und traumatischen Bindungsdynamiken. Die Erfahrung in der eigenen Baby- und Kinderzeit, sich nicht auf seine wichtigsten Bindungspartner verlassen zu können, von ihnen verraten, verletzt oder emotional missbraucht worden zu sein, eröffnet über eine Identifikation und Introjektion dieser negativen »Objekte« eine Dynamik in uns selbst, in der wir uns selbst zurückweisen, verlassen und kritisieren, wenn wir eigenen Ansprüchen und Erwartungen nicht genügen.

In der praktischen Arbeit mit Eltern und Säuglingen beobachten wir diesen negativen Selbstumgang besonders dort, wo die Eltern sich an sehr idealisierten Selbstkonzepten orientieren. Z. B. dann, wenn die Eltern hohe perfektionistische Ansprüche an ihr Eltern-Sein haben, sie jede Form von Fehlern im Umgang mit den Kindern vermeiden wollen, löst das anhaltende Schreien starke psychische Ablehnungsreaktionen der betroffenen Eltern aus. Diese Ablehnung betrifft einerseits das Kind, welches den idealisierten Vorstellungen der Eltern nicht entspricht, aber andererseits auch die eigenen Gefühle der Schwäche und Hilflosigkeit, welche in den perfekten Selbst-Konzepten der Betroffenen nicht vorgesehen sind.[95]

Diese Formen der elterlichen Selbstablehnung, die wir in vielen Schreibaby-Krisen finden, stehen in enger Verbindung mit unbearbeiteten narzisstischen Persönlichkeitsproblemen der Erwachsenen. Die narzisstische Dimension dieser elterlichen Reaktion offenbart sich u. a. in der Gefühlskälte und Unfähigkeit, sich empathisch auf die Bedürfnisse des Kindes einzulassen.[96] Das verzweifelt, schreiende Neugeborene gerät bei diesen Eltern völlig aus dem Blickfeld. Der subjektiv größere Leidensdruck ergibt sich für diese Eltern daraus, dass sie nicht in der Lage sind, ihren hohen Ansprüchen und Vorstellungen zu entsprechen. Die Folge dieser mangelnden

Übereinstimmung von innerem Anspruch und realem Eltern- Sein, zeigt sich u. a. darin, dass die Betroffenen sich in massiver Weise ablehnen und innerlich kritisieren.

In der Praxis der postnatalen Frühberatung und Eltern-Baby-Therapie stellen diese narzisstischen Konstellationen eine enorme Herausforderung dar. Es würde den Rahmen dieses Buches sprengen, um das Thema erschöpfend zu diskutieren. Für unsere Darstellung der Methoden der EEH bleibt festzuhalten, das frühe Bindungsstörungen, die sich vor dem Hintergrund von narzisstischen Persönlichkeitsstörungen der Eltern abspielen, durch die bisher vorgestellten körperzentrierten Methoden, wie etwa der Berührungs-, Atmungs- und Wahrnehmungsarbeit nicht oder nur sehr unzureichend behandelt und aufgelöst werden können. In noch deutlicherer Weise trifft dies für klassische Formen der expressiv orientierten Körperarbeit zu.

In der Emotionellen Ersten Hilfe mit perfektionistischen Eltern besteht das Hauptproblem darin, dass die Methoden der Selbstanbindung nicht jenen Ressourcenaufbau und annehmende Selbstbeziehung entfalten, wie wir das sonst beobachten. Insofern war die Entwicklung der Methode des »inneren Helfers« ein Versuch, dieser zerstörerischen Dynamik der Selbstablehnung dieser Menschen eine positive Kraft entgegenzusetzen.

In der »Inneren-Helfer«-Methode werden mehrere Schritte durchgeführt. In einem ersten Schritt wird die belastende Stresssituation der Eltern mit dem Baby visualisiert. In einem zweiten Schritt, der besonders bei den perfektionistischen Eltern von großer große Bedeutung ist, sollen die entwertenden, herabsetzenden und zerstörerischen Formen des Selbstumgangs der jeweiligen Elternperson realisiert werden. In Schritt drei tritt eine innere Helfer-Figur (die durchaus gesichtslos und neutral sein kann) in die Vorstellung der belastenden und ängstigenden Ausgangssituation hinzu, um der belasteten Elternperson ein stärkendes und annehmendes Bindungs- und Unterstützungsangebot zu machen, welche sie bräuchte, um in einen Zustand der Kraft und Kontaktbereitschaft zurückzukehren.

Die Formen der Unterstützung durch den inneren Helfer sind sehr vielfältig. Manchmal stellen sich die Betroffenen ganz spezifische Körperberührungen, wie etwa die stützende Berührung im Rücken oder eine Trost spendende Umarmung vor. Manchmal visualisieren die Menschen auch die schützende Präsenz der Helfer-Figur, die ihnen durch ihre Anwesenheit

Beistand und Sicherheit vermittelt. Die innere Kreativität und Stimmigkeit der inneren Bilder, die sich in diesem Vorgehen beobachten lässt, ist immer wieder aufs Neue sehr beeindruckend.

Wichtig ist, dass die Helfer-Technik nicht mit einem aktiven »Wünschen« verwechselt wird. Die Vorstellungen der inneren Helfer-Aktivität sollten eher passiv aufsteigen und sich von alleine im Innern entfalten. So stellt sich die Mutter, deren Hilflosigkeit im Umgang mit ihrem unruhigen Baby von einer zersetzenden Selbstkritik begleitet ist, vor, wie sich ihr eine Helfer-Figur unterstützend zur Seite stellt. Die Mutter kann in dieser Vorstellungsreise sehen und beschreiben, wie die innere Helferfigur sie mit der Hand im Lendenwirbelbereich berührt. Dabei kann sie die Ermutigung und das inneres Wohlwollen seiner Körpersprache und -haltung entnehmen. Wenn die Mutter sich nun erneut die Situation mit dem schreienden Baby vorstellt, die sonst in ihr eine lähmende Hilf- und Ausweglosigkeit hervorruft, fühlt sie sich jetzt in ihrem Innern nicht mehr alleine und verloren, sondern sie sieht sich unterstützt und in guter Obhut. Das Bild löst eine innere Berührung und Wärme in ihrer Brust aus. Ihr Herz öffnet sich und sie beginnt zu verstehen, was sie sich selbst geben muss, um ein Gefühl der inneren Sicherheit und Nähe mit dem Kind wiederzugewinnen.

Diese Visualisierungsübung des Inneren Helfers kommt in der EEH in vielfältiger Weise zum Einsatz. Neben der Nutzung der Methode bei Eltern mit hohem Perfektionsanspruch, findet die Technik vor allem in der psychotherapeutischen Arbeit mit traumatisierten Müttern und Vätern und in der Eindämmung und Lösung von wiederkehrenden Übertragungsreaktionen der Eltern ihre Anwendung.

Der Vorteil der Technik des »inneren Helfers« besteht darin, dass ganz konkrete Lösungs- und Handlungsvorschläge durch die Eltern entwickelt werden. Der bindungsstärkende Effekt ergibt sich hierbei nicht aus einer allgemeinen Unterstützung der Selbstanbindung. Vielmehr geht es in der Technik des inneren Helfers darum, die reale Not des »inneren Kindes« anzuerkennen und neue Schritte einzuleiten, die eine neue Form annehmender Selbstbeziehung ermöglichen, die dann wiederum die Fähigkeit zur Resonanz und Einstimmung auf die innere Situation des Kindes verbessern.

In der Anwendung dieser Helfer-Methode ist es wichtig, dass die Eltern erkennen, dass der »Helfer« kein äußeres Angebot ist, sondern einen

Ausdruck innerpsychischer Aktivität darstellt. Letztlich müssen die Eltern erfassen, dass der »innere Helfer« eine Repräsentanz einer neuen Art der Selbstfürsorge ist. Dort, wo die erwachsene Bezugsperson sich bisher abgelehnt, alleine gelassen oder kritisiert hat, als sie dem Schreien des Säuglings gegenüberstand, beginnt sie jetzt eine liebevolle und unterstützende Haltung sich selbst gegenüber einzunehmen.

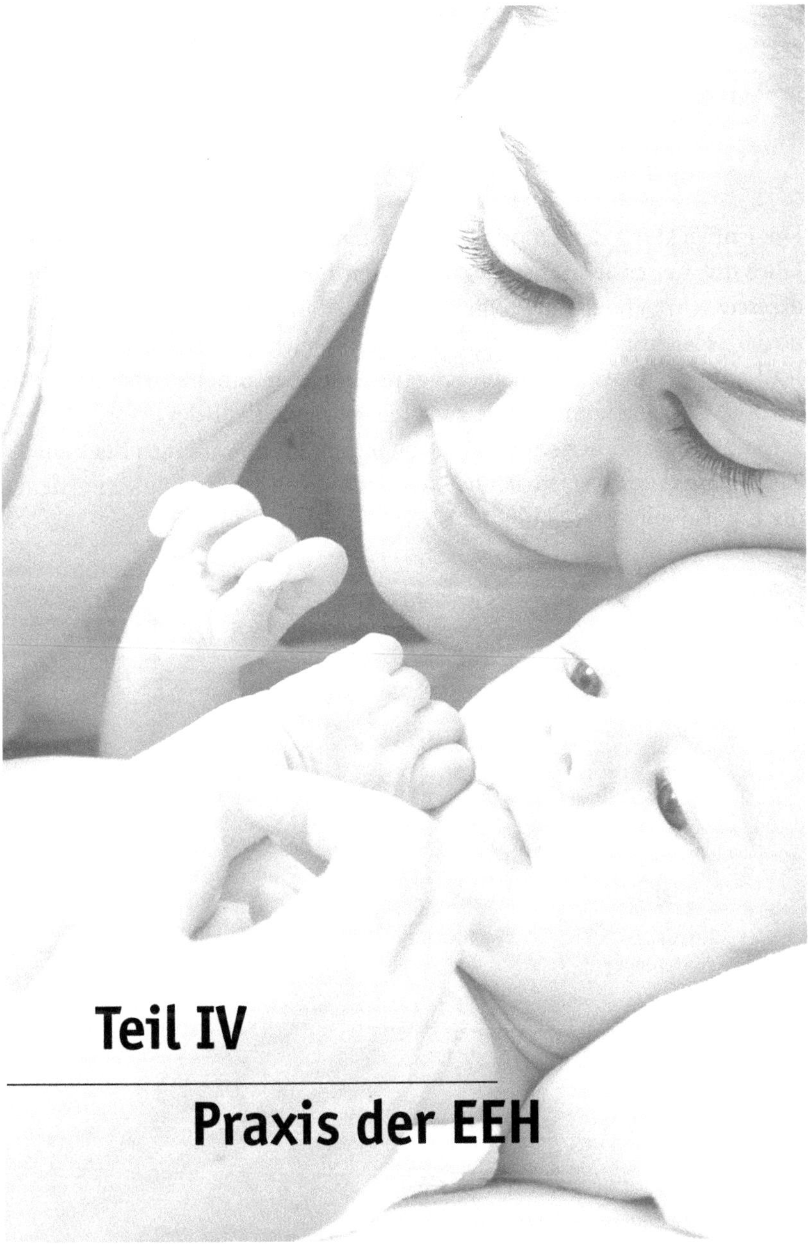

Teil IV

Praxis der EEH

Drei Säulen der Emotionellen Ersten Hilfe

Die Entwicklung der Emotionellen Ersten Hilfe begann Anfang der 90er Jahre mit Krisenberatungen und Kurzzeittherapien von Eltern und ihren exzessiv schreienden Säuglingen. Die Arbeit mit Schreibabys ist bis heute noch das wichtigste Einsatzfeld der Emotionellen Ersten Hilfe geblieben. Im Laufe der Jahre sind neue Fragestellungen und neue Arbeitsbereiche der EEH hinzugekommen, die zum Teil ganz außerhalb der ursprünglichen Einsatzgebiete der Krisenintervention liegen. Wenn wir einen Blick auf die Zeichnung unten werfen, dann erkennen wir drei großen Säulen auf denen die Emotionelle Erste Hilfe fußt.

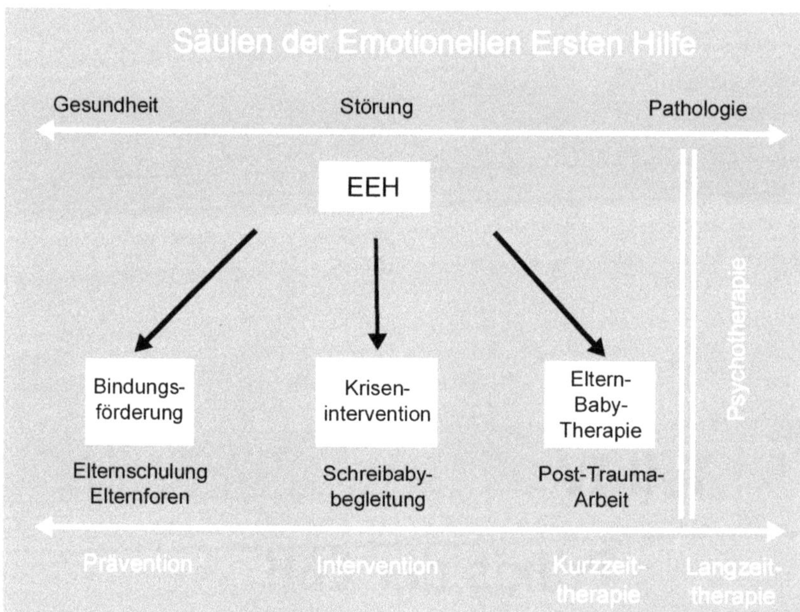

Abb. 15 – Die Säulen der EEH

Die erste Säule der Emotionellen Ersten Hilfe steht ganz im Zeichen der Bindungsförderung und des Schutzes der gesunden Anlagen der Eltern und ihrer Kinder. Die Mütter und Väter in diesen Beratungen verfügen über gut entwickelte Ressourcen und sind in der Lage, die verschiedenen Gefühle in ihrem Körper zu erspüren und zu benennen. Das Ziel dieser Entwicklungsberatungen besteht darin, dass die Eltern präventiv darauf vorbereitet werden, wie sie sich und ihre Kinder in den verschiedene Stress- und Belastungsmomenten – wie etwa auftretenden Schreiattacken der Babys – gut unterstützen können. Vorbeugend erlernen die Eltern unterschiedliche Methoden der Selbstanbindung (z. B. die Technik der Bauchatmung), um die Fähigkeit zur Regulation starker Emotionen und innerer Stresszustände zu verbessern. Ein weiteres Ziel dieses Vorgehens besteht darin, dass die Eltern frühzeitig geschult werden, die Zeichen des Kontaktverlustes in ihrem Organismus wahrzunehmen. Durch diese erhöhte Achtsamkeit gegenüber den Frühwarnsystemen und Feinzeichen ihres Körpers erfahren die Eltern, dass viele Störungen der Kommunikation und Beziehung zum Kind bereits zu Beginn ihrer Entstehung erkannt und behoben werden können, bevor überhaupt ein tiefer gehendes Krisenerleben daraus entsteht.

Diese vorbeugenden Coachings zur Verbesserung der elterlichen Selbstanbindung lassen sich bereits gut in der Zeit der Schwangerschaft durchführen. In diesem Fall ist es optimal, wenn der werdende Vater in diesen Prozess der Schulung der körperlichen und emotionalen Feinfühligkeit von Beginn an mit einbezogen wird. Besonders schön ist, wenn bereits in der Schwangerschaft spezifische körperliche Interventionen, wie etwa die Arbeit mit der Sicherheitsstation oder die Weitergabe der Schmetterlingsmassagen von den Paaren praktisch erprobt und erfahren werden, um dann selbstverständlich in den nachgeburtlichen Alltag mit dem Säugling Eingang zu finden.

Auf der Basis dieser Schulungen der elterlichen Feinfühligkeit können spätere Problemstellungen sehr gut und leicht behoben werden. Führt z.B. eine erhöhte Unruhe des Kindes zu einer nachhaltigen Verunsicherung der Mutter, können bereits ein oder zwei Krisenberatungen den akuten Leidensdruck erheblich verbessern und die Rückkehr zur ursprünglichen Regulationsfähigkeit ermöglichen. Die liegt vor allem daran, dass durch die präventiven Elternschulungen auf bereits vorhandenes bindungsrelevantes

Know-How zurückgegriffen werden kann und sich hierdurch die eingesetzten Methoden der Emotionellen Ersten Hilfe problemloser im Alltag verankern.

Ein ähnliches Ziel der Bindungsförderung und Gesundheitsschulung verfolgen die unterschiedlichen Gruppen-Konzepte, die wir im Rahmen der Emotionellen Ersten Hilfe einsetzen. In dem Konzept »Bindung durch Berührung«, welches eine systematische Weiterentwicklung der ursprünglichen Schmetterlings-Babymassage-Gruppen ist, erlernen die Eltern die von Eva Reich entwickelten schmetterlingsleichten Berührungen an ihre Säuglinge weiterzugeben.[97] Anders als in den bisherigen Babymassage-Konzepten[98], in denen der Fokus auf der Vermittlung einer spezifischen Abfolge von Berührungen lag, werden die Mütter und Väter jedoch in dem Modell »Bindung durch Berührung« besonders geschult, die Zeichen für das Vorhandensein oder den Verlust ihrer inneren Kontaktbereitschaft innerlich zu begleiten und regulieren.[99] Während der Gruppen lernen die Eltern, auf der Basis dieses inneren Dialoges mit den Informationen ihres Körpers in einen lustvollen und fein abgestimmten Tanz mit ihren Babys zu treten. Letztlich vermitteln die Kursleiterinnen im Verlauf dieser Bindungsgruppen gezieltes Wissen, welches den Eltern dabei hilft, sich in akuten Stressphasen mit dem Kind zu stabilisieren oder einen verloren gegangen Beziehungsfaden zum Kind aus eigener Kraft wieder aufzunehmen. Die Prinzipien der Arbeitsinhalte unterscheiden sich im Kern nicht von denen der Krisenintervention, jedoch dienen sie in den Gruppen einzig dem Ziel, die vorhandenen Kraftquellen und das Bindungswissen der Eltern und Kinder zu stärken und weiter zu entwickeln.

Die mittlere Säule des obigen Diagramms beschreibt das Feld der klassischen Krisenintervention. Sie umfasst die akute Beratungsarbeit mit Eltern und ihren Babys in den Schreiambulanzen und Schreibaby-Sprechstunden. Die Fragen, mit denen die Eltern kommen, umfassen hier die bekannte Symptomatik früher Regulations-, Interaktions- und Bindungsstörungen. Neben der häufigsten Ursache für das Aufsuchen der Schreiambulanzen, der Hilflosigkeit der Eltern in der Begleitung von besonders unruhigen und exzessiv schreienden Säuglingen, finden sich im Einsatzbereich der Emotionellen Ersten Hilfe besonders häufig Fragen der Eltern, wenn es um die Schlaf- und Fütterungsprobleme ihrer Kinder (im Alter von 0 – 2 Jahren) geht.[100]

Die Krisenberatungen, die wir in den Ambulanzen durchführen und auf die ich im Laufe meiner Ausführungen noch genauer eingehen werde, umfassen in der Regel zwischen einer und zehn Sitzungen. Die größte Gruppe von Eltern besucht die Schreiambulanz zwischen 2 – 6 Sitzungen. Die Dauer der Sitzungen beträgt ca. 60 – 90 Minuten. In den Schreiambulanzen arbeiten wir generell nur mit Säuglingen und Kleinkindern, bei denen keine organischen Erkrankungen vorliegen. In Zweifelsfällen wird eng mit Kinderärzten oder Kliniken kooperiert. Ähnliches gilt bei Verdacht auf schwere psychische Erkrankungen der Eltern, wie postpartale Depressionen oder Psychosen der Mütter. Auch hier gilt das Prinzip: »Sicherheit zuerst«. Erst wenn die Gefahr einer mütterlichen Selbstmordgefährdung oder eine Gefahr für das Kindeswohl ausgeschlossen wurde, beginnt die eigentliche Krisenarbeit in der Schreiambulanz.

Im Rahmen der Krisenintervention können wir noch auf vorhandene Ressourcen bei Eltern und Kind zurückgreifen.[101] Obwohl diese Regulationsstörungen in der frühen Säuglingszeit eine erschütternde Dramatik aufweisen können und eine ernste Herausforderung an das Können der Eltern und Helfer darstellt, so ist bei gezielten Interventionen eine schnelle Erleichterung und Auflösung der Situation erreichbar. Bei Schreibaby-Problematiken ist der Fortgang in hohem Maße davon abhängig, wie ausgeprägt die belastenden Vorerfahrungen der Eltern sind, ob unverarbeitete Traumareaktionen durch das Schreien des Babys aktiviert wurden und wie tragfähig das Netzwerk der sozialen Ressourcen im Familiensystems ist. Ist die Resonanz- und Empathiefähigkeit der Eltern gut entwickelt, kann schon mit 2 – 6 Sitzungen eine enorme Verbesserung der Problemstellungen erreicht werden. Die Dauer der Intervention ist somit abhängig von dem Ausmaß der primären Bindungsfähigkeit der Eltern, dem Ausmaß der Regulationsstörung des Kindes und dem unabhängig davon vorhandenen Temperament des Kindes.

Die dritte Säule, auf dem das Gebäude der Emotionellen Ersten Hilfe steht, umfasst das Einsatzfeld der Eltern-Baby-Therapie. Wenn wir einen Blick auf die Grafik werfen, erkennen wir, dass die pathologischen Anteile in diesem Sektor schon deutlich größer sind. In der Eltern-Baby- Therapie begleiten wir vornehmlich die Auswirkungen von unverarbeiteten, posttraumatischen Belastungsstörungen beim Säugling, aber auch bei den beteiligten Müttern und Vätern. In diese Kategorie fallen u. a. traumatische Stressbelastungen nach schwierig verlaufenen Geburten oder außergewöhnlich angstvoll verlaufenen Schwangerschaften, wie dies häufig nach künstlichen Befruchtungen der Fall ist. Auch die Begleitung von Frühchen und ihren Eltern nach wochen- und monatelangen Klinikaufenthalten gehört in diese Kategorie. Mehrfache Trennungen der Eltern von ihren Neugeborenen, beinahe ununterbrochene Auseinandersetzung mit den Gefahren von operativen und schmerzhaften Eingriffen für das Kind, sowie die ständige Angst um Leben und Gesundheit, sind nur einige der schwächenden Faktoren für den Bindungsaufbau zwischen den Eltern und ihren zu früh geborenen Säuglingen.

Trotz der multitraumatisierten Vorgeschichte dieser Eltern und Kinder bedeutet dies nicht, dass die klassische Psychotherapie der richtige Ort für diese Menschen ist. Ich vertrete hier die Ansicht, dass wir einen zweiseitigen Ansatz der präventiven Psychotherapie für diese Menschen benötigen. Die Eltern-Baby-Therapie umfasst einerseits den behutsamen Aufbau von Vertrauen und Sicherheit beim Baby. In langsamen Schritten lernen die Babys im Kontakt mit den Eltern Nähe und Berührung zuzulassen und ihre Vermeidungsstrategien aufzugeben. Zeitgleich werden mit den Eltern gezielte Handlungsstrategien entwickelt, wie sie die akuten Schrei- und Stressreaktionen ihrer Babys sicher begleiten können.

Nach erfolgreicher Bindungsstärkung bietet die Eltern-Baby-Therapie dann andererseits auch einen Raum, um die schmerz- und angstbesetzten Bindungserfahrungen der Eltern und Säuglinge gezielt zu verarbeiten und zu lösen. Deshalb werden die Eltern-Baby-Sitzungen in aller Regel nie getrennt durchgeführt. Die Babys begleiten die Mütter und Väter in ihrem Prozess des Loslassens und Verarbeitens ebenso, wie die Eltern ihren Babys Halt und Sicherheit geben, wenn belastende Lebenserfahrungen rekapituliert werden. Im späteren Verlauf dieses Buches werde ich eingehender berichten, warum gerade in der Arbeit mit den Babys der therapeutische Einbezug der Eltern im Konzept der Eltern-Baby-Therapie eine herausragende Rolle spielt. Die therapeutischen Erfahrungen der vergangenen 15 Jahre legen nahe, dass bei der auf das Trauma bezogenen Eltern-Baby-Therapie, je nach Schweregrad der Störungen, von einem Behandlungsumfang von 6 – 20 Sitzungen ausgegangen werden kann.

Wenn wir uns nun im Schaubild noch weiter nach rechts bewegen stoßen wir auf einen dicken Doppelbalken. Hier endet das eigentliche Einsatzfeld der Emotionellen Ersten Hilfe. Rechts dieses Balkens beginnt das Feld der ambulanten und klinischen Psychotherapie. Hat der Grad der Psychopathologie ein bestimmtes Maß überschritten, ist die Schwächung der Bindungsressourcen bei den Eltern durch diagnostizierte Persönlichkeitsstörungen zu groß, dann gibt es nur noch den Weg einer hochfrequenten Behandlung im Rahmen einer spezialisierten Mutter-Kind-Klinik oder im Rahmen einer ambulanten Psychotherapie, die dann vornehmlich an die betroffenen Eltern adressiert ist. Gute Erfahrungen haben wir in den vergangenen Jahren machen können, wenn Mütter und ihre Säuglinge im Anschluss an mehrwöchigen Klinikphasen, die zu einer ersten Stabilisierung führten, dann mit einer Eltern-Baby-Therapie im Rahmen der EEH begonnen haben.

Das Sieben-Schritte-Modell

Nachdem ich in den vorangegangenen Kapiteln die methodischen Grundlagen der EEH beschrieben habe, soll jetzt das praktische Vorgehen in der präventiven und psychotherapeutischen Arbeit mit den Säuglingen und Eltern beschrieben werden. Als erstes soll jetzt das 7-Schritte-Modell der Emotionellen Ersten Hilfe vorgestellt werden. Dieses Arbeitsmodell hat sich im Laufe der Jahre als ein wirksames und systematisches Vorgehen in der Krisenbegleitung von Eltern und Säuglingen bei frühen Regulations- und Bindungsstörungen erwiesen. In den vergangenen Jahren wurde jedoch deutlich, dass das Interventionsmodell sich auch in anderen Arbeitsbereichen, wie etwa der präventiven Psychotherapie mit Schwangeren oder in derGeburtshilfe, hervorragend einsetzen lässt. Der Kern des 7-Schritte-Modells besteht darin, dass wir die Eltern darin unterstützen, den Fokus von den ursprünglichen Auslösern der Stressdynamik (z. B. dem Schreien des Säuglings) auf die Wahrnehmung der eigenen Körperempfindungen zu verlagern. Die Grundzüge dieses Vorgehens wurden ursprünglich in der praktischen Begleitung von Eltern mit exzessiv schreienden Säuglingen entwickelt. Deshalb werde ich im weiteren Verlauf die einzelnen Arbeitsschritte und Problemstellungen im Kontext der nachgeburtlichen Krisenintervention ausführlicher darstellen.

Schritt 1: Phase der Problem-Definition

In dieser ersten Phase der Krisenbegleitung wird gemeinsam mit den Eltern das Problem definiert, welches sie die Beratung aufsuchen lässt. Viele betroffene Eltern von übermäßig unruhigen und exzessiv schreienden Säuglingen sehen anfänglich die Problemkonstellation hauptsächlich beim Kind. Sie wünschen sich, dass das Baby ein anderes Verhalten zeigt, dass es ruhiger, pflegeleichter und zugänglicher ist. Selten beschreiben die Eltern in der Anfangsphase der Krisenberatung ihre eigene Hilflosigkeit und Ohnmacht im Kontakt mit dem schreienden Säugling. Häufig zeigt sich die Unsicherheit und Kontaktarmut der Eltern im Umgang mit dem Kind schon in den ersten Minuten der Beratung. Die betroffenen Mütter reagieren schon bei kleinsten Anzeichen der Unruhe ihre Säuglinge mit einem ganzen Repertoire von Strategien, um das Kind abzulenken und sein Weinen zu verhindern. Neben oralen Stimulationen durch Stillen, Flaschennahrung oder Schnullern, bieten viele Eltern ihren Babys bei aufkeimender Unruhe eine Fülle unterschiedlicher Bewegungsreize. Häufig laufen die Eltern mit dem Baby auf dem Arm durch den Raum, schaukeln es rhythmisch oder setzen sich auf einen Petzi-Ball, um mit dem Baby auf- und abzuhüpfen.

In der ersten Phase werden die Eltern aufgefordert, jene Strategien auszuprobieren, die auch zu Hause von den Eltern genutzt werden, um das Baby zu beruhigen. Für die professionellen Begleiter ist es wichtig, nicht zu früh zu intervenieren und eine gewisse Zurückhaltung in ihren Helferaktivitäten walten zu lassen. Neben der Beobachtung der Verhaltensstrategien der Eltern bietet diese Anfangsphase der Beratung eine Fülle an Informationen, die für die Diagnostik bedeutsam sind. Wir erkennen, wie das Neugeborene die Bindungsangebote der Eltern aufnimmt, ob sie zu einer Beruhigung und Stärkung der Verbundenheit führen oder aber, ob das Baby in seinem Schreien nur wenig durch Ansprache und Körperkontakte der Eltern zu beeinflussen ist. Schon in diesen ersten Minuten können wir beobachten, wie die Eltern auf das Schreien und die vermehrte Unruhe des Kindes emotional reagieren. Sind die Eltern in der Lage, über ihre Körperempfindungen und Gefühle zu sprechen, oder geraten sie schnell in einen Zustand der Sprachlosigkeit und lähmenden Hilflosigkeit?

Im Rahmen des kurztherapeutischen Vorgehens der Emotionellen Ersten Hilfe ist es von großer Bedeutung, dass wir schon zu Beginn der Behandlung gemeinsam mit den Eltern klären, welches Problem sie im Umgang mit dem Baby besonders bewegt. Die Frage: »Was ist die dringlichste Frage, die wir heute klären sollten?« sollte von den Eltern klar beantwortet werden. Sie gibt uns eine Orientierung in der Fülle der verschiedenen Fragestellungen, die uns insbesondere in akuten Krisendynamiken von den Eltern geboten werden. Wenn eine Mutter formuliert, dass sie sich im Alltag dem Schreien ihres Babys ausgeliefert fühlt und sie sich mehr Orientierung und Anleitung für den Umgang mit dem unruhigen Kind wünscht, so ergibt sich hieraus eine klare Struktur für die folgende Sitzung. Wichtig ist, dass wir im Rahmen der EEH darauf achten, dass dieses formulierte Anliegen der Mutter als Referenzpunkt der Sitzung dient. Am Ende der Beratungseinheit gilt es zu überprüfen, ob die Prozesse und Erkenntnisse des Treffens der Mutter dabei helfen, mehr Sicherheit im alltäglichen Umgang mit dem Kind zu vermitteln.

Oft geraten diese ursprünglichen formulierten Anliegen der Eltern aus dem Blickfeld. Plötzlich berichtet die Klientin im Rahmen der Sitzung über ihre Konflikte mit der Schwiegermutter, mit der sie im gleichen Haus wohnt. Im Zuge ihrer Erzählungen wird die Abgrenzungsproblematik der Klientin sichtbar. Nachdem der Berater sich entscheidet, dem angebotenen Thema der Wohnsituation zu folgen, formuliert die Klientin ihre Ängste, sich der Schwiegermutter entgegenzustellen und diese in die Schranken zu verweisen. Im weiteren Gesprächsverlauf fühlt sich die Mutter ermutigt, ihren Raum besser zu verteidigen und hat auch konkrete Pläne, wie sie dieses in die Tat umsetzen will. Im Rahmen einer Krisenintervention wäre dieser Sitzungsverlauf eher kritisch zu bewerten, da die Besprechung der mütterlichen Abgrenzungsthemen nicht rückgebunden wurden an die anfänglich ausgedrückte Problematik im Umgang mit dem schreienden Kind. Die Gefahr besteht darin, dass die Mutter zwar gestärkt nach Hause zurückkehrt, aber die erlebte Ohnmacht und Orientierungslosigkeit in der Begleitung des exzessiv schreienden Babys weiterhin fortbesteht.

Schritt 2: Phase der Stress-Exploration

In einem zweiten Schritt erkunden wir gemeinsam mit den Eltern und ihren Säuglingen die verschiedenen Dimensionen der Stressdynamik, in der sie sich befinden. Dabei sollen die unterschiedlichen affektiven, körperlichen und verhaltensmäßigen Manifestationen in der konkreten Krisensituation miteinander verbunden werden. Im Rahmen der EEH geht es nach der anfänglichen Klärung der von den Eltern favorisierten Beruhigungsstrategien vor allem darum, die innerpsychische Dimensionen des Krisenerlebens zu klären. Wenn eine Mutter demnach mit ihrem schreienden Säugling hektisch durch den Raum läuft, wird nun das innerpsychische Erleben während der Verhaltensangebote erkundet. Dabei werden drei Informationsebenen unterschieden: das affektive Erleben, das Körperempfinden und die Lokalisation der Körpersensation.

So berichtet uns die junge Mutter während ihrer ersten Sitzung in der Schreiambulanz, dass sie während des Schreiens ihres Babys ein körperliches Erleben der Enge entwickelt. Diese Enge lokalisiere sich in der Mitte ihres Brustbeins. Sie zeigt mit ihren Händen auf die Stelle. Damit einhergehend spüre sie auch, dass ihr Atem ganz flach sei und es ihr Mühe bereite, ruhig ein- und auszuatmen. Während der weiteren Erkundung benennt sie das Gefühl der Hilflosigkeit, dass jedes Mal einsetze, wenn das Kind mit dem Schreien beginne. Obwohl sie äußerlich ganz gefasst aussieht, beschreibt sie ihre Phantasien, aus dem Haus zu rennen und das Kind zu verlassen. Immer genauer beschreibt die betroffene Mutter jetzt die unterschiedlichen Aspekte ihres Angsterlebens während der kindlichen Schreiattacken.

Wie in der Abbildung dargestellt wird durch die Stresserkundung eine innere Verknüpfung zwischen dem äußeren Anlass der Stressdynamik (z. B. dem kindlichen Schreien), den Beruhigungsstrategien und den innerpsychischen Repräsentationen der Eltern hergestellt. Plötzlich erkennt die Mutter, dass das untröstliche Schreien des Säuglings und ihr hektisches Hüpfen auf dem Gymnastikball untrennbar verknüpft sind mit dem Erleben der Enge in ihrer Brust und dem Gefühl der Hilflosigkeit.

Häufig stellt sich bereits während dieser ersten Informationssammlung ein Einstellungswandel der Eltern ein. Zum einen erkennen sie plötzlich die enge Verwobenheit ihrer innerpsychischen Reaktionen mit den Verhaltensäußerungen des Kindes. Zum anderen werden die wahrgenommenen Körperwahrnehmungen (wie z. B. die Enge in der Brust) zu Frühwarnsystemen, die die Eltern darauf hinweisen, dass sie den Kontakt zu sich und dem Kind verlieren. Zudem schafft das Identifizieren der inneren Stresssignale

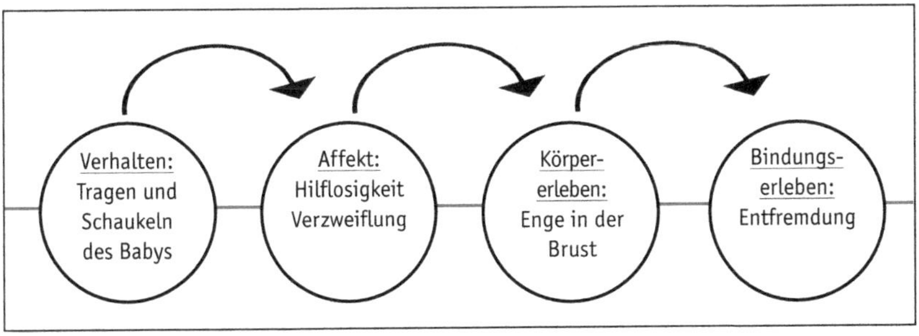

Abb. 16 – Verwobenheit der unterschiedlichen Stress-Symptome

bei den Eltern oft ein Mitgefühl für ihre eigene Betroffenheit und Not, in der sie sich seit geraumer Zeit befinden.

Ein zweiter Aspekt ist die Stress-Exploration beim Säugling. Ich werde in dem Kapitel »Arbeit mit dem Baby in der EEH« genauer auf die verschiedenen Stress-Symptome des Säuglings eingehen und diese im Kontext diskutieren.

Schritt 3: Phase der Selbstanbindung

Im dritten Schritt der Krisenintervention helfen wir den Eltern, den verloren gegangenen Kontakt zum eigenen Körper wieder aufzubauen. Indem die betroffenen Mütter und Väter lernen, ihre Aufmerksamkeit auf den eigenen Körper zu verlagern und in den Bauch zu atmen, wird die Rückkehr zu einem Zustand der Kontakt- und Bindungsbereitschaft unterstützt.

Während häufig das Erstgespräch mit den Eltern nur durchgeführt werden kann, während sich diese mit den unruhigen Babys durch den Raum bewegen, werden die Eltern zu Beginn dieser dritten Phase darin unterstützt, eine bequeme Position einzunehmen. Es kann nicht genug betont werden, wie sehr eine gute Lagerung der Mütter und Väter den Verlauf der Sitzung begünstigt. Häufig ist dieses Achtgeben auf eine bequeme Sitzposition der Mütter bereits ein erster symbolischer Akt der Bemutterung und Fürsorge, der eine erste Öffnungs- und Entspannungsreaktion der betroffenen Eltern nach sich zieht.

In der konkreten Krisenintervention bei Eltern mit exzessiven Schreibabys wird im Vorfeld das konkrete Vorgehen erläutert. Dabei wird den beteiligten

Eltern in kurzen, einfachen Sätzen erläutert, warum in der EEH spezifische Körperverfahren eingesetzt werden, um den Bindungsprozess zum Säugling zu unterstützen. Häufig ist es auch sinnvoll, die einzelnen Techniken, wie etwa die bindungsstärkende Bauchatmung, zuvor in einer Art »Trockenübung« zu erproben. Für viele Eltern sind diese Konzentration auf die Atmung und die unterschiedlichen Reaktionen des Körpers eine gänzlich neue Erfahrung. Erstaunlicherweise zeigt sich jedoch immer wieder, dass die überwiegende Mehrheit der Eltern in akuten Krisenprozessen die innere Logik des Verfahrens sehr schnell erfassen und umsetzen.

Wichtig ist jedoch, dass die Methodik auf einen einfachen Nenner gebracht wird: »Solange du in Verbindung mit deiner Bauchatmung bist, bist du in einem Zustand der Sicherheit.« Oder: »Solange du deinen Körper spürst, kann dich dein Baby spüren und sich an dir orientieren.« Oder aber: »Die Atmung hilft dir, die innere Ruhe und Sicherheit zu bewahren, selbst dann, wenn dein Kind mal heftig weint.« Die Eltern werden dann angeleitet, ihr Baby bäuchlings auf ihren eigenen Brust- und Bauchbereich zu lagern. Die beiden Hände verbinden dabei das Hinterhaupt mit dem Kreuzbein. In einem ersten Schritt werden die Eltern aufgefordert die Aufmerksamkeit ins Innere ihres Körpers zu verlagern. Die Helferin bittet die Mutter, die Bewegungen ihres Atems wahrzunehmen und von innen her zu spüren, wie die Bauchdecke sich mit jeder Einatmungsphase an die Körperoberfläche ihres Säuglings schmiegt. In der Ausatmungsphase wird die Mutter darin unterstützt, das Gewicht ihres Körpers an die Lehne oder die Kissen im Rücken abzugeben.

Nicht immer reicht die Bauchatmung aus, um die Stärkung der elterlichen Bindungsbereitschaft zu erzielen. Diese ressourcenschwächeren Mütter haben große Mühe, die Aufmerksamkeit vom Kind abzuziehen und sich auf die Atmung zu konzentrieren. Häufig fahren sie während der Übung mit ihren üblichen Beruhigungsstrategien (z. B. der dauernden Produktion von leisen Zischlauten) fort. Es fällt ihnen schwer, die Augen für einen Moment zu schließen und sich auf das Spüren ihres Körpers einzulassen. In diesem Fällen ist der Aufbau weiterer Ressourcen und Sicherheitsstationen unbedingt angezeigt. Besonders geeignet ist in diesen Fällen die Arbeit mit der »sicheren Stelle«. Häufig erlaubt das Aufsuchen dieser Sicherheit spendenden Berührungen (s. Kap. »Bindung und Berührung«, ab S. 135), dass die betroffenen Mütter ihre Aufmerksamkeit vermehrt auf den eigenen Körper verlagern und der Kontaktaufbau zum Kind möglich wird.

Manche Mütter fühlen sich durch die Reaktion ihres Säuglings derartig bedroht, dass die beschriebene Rückbindung nur in der stehenden Position mit dem Kind auf dem Arm durchgeführt werden kann. Grundsätzlich lässt sich die zentrierende Bauchatmung technisch sowohl in der sitzenden, stehenden oder liegenden Position durchführen. Weniger entscheidend als die jeweilige Position ist vielmehr, dass die Bauchatmung nicht mechanisch ausgeführt wird, dass diese vielmehr eine innere Berührung und vegetativen Öffnungsreaktion der erwachsenen Bindungsperson einleitet.

Ist der Vater anwesend, ist es häufig sinnvoll, die Eltern gemeinsam in den Rückbindungsprozess zu integrieren. Hierzu wird der Vater gebeten, sich in den Rücken der Mutter zu setzen. Die Mutter selbst sitzt dann mit dem Baby auf dem Bauch im Schoß des Vaters, der wie ein bequemer Stuhl fungiert und mit den Beinen Mutter und Kind umschließt. In der konkreten Durchführung der Rückanbindung wird auch der Vater gebeten die Bauchatmung durchzuführen, wobei jedoch seine Aufmerksamkeit in der Einatmung darauf liegt, seine Bauchdecke an den Rücken der Mutter anzuschmiegen. Die praktischen Erfahrungen zeigen, dass für viele Eltern diese Positionierung ein Déjà-vu ist, welches ihnen aus der Geburtsvorbereitung bekannt ist. Liegen ausgeprägte Paarspannungen vor, die in Zusammenhang mit der kindlichen Regulationsstörung stehen, ist von der Durchführung dieser Technik abzuraten.

Schritt 4: Prozess-Phase

Die beschriebenen Maßnahmen zur Unterstützung der elterlichen Selbstanbindung führen im optimalen Fall zu einem Aufbau von innerer Sicherheit und körperlicher Entspannung auf Seiten der Eltern. Oft sind schon wenige Minuten ausreichend, damit die betroffenen Eltern die wohltuende Wirkung der Verbundenheit zum eigenen Körper und auch zum Säugling spüren. Selbst dann, wenn die Unruhe- und Schreiaktivität des Säuglings sich fortsetzt, so vermindert die eingeleitete Selbstanbindung das Erleben von Ohnmacht und Hilflosigkeit in starkem Maße. Das Spüren des eigenen Körpers verhilft den Eltern nun eine größere Toleranz und Haltefähigkeit für die affektiven Äußerungen des Babys zu entwickeln. Plötzlich berichten

Mütter, die gerade noch völlig verzweifelt und gespannt auf das Quengeln und Schreien ihres Kindes reagiert haben, wie eine Wärme und Ruhe sich in ihnen breit macht. Manche Mütter und Väter beschreiben es so, als hätten sie jetzt einen Schutzfilm auf ihrer Oberfläche, der es ihnen erlaube, sich besser von den quengelnden und schreienden Mitteilungen des Babys abzugrenzen.

In dieser vierten Phase der Krisenintervention können zwei Reaktionsformen des Säuglings unterschieden werden. Im ersten Fall führt die veränderte emotionale und körperliche Situation spontan zu einer Öffnung und Entspannung des Säuglings. Dies ist häufig bei noch regulationsstärkeren Babys der Fall, die in Synchronisation mit der Entspannung der Eltern in einen Prozess der parasympathischen Regulation hineingleiten. Häufig lässt sich beobachten, wie das quengelnde und hektisch strampelnde Kind auf dem Bauch in einen Zustand der Ruhe und Stille eintritt. Viele Babys liegen für eine Weile ganz regungslos mit offenen Augen auf dem Bauch ihrer Mütter. Fast ein wenig staunend, dass gerade etwas anderes passiert, als was sie sonst gewohnt sind.

Anders als bei jenen Eltern und Babys, wo sich die Entspannung direkt einstellt, gibt es andere Babys, die innerhalb der Krisenintervention in einen Prozess des tiefen Schreiens und Weinens eintauchen. In diesem Fall ist es so, dass das Zur-Ruhe-Kommen der Eltern dem Säugling erlaubt, dem bisher unterdrückten Schreien endlich freien Ausdruck zu verschaffen. Dies trifft vor allem für jene Babys zu, die durch orale Kompensationen aller Art dazu genötigt werden, ihre Schreie zu schlucken und zu unterdrücken. In diesem Fall unterbricht die eingeleitete Selbstanbindung die kompensatorischen Kontaktangebote der Eltern, was für das Kind als Befreiung erlebt wird. Die Schreie haben in diesen Fällen eine regelrecht erlösende und wohltuende Wirkung auf alle Beteiligten. Im folgenden Kapitel werde ich mich eingehend mit der Frage auseinandersetzen, unter welchen Voraussetzungen wir das Schreien des Säuglings zulassen und unterstützen können. Dabei werden dann klare diagnostische Vorgehensweisen und Kontraindikationen für die Begleitung des exzessiven Schreiens diskutiert.

Ob das Kind im Rahmen der Krisenintervention den direkten Weg der Entspannung oder jenen des affektiven Gefühlsausdrucks wählt, ist letztlich schwer vorherzusagen. Für das Vorgehen der EEH bleibt in beiden

Fällen entscheidend, dass das Augenmerk auf die Selbstanbindung und die Etablierung der inneren Sicherheit bei den Eltern gelegt wird. Auch in den Fällen, wo der Säugling durch einen Prozess tiefen Weinens gehen möchte, liegt der Fokus auf der inneren Anbindung und dem Erhalt der Bindungsbereitschaft der Eltern.

Oft führt der einsetzende Rückbindungsprozess auch bei den Eltern zum Aufsteigen intensiver emotionaler Reaktionen. In dem Maße wie der Körper der Eltern sich entspannt und die Nähe und Verbundenheit zu sich und dem Säugling wieder erfahren wird, löst sich häufig ein tiefes Weinen und Schluchzen in den Müttern und auch Vätern. Die Rückkehr der Nähe zum Kind wird von vielen Eltern wie eine Erlösung erfahren. Die überwiegende Mehrheit der Eltern in den Ambulanzen hat diese innige Nähe und Verbundenheit mit dem Kind immer ersehnt. Es scheint beinahe so, als gäbe es eine Art inneren Wissens der Eltern, dass es immer so hätte sein müssen. Im Verständnis der Emotionellen Ersten Hilfe sind die elterlichen Gefühlsäußerungen eher Ausdruck der sich reorganisierenden Bindungsbeziehung zwischen Eltern und Kind. Dankbarkeit, Wertschätzung, tiefe Liebesgefühle, aber auch lösendes Weinen sind die häufigsten Gefühlsempfindungen, die dann zum Ausdruck gebracht werden.

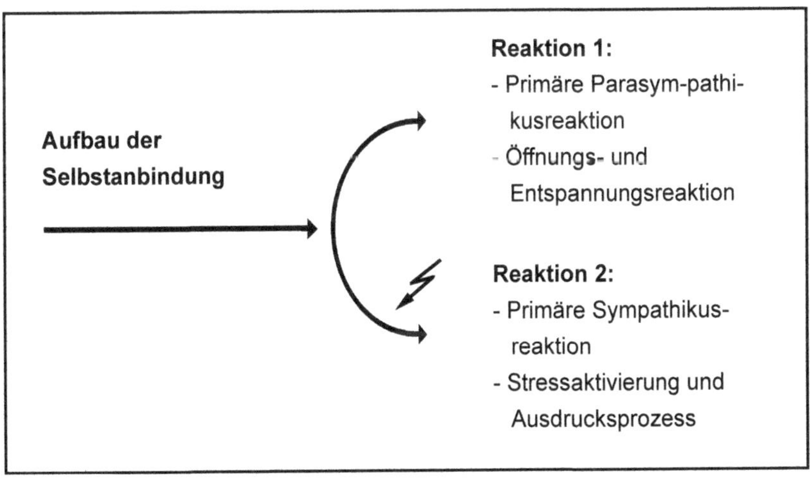

Abb. 17 – Ausdrucks- und Entspannungsreaktion in der EEH

Schritt 5: Exploration des neuen Bindungserlebens

In einem fünften Schritt geht es darum, dass die Mütter und Väter die veränderte Bindungskonstellation innerlich auch identifizieren. Es ist wichtig, dass die Eltern im Rahmen der Krisenintervention bewusst erfahren, dass nicht nur zu einer Veränderung der kindlichen Verhaltensäußerungen des Säuglings gekommen ist, sondern ebenso ihr eigenes Gefühls- und Körpererleben der Bindungssituation mit dem Kind sich verändert hat. Insofern ist es von zentraler Bedeutung, dass die positiven Erfahrungen als somatische Erfahrungen »markiert« werden.

Dies bedeutet, dass die Mutter, deren Säugling am Ende der Sitzung ganz gelöst und entspannt auf ihrem Bauch liegt, bewusst erfahren soll, was sich affektiv und körperlich in ihrem Organismus verändert hat. Richtig ist, dass die Reorganisation des Bindungsfeldes zum Kind eine parasympathische Reaktion der Mutter ermöglicht hat. Entscheidend ist jedoch die Frage, wie die betroffene Bindungsperson diesen Prozess subjektiv erfährt. Gab es zu Beginn der Sitzung den Hinweis der Mutter, dass sich im Zuge der kindlichen Schreiattacke ein Gefühl der Enge in ihrer Brust ausbreitet, so muss nun erfragt werden, wie sich das körperliche und affektive Erleben im Zuge der Öffnung verändert. In der Exploration beschreibt die junge Mutter eine wohlige Wärme und Weite in ihrer Brust. Plötzlich sei all die Hilflosigkeit, die sie zuvor gespürt hatte, verflogen und nun einem Gefühl großer Dankbarkeit gewichen. Oft ist es hilfreich, wenn nochmals genau überprüft wird, in welcher Weise sich die anfänglichen Symptome verändert haben. Hat die Mutter immer noch das Bedürfnis, mit dem Kind auf dem Arm durch den Raum zu laufen? Was hat sich genau in ihrem Körper verändert? Wie erlebt sie das Baby auf ihrem Bauch? Die Betroffenen sollen realisieren, dass sich nicht allein das Verhalten des Säuglings, sondern vor allem auch die eigenen Gefühle und Körperempfindungen radikal gewandelt haben.

Schritt 6: Phase der Intimität

In besonderer Weise hat folgender Schritt der Krisenintervention seine Bedeutung nach intensiven Ausdrucksprozessen des Säuglings. Hat das Baby über einige Minuten einen längeren Schreizyklus durchlaufen, gibt es häufig nach Abschluss dieses Prozesses eine Phase einer »heiligen Stille«.

Viele Babys liegen dann über einen längeren Zeitraum ganz regungslos auf dem Bauch der Eltern. Auch die beteiligten Mütter und Väter befinden sich in einem Zustand großer Berührtheit und Andacht. In dieser Phase ist es wichtig, diesen Prozess der Intimität und Privatheit nicht durch ein verfrühtes Befragen und Sprechen zu stören. Bei Eltern, die über ausreichend innere Ressourcen verfügen, ist es häufig sinnvoll, für eine Weile ganz den Raum zu verlassen. Oft erlauben sich die Mütter erst jetzt, wo sie nicht mehr unter Beobachtung stehen, das Kind zu liebkosen, es liebevoll anzusprechen oder auch ihren eigenen Tränen freien Lauf zu lassen. Der französische Arzt und Geburtshelfer Michel Odent[102] spricht von der Notwendigkeit dieser geschützten Privatsphäre (Privacy), um den Bondingprozess von Eltern und dem neugeborenen Kind voll entfalten zu können. Tatsächlich hat die Atmosphäre nach erfolgreichen Rückbindungsprozessen eine frappante Ähnlichkeit mit den zarten Prozessen des Beziehungsaufbaus, welche sich nach der Geburt zwischen Müttern und ihren Babys abspielen. Odent beschreibt in seinen Schriften immer wieder dringlich, dass ein verfrühtes Ansprechen der neueren Hirnregionen durch analytische Fragen den beginnenden Strom des Oxytozin-Ausstoßes unterbindet und den Bondingprozess stört.

Schritt 7: Entwicklung von Handlungsstrategien für den Alltag

Zum Abschluss der Krisenintervention ist es von entscheidender Bedeutung, dass die Erfahrungen der Sitzung nochmals in konkrete Handlungs- und Lösungsschritte umgesetzt werden. Diese Umsetzung der kurztherapeutischen Interventionen in den Alltag geschieht sehr häufig nicht spontan. Obwohl die Erfahrungen während der Sitzung sehr stärkend von den Klienten erlebt wurden, bedeutet dies nicht unbedingt, dass sie auch wissen, wie sie Erfahrungen in der konkreten Problemsituation umsetzen können. Hierzu kann es sinnvoll sein, dass wir die Eltern nochmals bitten, die ursprüngliche Problemsituation mit dem Baby vorzustellen. Diesmal sollen sie sich vorstellen, sie würden dem Kind so zur Seite stehen, wie sie es zuvor in der Sitzung getan haben. Häufig können die betroffenen ganz deutliche Bilder benennen. Sie sehen sich plötzlich in einem Raum mit dem Kind auf dem Arm, sie sehen sich, wie sie Ruhe ausstrahlen und wie sich dieser Prozess auf das Baby überträgt. Diese abschließenden Visualisierungen geben den

Eltern eine konkrete Orientierung für die Alltagsbewältigung. An anderen Stellen wird konkret mit den Eltern besprochen, wie sie vorgehen, wenn die zuvor erwähnte Ohnmacht in der Begleitung des schreienden Babys sich wieder einstellt. Hier bekommen die Eltern klare Hinweise, wann und wie sie die erlernten Rückbindungstechniken, wie z. b. die zentrierende Bauchatmung, im Alltag einsetzen können. Ebenso ist es wichtig zu erläutern, wie sie die Stresszeichen ihres Körpers (Enge in der Brust) als Frühwarnsysteme einsetzen, um einen drohenden Kontaktverlust zum Kind rechtzeitig zu erkennen und zu verhindern.

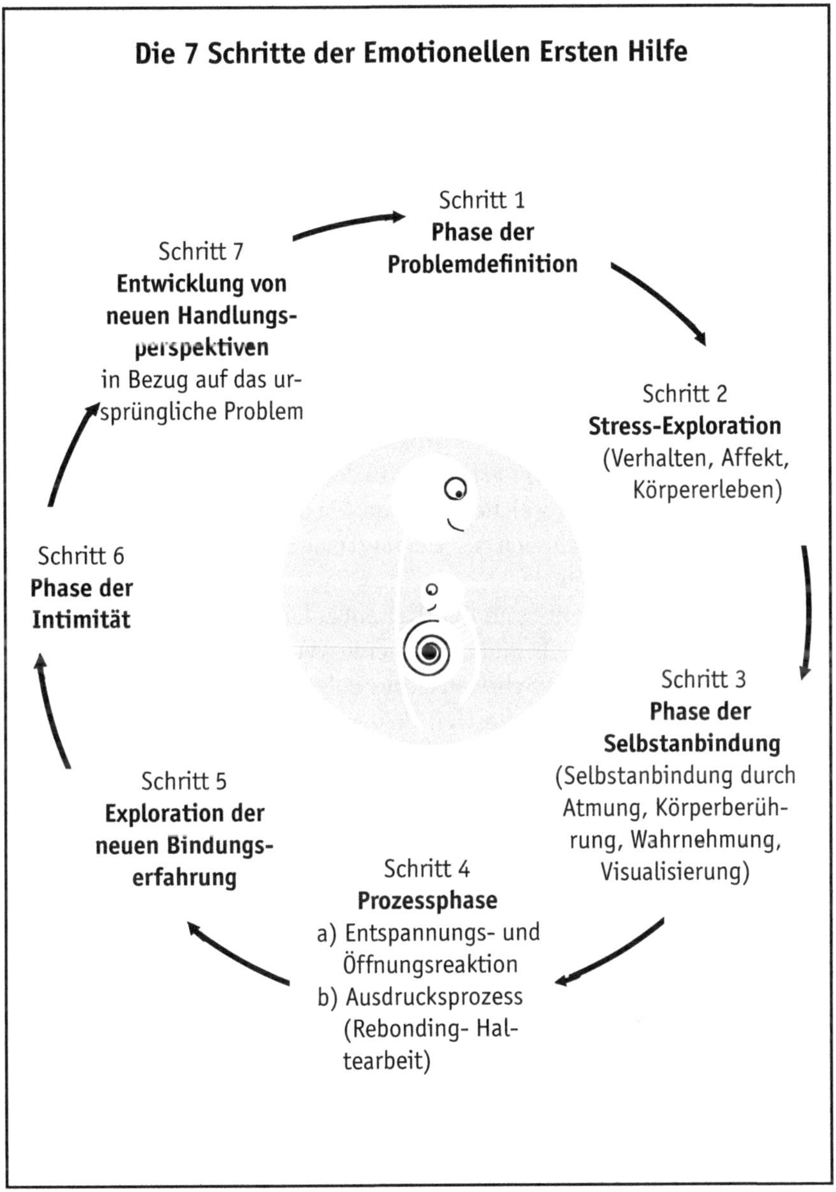

Abb. 18 – Die sieben Schritte der EEH

Rebonding-Halteprozess

Die Phasen des lösenden Babyweinens

Was geschieht im Rahmen einer Kriseninterventions-Sitzung, wenn die Eltern dem inneren Impuls des Säuglings, seinen Kummer und mitzuteilen, nicht durch ablenkende Strategien Einhalt gebieten? Welche Stadien des Schreiens durchläuft der Säugling, wenn es während der Schreizyklen liebevoll in den Armen der Eltern gehalten wird, welche die Verbindung zu ihrem eigenen Körper nicht verlieren? In den weiteren Ausführungen soll diskutiert werden, unter welchen emotionalen und bindungsenergetischen Voraussetzungen das Schreien des Säuglings eine entlastende und befreiende Wirkung entfalten kann.

Immer wieder kommt es in den Krisenbegleitungen zu einem Punkt, wo die Eltern den Impuls und den inneren Wunsch verspüren, eine sich ankündigende Welle des Schreiens ihres Babys zuzulassen und anders zu begleiten. Um in diesen intensiven Prozess mit den Eltern einzusteigen, sollten diese in vorangegangenen Sitzungen bereits umfassende Anleitung ihrer Selbstanbindung erfahren haben. Wichtig ist, dass die Eltern ein inneres Verständnis entwickeln konnten, warum die Rückbindung an die eigene Körperwahrnehmung für die Eltern und das Kind gleichermaßen von Bedeutung ist. In vielen Fällen bespreche ich mit den Eltern im Vorfeld die emotionalen und körperlichen Reaktionen, die sich während der Sitzung bei den Eltern und auch beim Baby zeigen können. Ein weiterer wichtiger Punkt ist die Vereinbarungen eines klaren Stopp-Signals, welches es den Müttern und Vätern jederzeit erlaubt, den Prozess abzubrechen und zu beenden.

Nicht immer ist diese emotionale und kognitive Vorbereitung der Eltern möglich. In vielen Fällen entscheidet der Säugling selbstständig während der Sitzung, wann es plötzlich und für den Außenstehenden häufig unerwartet in einen dramatischen Schreizyklus eintaucht. In diesen Fällen muss die

Instruktion der Eltern dann unmittelbar während des »betreuten Weinens« des Babys erfolgen.

Wie bereits an anderer Stelle beschrieben, besteht der klassische Einstieg in die Emotionelle Erste Hilfe darin, dass wir die Eltern auffordern, auf die bisher angewandten und erprobten Beruhigungsformen in der Begleitung des unruhigen Babys zu verzichten.[103] Oft reicht dieses Weglassen der elterlichen Ersatzkontakt-Strategien bereits, um eine intensive Welle des kindlichen Schreiens auszulösen. Alles was zur Bedeutung der guten Lagerung geschrieben wurde, gilt in besonderer Weise auch für den Rebonding-Halteprozess. Ist der Vater in der Sitzung anwesend, bitten wir diesen, sich hinter die Mutter zu setzen, so dass diese im Schoß des Vaters Platz nehmen kann. In der Begleitung der Eltern ist diese liebevolle Unterstützung der Positionierung schon eine erste vertrauensbildende Maßnahme. Wir sprechen in diesem Zusammenhang von einer »Bemutterung der Mutter« (Mothering of the Mother). Die Mutter erhält jene achtsame Zuwendung, die sie auch im Kontakt mit dem Säugling entwickeln und aufbauen soll. Hilfreich sind an dieser Stelle größere Stillkissen und Decken, mit denen die Armen und Beine gestützt und entlastet werden.

Das Baby wird Bauch an Bauch auf den Körper der Mutter gelegt. Die Hände des Halt gebenden Erwachsenen umfassen den oberen Rücken und Schädelbasis und den unteren Rücken- und Steißbereich des Säuglings. Gibt es den inneren Impuls des Säuglings, sein Weinen zum Ausdruck zu bringen, so kommt es schon innerhalb der ersten Minuten zu einer deutlichen Steigerung der Spannung und Erregung des Säuglings (Phase II). Die Bewegungen seiner Extremitäten nehmen zu und das Quengeln des Säuglings steigert sich schnell zum aufgeregten Schreien. In dem Schaubild (nächste Seite) kann der Erregungsverlauf des beschriebenen Rebonding-Prozesses nachvollzogen werden.

Nach diesen ersten Phasen der Erregungs- und Spannungssteigerung folgt eine Phase, in der das Schreiens des Säuglings eine vermehrt wütende und protestierende Qualität gewinnt (Phase III). Viele Babys beginnen sich zu überstrecken und wehren sich für eine kurze Periode gegen die haltenden Berührungen der Mutter. In manchen Fällen wechselt das Baby auch in hoher Frequenz zwischen Abstoßungs- und Anlehnungsimpulsen hin und her. Dann wirkt es häufig so, als könne das Baby die Umarmung nicht tolerieren.

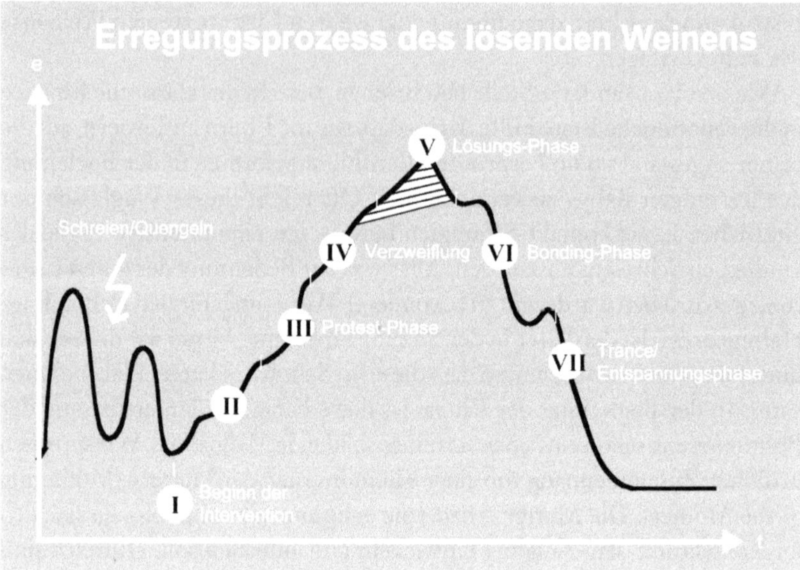

Abb. 19 – Erregungsprozess des lösenden Weinens

In der folgenden Phase wechselt die Melodie des Schreiens in eine verzweifelte Qualität (Phase V). Ausgeliefertsein, Hilflosigkeit und Ohnmacht werden nun vom Säugling ausgedrückt. Während der Säugling in der Protestphase regelmäßig den Blickkontakt sucht, sind die Augen in dieser Phase der Verzweiflung in der Regel geschlossen. Das Schreien wirkt auf die Begleiter bedrohlich und ängstigend. In dieser kurzen Zwischenphase ist die Selbstanbindung der Eltern eine entscheidende Voraussetzung, um das Baby weiter unterstützen und begleiten zu können. Viele Eltern entwickeln in dieser Phase IV den Impuls, den Begleitungsprozess abzubrechen, sie entmutigen oder sie entwickeln Mitleid mit dem Kind.

In der praktischen Arbeit zeigt sich immer wieder, dass die Eltern besonders in diesen kritischen Übergangsphasen schnell die emotionale Verbindung zu sich und dem Kind verlieren. Sichere Kennzeichen dieses Kontaktausstiegs sind u. a. die Verflachung oder das Anhalten der etablierten Bauchatmung, plötzlich beginnendes Grübeln oder auch aufkommende

Ängste. Oft reicht es aus, die Eltern aufzufordern, ihre Aufmerksamkeit erneut auf das innere Körpererleben zu verlagern, um diese Schwächung der Bindungsbereitschaft zu überwinden.

Im Anschluss an diese kurze Phase der Verzweiflung gewinnt das Schreien plötzlich eine lösende und öffnende Qualität (Phase VI). Der Körper des Babys bewegt sich nun rhythmisch zum An- und Abfluten der Erregung des Schreiens. Hat sich das Kind zuvor abgestoßen liegt es nun eng angeschmiegt auf dem Körper des Erwachsenen. Die Atemwelle des Säuglings vertieft sich und verbindet nun den ganzen Körper von Kopf bis Fuß. Interessant ist auch, dass dieser Rhythmuswechsel des Schreiens auch im subjektiven Erleben der Eltern und beteiligten Helfer repräsentiert ist. Ist das Schreien des Säuglings zu Beginn für die Eltern kaum auszuhalten, löst es gar Abstoßung und Ablehnung hervor, so wechselt das innere Erleben der Begleiter von einem Moment auf den anderen in einen Zustand des Mitgefühls und inneren Betroffenheit. Die meisten Mütter hören plötzlich die traurige Qualität des Weinens ihrer Kinder. Sie vernehmen die Not, die ihnen von den Kindern mitgeteilt wird. Viele Eltern berichten nach der Sitzung, dass sie spüren konnten, wie sich ihr Herz in diesem Augenblick, wo das Weinen ihrer Babys sie erreichte, wieder öffnen konnte. Für viele ist es das erste Mal, dass sich diese Verbundenheit und Nähe zu ihrem Kind einstellt, für andere ist es ein Déjà-vu, eine Rückkehr zu einer Bindungsqualität, welche schon etabliert war, jedoch durch schwächende äußere Umstände verloren gegangen war.

Viele Baby beruhigen sich nach dieser Öffnungsreaktion schnell auf dem Körper ihrer erwachsenen Begleiter. Während die Eltern einfach nur dankbar und erleichtert sind, liegen viele Säuglinge nach diesen Erfahrungen mit geöffneten Augen auf dem Bauch der Mütter. Die meisten Babys suchen für einigen Minuten intensiv den Blickkontakt zu den Müttern und Vätern, so als wollten sie sich vergewissern, dass sie wirklich angekommen sind. Diese Bonding-Phase (Phase VII) ist begleitet von einer überwältigenden Stille. Es ist Zustand totalen Seins, ein Eintauchen in eine Sphäre tiefster menschlicher Begegnung. Obwohl ich hunderte dieser Erfahrungen mit Eltern und Säuglingen begleiten durfte, so bin ich jedes Mal aufs Neue überwältigt von der Schönheit und der Anmut dieser Erfahrung. Von einer Sekunde auf die nächste tritt ein Friede ein, wo wochenlang Kampf,

Angst und Überwältigung herrschten. Plötzlich finden Menschen wieder zusammen, die sich zuvor fremd geworden waren, wo Angst, Ablehnung und Hass an die Stelle von Liebe und Verbundenheit getreten waren. Insofern ist diese Rebonding-Erfahrung in ihrer ganzen Wucht ein Prototyp für das Heilwerden von schmerzvollen Brüchen, Verlusten und Verletzungen.

Der neurovegetative Rhythmus der Schreiens

Werfen wir einen zweiten Blick auf die beschriebenen Vorgänge, um die vegetativen und energetischen Dynamiken des kindlichen Weinens zu verdeutlichen. In der ersten Phase des Erregungszyklus steigert sich die noch moderate Stresslage des Kindes zu einer gesteigerten Sympathikus-Aktivierung. Die bisher abgewehrte angstvolle Bindungserfahrung, welche die psychophysische Abwehr des Kindes ursprünglich begründet hat, strömt nun an die Wahrnehmungsoberfläche und wird für das jeweilige Kind erfahrbar.

Erst der aktuelle sichere Halt und Körperkontakt mit den elterlichen Begleitern erlaubt dem Säugling den Zugang zu den bisher abgewehrten Erfahrungen. Anders als in der auslösenden Konfliktsituation, wo das Kind die Erfahrung machen musste, dass seine Notsignale nicht erhört wurden, ist es diesmal seinen angstvollen Gefühlen nicht sich selbst überlassen.

Für einen kurzen Augenblick berührt das Baby innerlich noch einmal den Schmerz, die Gefahr und die Todesangst, die damals überwältigend war. Einen Augenblick durchläuft das Baby im Rebonding-Prozess erneut jene Alarmreaktion seines vegetativen Systems. Doch in diesem Fall schafft die stabile Selbstverbindung der Eltern einen Boden, in der das Schreien des Säuglings das Herz der Eltern berühren kann.

Ziel der Rebonding-Arbeit ist nicht die Wiederholung und das Durcharbeiten der ursprünglich für den Säugling belastenden Bindungserfahrung, sondern die Neuorganisation der aktuellen Bindungsdynamik innerhalb der frühen Eltern-Kind-Beziehung. Indem der kindliche Organismus seine chronische Bedrohungshaltung seines Nervensystems aufgibt, wird der Weg frei für eine emotionale und körperliche Begegnung innerhalb der Begegnung von Eltern und Kind. Diese Neuorganisation wird nicht notwendigerweise durch das erneute Aufflammen der in der Kontraktion gebundenen Information (z. B. existenzielle Angst) begeleitet. Manche Babys scheinen es ausreichend zu finden, dass die Eltern durch die beschriebenen Wege in einen feinfühligen und empathischen Zustand zurückkehren. Es scheint diesen Kindern zu reichen, dass ihre Eltern die Spiegelungs- und Resonanzfähigkeit zurückgewinnen konnten und sie somit ein emotionales Gegenüber im Rahmen einer sicheren Bindungsbeziehung vorfinden. Diese Babys kehren in einen Zustand der Öffnung und Selbstregulation zurück, ohne dass sie die beschriebenen karthartischen Prozesse durchleben und auch durchleben müssen.

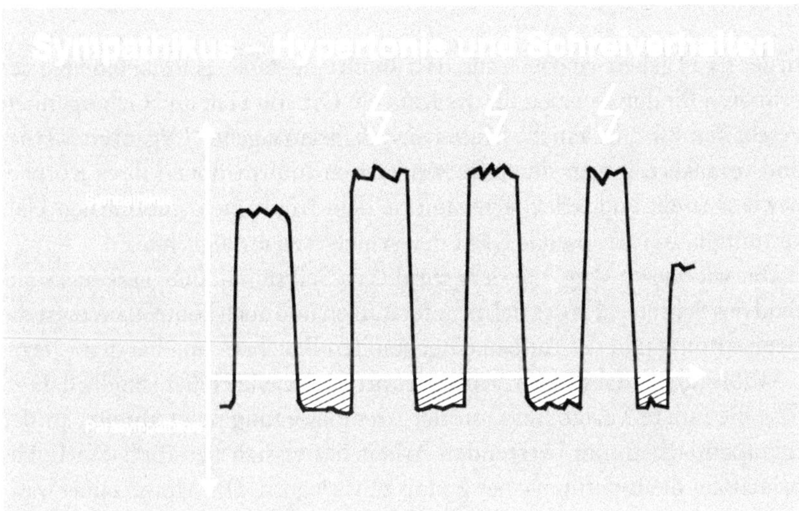

Abb. 20 – Vegetative Funktionen des Babyschreiens

In dem Schaubild wird dargestellt, dass in der ersten Phase der Erregungssteigerung die Sympathikus-Funktionen des Organismus deutlich überwiegen. Die Motorik ist gesteigert, das Baby schreit, überstreckt sich, es verschließt die Hände und es vermeidet den Blickkontakt. In dieser Stressphase ist die Bindungsbereitschaft des Kindes deutlich reduziert. Mit Erreichen der Klimax der Erregung kommt es zu einem Umschlag des vegetativen Pendels. Die parasympathischen Funktionen beginnen nun zu überwiegen, es macht sich eine zunehmende körperliche Entspannung breit und das Baby öffnet sich verstärkt für die Signale und Angebote der begleitenden Erwachsenen. Mit diesem Erregungswechsel des Autonomen Nervensystems wird der Weg frei für eine Abstimmung und Synchronisation der vegetativen, affektiven, verhaltensmäßigen und auch körperlichen Prozesse bei Eltern und Kind. Erst diese Reorganisation der energetischen und vegetativen Quellen führt zu einer spontanen Verbesserung der Regulationsprozesse der frühen Beziehung von Eltern und ihren Babys.

Selbstanbindung und Schreien

In der EEH gehen wir davon aus, dass durch eine stabile Selbstanbindung der primären Bindungsperson für das Kind ein Ort von Halt und Geborgenheit geschaffen wird. Indem die Mutter sich in ihrem eigenen Organismus erdet und verankert, indem sie die verschiedenen Informationen ihres Körpers bewusst erlebt und reflektiert, kann sie dem Kind jenen emotionalen Halt vermitteln, um die lösende Kraft des Weinens zu ermöglichen.

Der wichtigste Weg, mit dem wir diesen Selbstanbindungsprozess während des Schreizyklus des Babys unterstützen und auch kontrollieren, ist die Beobachtung und der Aufbau einer stabilen Bauchatmung bei den Eltern.

Während das Baby weint, achtet der professionelle Helfer ständig darauf, dass die innere Verbindung mit der Atembewegung nicht abreißt. In der therapeutischen und beratenden Arbeit hat es sich bewährt, den Fokus primär auf die Einatmungsbewegung zu verlagern. Die Mutter spürt während der Einatmungsphase in den Bauchraum, wie ihre Bauchdecke sich in Richtung zum Kind bewegt.

Dieser bewusste Einsatz der Bauchatmung hat eine unterstützende Wirkung für die parasympathische Regulation des Gesamtorganismus. Mit jeder Einatmung kehrt die betroffene Elternperson durch die Atmung zu einem inneren Ort zurück. Jede Einatmung schafft eine Ausdehnung des Atemraums. Über das Zwerchfell wird dieser Raum bis zu den Bauchorganen erweitert. Dies führt zu einer leichten Vorwölbung der Bauchdecke mit jedem Atemzyklus. Indem die Mutter mit jeder Einatmungswelle sich wiederkehrend in ihrem Organismus verankert, und zugleich den körperlichen Kontakt zum Kind wahrnimmt, bleibt sie selbst in den Momenten der höchsten Spannung und Not ein sicherer

Orientierungspunkt für das Kind.

Durch dieses Vorgehen haben die Erwachsenen eine Form des Biofeedbacks zur Verfügung. Die innere Wahrnehmung der Bauchatmung wird für die begleitenden Eltern zu einem Seismograph ihrer eigenen Bindungs- und Aufnahmebereitschaft. In dem Augenblick, wo die Elternperson realisiert, dass ihr Atem sich verflacht, beschleunigt oder gar ganz aussetzt, weiß die Begleiterin des Kindes, dass sie im Begriff ist, den emotionalen Kontakt zu sich und dem Säugling zu verlieren.

Die Rückkehr und Konzentration auf die Bauchatmung ist in der Begleitung des schreienden Säuglings ein Schutz- und Sicherheitssystem – zum einen für die Eltern, zum anderen für die professionellen Helfer. Solange die Mutter, die ihr Baby in den Armen hält, die Verbindung mit ihrem Körper aufrechterhalten kann, ist für eine Erdung[104] gesorgt. Die Bauchatmung wirkt wie ein Blitzableiter für die Schreie des Säuglings. Viele Eltern beschreiben, dass sie sich durch das Weinen weniger gestresst und belastet fühlen. Plötzlich beschreiben sie ein Gefühl der Erleichterung, dass es ihnen möglich ist, dem Baby ein Gegenüber zu sein, den zeitweilig verzweifelten Äußerungen des Babys einen Halt zu bieten.

Anders als in den verschiedenen Haltetherapien[105], in denen die Bedeutung des körperlichen Haltevorgangs in der Begleitung des weinenden Kindes sehr betont wird, verstehen wir in der EEH die Selbstanbindung als das Zentrum des haltgebenden Geschehens. Indem der Säugling auf dem Höhepunkt seines Weinens die Erfahrung macht, dass die erwachsene Bindungsperson »bei sich« bleibt, indem es weiter den ruhigen Rhythmus der Atmung an seinem Körper spürt, die modulierte und vertraute Stimme der Mutter wahrnimmt und die zärtlichen und beruhigenden Streichungen auf seinem Körper erfährt, wird die Mutter zu einem Anker und Orientierungspunkt inmitten eines affektiven Hurrikans, welcher den Säugling überrollt. Nicht das Ausweinen und stundenlange Halten ist das Ziel dieses Vorgehens. Stattdessen soll die Mutter so angeleitet werden, dass sie in die Lage versetzt wird, eine körperliche Erfahrung innerer Sicherheit an das Kind weiterzugeben.

In der praktischen Arbeit mit eher ressourcenschwachen Eltern ist es von entscheidender Bedeutung, dass wir die Begleitung des kindlichen Weinens abbrechen, sobald die Selbstanbindung in der Mutter verloren geht. Ist dies nicht gesichert, droht eine Überlastungsreaktion oder gar eine traumatische

Wiederholung für das Kind und seine erwachsenen Beziehungspartner. Der sicherste Weg, um diese affektive Überwältigung zu vermeiden, ist die Aufforderung an die Mutter, aufzustehen und sich im Raum zu bewegen. Besonders dann, wenn Angst, Hilflosigkeit und Panik dominieren, bindet die Körperbewegung freie Erregungsmengen, die sonst als angstvolle Erfahrung in Erscheinung treten könnten. Die aufrechte Haltung verleiht der erwachsenen Begleiterin und dem Säugling ein Mehr an Stabilität und innerer Sicherheit.

An dieser Stelle muss nochmals betont werden, wie wichtig es ist, im Vorfeld der Sitzung ein Stopp-Signal mit den Eltern zu vereinbaren. In meinen Kursen vergleiche ich die Wucht der Rebonding-Sitzungen häufig mit einer Rafting-Tour in einem reißenden Gebirgsbach. Anders als bei der langsamen Prozessentwicklung des zuvor beschriebenen 7-Schritte-Modells, die eher einem geruhsamen Paddelausflug auf einem See gleicht, haben wir es in den begleiteten Schreizyklen mit sehr hohen Erregungs- und Ladungsniveaus bei Eltern und Kind zu tun. Ist der Prozess erst einmal eingeleitet und das Baby weint aufgelöst in den Armen der Mutter, gibt es zumeist nur noch »Notausstiege«, um den Prozess zu beenden. Mit dem Aussprechen des Stopp-Signals werden die Eltern sofort aufgefordert, die sitzende in eine aufrechte Position mit dem Kind zu verändern. Um eine Überwältigung der Eltern durch das Schreien des Säuglings zu vermeiden, werden diese jetzt aktiv aufgefordert, die bisherigen Strategien zur Beruhigung ihres Kindes einzusetzen. Das Stillen, Tragen oder rhythmische Schaukeln hilft Eltern und Babys gleichermaßen, in einen Zustand der inneren Sicherheit zurückzukehren und das körperliche Erregungsniveau zu verringern.

Speziell bei frühen Wochenbettkrisen in der ersten Zeit nach der Geburt hat sich der Wert der Rebonding-Haltearbeit erwiesen. Indem die Eltern unter »Zeugen« behutsam an das Weinen des Säuglings herangeführt werden, machen sie die erleichternde Erfahrung, dass das Schreien des Kindes tatsächlich ein Ende finden kann. Entgegen ihrer Erwartungen entspannt das Baby bereits nach wenigen Minuten an ihrem Körper. Sie erleben, dass sie ihrem Baby helfen können, ein Nadelöhr zu passieren, das ohne ihre Hilfe nicht zu durchqueren wäre. Machen die Eltern die Erfahrung des lösenden Weinens mit ihren Babys, verlieren sie häufig die Angst und Scheu im Umgang mit diesen starken Gefühlen ihrer Kinder.

Umgang mit den Gefühlen der Eltern

In der Praxis der Rebonding-Arbeit gibt es immer wieder Momente, in denen das lösende Weinen des Kindes plötzlich nicht mehr voranschreitet. Das Baby scheint in diesen Phasen regelrecht festzustecken und ist unfähig sich aus dieser Situation zu befreien. Häufig sind diese kritischen Situationen Ausdruck einer innerpsychischen Abwehr von aufsteigenden Gefühlen bei den beteiligten Eltern. In dem Übergang von der Phase der Verzweiflung in die Lösungs-Phase des kindlichen Schreiens dringt bei vielen Müttern die Erinnerung an die erlebte Angst aus der Zeit rund um die Geburt an die Wahrnehmungsoberfläche. Wird die aufkeimende Angst jedoch als Schwäche und Niederlage negativ gewertet und von der Mutter innerlich abgelehnt, werden die erlebten Gefühlsregungen während der Rebonding-Arbeit häufig gehemmt und zurückgehalten. In Folge dieser Abwehrprozesse baut sich eine Körperspannung auf und die Kontaktbereitschaft der begleitenden Mütter zum Kind verringert sich. An dieser Stelle verlieren die Babys ihren sicheren emotionalen Boden während ihrer Schreiaktivität. Der Säugling nimmt die veränderte Reaktionslage seiner elterlichen Begleiter spontan durch den Prozess der vegetativen Resonanz wahr. In anderen Worten ließe sich der Vorgang so zusammenfassen: Die innerpsychische Abwehr der Angst schwächt die Bindungsbereitschaft und den Aufbau einer fein abgestimmten Beziehung zwischen Mutter und Kind. Durch die Schwächung des Bindungsfeldes zwischen Eltern und Kind wird der Selbstheilungsmechanismus des lösenden Weinens beim Kind verhindert.

In der Prozessarbeit lassen sich die emotionalen Zurückhaltungen der Eltern schnell auflösen. Besonders hilfreich ist, wenn die betroffenen Mütter die Aufmerksamkeit auf den eigenen Körper verlagern und die wahrnehmbaren Gefühls- und Körperempfindungen anerkennen und aussprechen. Wurde zuvor eine Sicherheitsstation etabliert, hilft das Spüren der unterstützenden Hand des Begleiters, ein Gefühl der Sicherheit zu schaffen, welches es den Betroffenen erlaubt, die unterdrückten Emotionen zum Ausdruck zu bringen. Besonders eindrucksvoll zeigt sich dies, wenn die Mütter in der Phase kurz vor dem Höhepunkt der Erregung ihre aufsteigenden Tränen unterdrücken. Sichtbar wird dies daran, dass der Atem plötzlich angehalten wird, der Blick der Mütter sich verändert oder die Muskelspannung der Arme und Hände plötzlich zunimmt. In manchen Fällen reicht eine behutsame Unterstützung der Ausatmung, um dem Weinimpuls zum Durchbruch zu verhelfen, in anderen Situationen ist es wichtig, mit den Mütter darüber zu sprechen, wovor sie sich in dem Moment der Zurückhaltung fürchten oder was sie an den erwarteten Emotionen ablehnen. Mit der Öffnung der emotionalen Zurückhaltung wird ein lösendes Weinen in der Mutter möglich. Dies ist häufig der Punkt, wo eine innere Kontrolle in den Müttern aufgegeben wird und sie sich dem Prozess ihrer Gefühle und dem Kontaktgeschehen mit dem Baby wieder hingeben. Erst die erlebte Sicherheit in der Beziehung zum Therapeuten macht dieses Einlassen auf die tieferen Schichten im Erleben ihres Körpers und ihrer Gefühle möglich. In der Praxis der Eltern-Baby-Begleitung zeigt sich, dass mit dem Lösen der emotionalen Blockierung der Mütter das Schreien des Babys sofort eine befreiende und öffnende Qualität gewinnt. Während die Mutter nun ihren Tränen freien Lauf lässt, kann auch der Säugling im lösenden Weinen sein emotionales und vegetatives Gleichgewicht zurückgewinnen.

Schreien und Geburtstrauma

Eine besondere Situation entsteht häufig während der Schreibegleitungen des Säuglings, wenn das verzweifelte Schreien des Säuglings als Auslöser (Trigger) für überlastende und unverarbeitete Geburtserlebnisse der Mutter wirkt. Die Mutter gerät dann selbst in ein regressives Wiedererleben der Ohnmacht und Hilflosigkeit der erst wenige Wochen zurückliegenden Geburt ihres Kindes. Interessant ist, dass viele Frauen plötzlich die Rhythmik des Schreiens ihrer Babys in Verbindung bringen mit der jeweiligen Qualität der Wehen, welche die Mütter in den kritischen Geburtsphasen erfahren haben. Plötzlich hört die Mutter in den verkrampften und nicht enden wollenden Schreien des Kindes ihre eigenen Wehenschreie während der Geburt. Plötzlich verbindet sich das Säuglingsschreien mit einer inneren Erfahrung der Mutter. Sie erinnert sich an die Qualen, die Schmerzen und auch an die Überwältigung, die sie in der beginnenden Austreibungsphase erfahren hat. Sie spürt plötzlich in ihrem eigenen Organismus, wenn auch in abgeschwächter Form, die seinerzeit erfahrene Verzweiflung und Not. Das aktuelle Schreien des Babys, die Erinnerung an die historische Geburtssituation und aktuelles Körpererleben der Mutter fließen nun zu einer funktionalen Einheit zusammen. Durch die sichere Verbindung zur Helferin ist es der Mutter möglich, die »vergessene« Geburtsangst zu kontaktieren, ohne erneut davon überwältigt zu werden. Plötzlich »hört« die Mutter die Not des Säuglings in seinen Schreien. Viele Mütter können spontan ein Mitgefühl mit dem Baby aufbringen, wenn der Zugang zur erlebten Angst und zum Schmerz der eigenen Geburtserfahrung möglich geworden ist. Plötzlich wird das Schreien der Kinder für die Eltern ein Zeichen ihrer erlebten Bedrohung und Gefahr.[106]

Um eine Überaktivierung der betroffenen Mütter zu verhindern, ist die Nutzung der info-energetischen Verbindung von der Helferin zur Mutter besonders wichtig. Über diesen Nabelschnur-Kontakt kann die professionelle Begleiterin frühzeitig erkennen, wann die Mutter in einen Zustand der Schocklähmung wechselt. Häufig spürt die Helferin über die Nabelschnur viel früher als die Mutter selbst, wann die Resonanz-Verbindung droht, zusammenzubrechen. In diesen Fällen besteht die Gefahr, dass die begleitete Mutter von den Ängsten überwältigt wird und erneut eine Ohnmacht und Selbstaufgabe erlebt, wie dies bereits historisch unter der Geburt geschehen ist. Im Rahmen der EEH lernt die Mutter, die innere Erfahrung der Angst in den Kontext der erlebten Geburtserfahrung zu bringen. Wichtig ist, dass sie jetzt die Nähe und Verbindung zu ihrem Baby auf dem Bauch aufbringen kann. Dazu benötigt sie den Schutz und die Geborgenheit in der Beziehung zur professionellen Begleiterin. Diese schützende Beziehung erlaubt der Mutter, die lähmende Todesangst in kleinen, verdaubaren Portionen zu erfahren, ohne darin jedoch zu versinken. Jedes Mal, wenn die Mutter in den bedrängenden Erfahrungen zu versinken droht, hilft ihr die Erinnerung der sicheren Nabelschnurverbindung durch die Helferin, in einen Zustand der Sicherheit und Aufgehobenheit zurückzukehren. Im optimalen Fall resultiert aus diesem Vorgehen, dass die Mutter die Angst vor den Schreien des Säuglings im Alltag verliert. Das Schreien des Babys, das vorher noch überwältigend erlebt wurde, wird plötzlich eine nicht unerhebliche Herausforderung, die aber von der Mutter gemeistert werden kann. Entscheidend ist hierfür, dass die »alten« Ängste identifiziert, anerkannt und verarbeitet werden, so dass diese nicht weiter das Gelingen der sicheren Beziehung zum Kind belasten.[107]

Veränderungen nach der Rebonding-Arbeit

Viele Eltern reagieren verblüfft über die Stärke der psychosomatischen Veränderungen des Babys, die sich nach einer erfolgreichen Rebonding-Sitzung einstellen. Verwunderung löst die Tatsache aus, dass die Säuglinge, die viele Tage und Wochen unzufrieden waren, plötzlich eine radikale Veränderung ihres Verhaltens zeigen. Besonders auffällig ist die Veränderung, die sich im Schreiverhalten des Säuglings zeigen. Dauer und Häufigkeit der Schreizyklen sind deutlich verringert. Das Schreien verliert seine halt- und hilfslose Qualität. Durchaus gibt es nach einer ersten Rebonding-Haltearbeit weitere Schreiphasen des Kindes, jedoch ist der Spannungs- und Erregungsanstieg des Weinens weniger steil. Die Babys entspannen sich schneller auf dem Arm der Mutter. Ebenso wird das Schreien der Babys jetzt »informativer«. Es fällt den Begleitern leichter, die Botschaften des weinenden Kindes zu entschlüsseln. Plötzlich hören die Eltern den Kontaktwunsch, und die Verzweiflung des Kindes, sie erkennen seinen Schmerz oder seine Verlassenheit.

Es stellt sich natürlich die Frage, ob nicht allein die veränderte Bindungsbereitschaft und Feinfühligkeit der elterlichen Begleiter ein ausreichender Erklärungsansatz für die beobachtbaren Veränderungen ist. Aber hier scheint der Weg zu einer veränderten Bindungskonstellation von zwei Seiten gebahnt zu werden. Zum einen nimmt die emotionale Ausdrucksfähigkeit des Säuglings mit wachsender Entspannungsfähigkeit seines Organismus zu. Die Körpersprache des Babys ist klarer und unmittelbarer. Andererseits schafft die Rebonding-Erfahrung die Grundlage eines elterlichen Bondings zum Kind, welche eine direkte Verbesserung der Feinfühligkeit der Eltern zur Folge hat.

Große Verunsicherung löst bei den Eltern aus, dass die Babys nach den ersten Rebonding-Haltesitzungen lange Schlaf- und Ruhephasen einlegen. War der Schlaf zuvor leicht und wenig erholsam, erleben die Säuglinge nun tiefe und ungestörte Schlafzyklen. Sie schlafen nach diesen öffnenden Erfahrungen mit Vorliebe im Körperkontakt bei den Eltern im Bett oder in der Tragehilfe. Am Tage sind die passiven Wach- und Trancezustände ausgedehnter.

Erst nach einer Phase von mehreren Tagen nach der Sitzung normalisiert sich das Verhalten der Säuglinge und Kleinkinder, die nun vermehrt die Umwelt erkunden oder die Eltern vermehrt zur Interaktion auffordern. Besonders auffällig ist dabei das veränderte Blickkontaktverhalten vieler Säuglinge. Viele Eltern erleben staunend, dass die Babys schon wenige Stunden nach der ersten Sitzung einen regelrechten »Blickhunger« entwickeln. Hinreichend erklären lässt sich dieses interessante Phänomen nur durch die Wiederherstellung der Selbstregulations- und Kontaktfähigkeit des Kindes, welche eine Erregungszufuhr durch den Blickkontakt nun toleriert, wo zuvor noch unlustvolle Abwehrreaktionen die Folge waren.

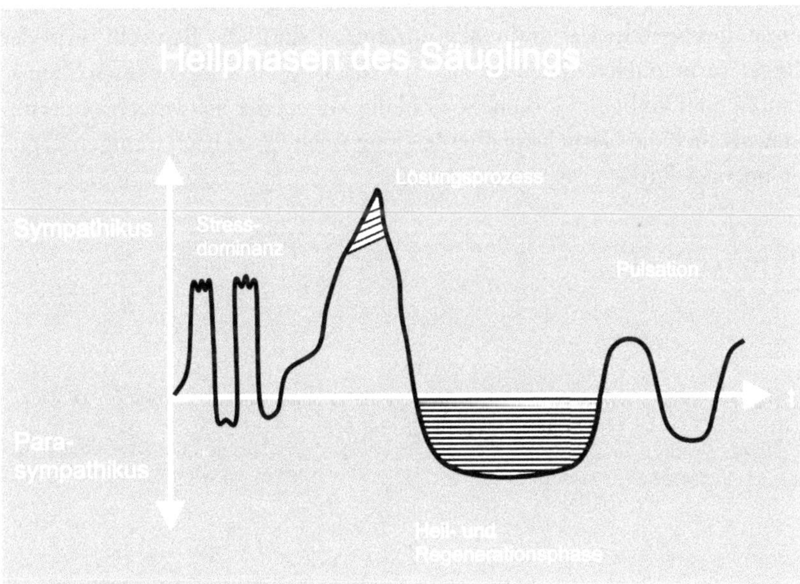

Abb. 21 – Heilphasen des Säuglings

Wie im Schaubild sichtbar, durchläuft das gestresste Baby nach dem lösenden Weinen eine parasympathische »Heilphase«. Diese Erholungsphase des Kindes benötigt viel Schutz und Verständnis von Seiten der Eltern. Es ist wichtig, dass dieses »Bei-Sich-Sein« des Säuglings nicht als Rückzug von den Eltern verstanden wird und diese sich enttäuscht von den Kindern abwenden. In den Beratungs- und Therapiesitzungen müssen die Eltern präventiv auf diese Veränderung der Verhaltensreaktion des Babys vorbereitet werden.

Doch nicht nur die Verhaltensäußerungen des Säuglings verändern sich rasant, sondern ebenso lassen sich tief greifende physiologische Umstellungen beobachten. Besonders eindrücklich sind hier entgiftende Verdauungsreaktionen. Die Babys entleeren nach der Sitzung häufig große Mengen an Stuhl. Diese zeigt häufig einen scharfen und ätzenden Geruch. Ebenso lässt sich nach den Rebonding-Sitzungen ein vermehrtes Schwitzen der Babys beobachten. Viele Eltern berichten, dass sie, über einen Zeitraum von mehreren Tagen, die Babys in der Nacht neu einkleiden müssen, da diese durchgeschwitzt und völlig durchnässt sind. Der Schweiß ist in der Regel warm und hat in den ersten Tagen nach der Sitzung oft einen intensiv sauren oder fauligen Geruch. Sowohl die Menge der Schweißabsonderungen, als auch die Geruchsqualität beginnen sich schon nach wenigen Tagen zu normalisieren.

Trauma-Lösung in der Emotionellen Ersten Hilfe

Jeder Säugling ist aufgrund seiner Plastizität und emotionalen Lebendigkeit in der Lage, die unverarbeiteten traumatischen Erfahrungen eines erwachsenen Begleiters erneut zum Leben zu erwecken. Die Gefahr dieser traumatischen Reaktivierung wird nochmals erhöht, wenn der Säugling durch frühe Belastungen selber eine Störung seiner Regulationsfähigkeit aufweist, häufig weint und die Eltern in besonderer Weise fordert.

Das Säuglingsschreien kann in diesen Fällen der Auslöser sogenannter Flashbacks werden.[108] Die Mütter fühlen sich durch die Schreie des Kindes, die dabei erlebte Ohnmacht und Hilflosigkeit sowie die ablaufenden Körperreaktionen (wie etwa das Rasen des Herzens) an spezifische überwältigende Situationen aus der Zeit vor, während oder nach der Geburt erinnert. In vielen Fällen werden diese Zusammenhänge und Hintergründe gar nicht erkannt. Häufig wird angenommen, dass die Panik und lähmende Hilflosigkeit der erwachsenen Bezugspersonen lediglich eine Folge der übermäßigen Schreiaktivität des Kindes sind.

Im weiteren Verlauf soll aufgezeigt werden, wie in der Emotionellen Ersten Hilfe die unheilvolle Verkettung von ungelösten Traumareaktionen und der Schwächung der Bindungsbeziehung zwischen Eltern und ihren Babys entgegen gewirkt werden kann. Es ist wichtig festzuhalten, dass wir bei vorliegenden posttraumatischen Störungsbildern der Eltern und Kinder mit den bisher beschriebenen Methoden der Selbstanbindung – wie etwa dem 7-Schritt-Modell – nicht vorankommen und häufig sogar scheitern. Die Schwächung der inneren Ressourcen und Bindungsfähigkeit ist bei Menschen mit posttraumatischen Belastungsstörungen ausgeprägter, als dies bei moderateren Störungen innerhalb der Krisenintervention der Fall ist.

Während wir bei einer hinreichenden Ich-Stabilität des Klienten gut auf intrapsychische Techniken zurückgreifen können, sind in der Begleitung von traumatisch belasteten Eltern und Kindern überwiegend interpsychische Vorgehensweisen angezeigt. Die Therapeut spielt in diesen Fällen, wo der innere Dialog zum Körper zeitweilig ganz abreißt – und dies ist bei traumatisch bedingten Beziehungs- und Regulationsstörungen immer der Fall – eine besondere Rolle als Co-Regulator des jeweiligen Klienten. Er hilft dem Klienten, über den Aufbau einer intensiven emotionalen Verbindung die inneren Gefühlszustände zu identifizieren und ein Gefühl der Sicherheit und Kontrolle im Kontakt mit dem Säugling wieder aufzubauen.

Auf Grund dieser ausgeprägten Ressourcenschwächung wird bei traumalösenden Eltern-Baby-Therapien eine höhere Frequenz und Anzahl der Sitzungen benötigt. Während wir in der klassischen Krisenintervention, bei moderaten bis mittelschweren Regulationsstörungen, mit 4 bis 10 Sitzungen bereits gute Ergebnisse erzielen, sind bei traumatisch bedingten Interaktions- und Regulationsstörungen mindestens 10 bis 15 Sitzungen nötig, um eine stabile Verbesserung der Symptomatik bei Eltern und Kind zu erreichen.

Trauma-Kennzeichen in der frühen Eltern-Kind-Beziehung

Kommt es im Kontakt mit dem Säugling bei den Eltern zu einer Reaktivierung des traumatischen Stress, beobachten wir in der Praxis eine dramatische Zuspitzung der psychosomatischen Symptomatik, die ich zu Beginn meiner Ausführungen bereits beschrieben habe.[109] Viele Mütter berichten in diesen Fällen über eine enorme Steigerung des inneren Angsterlebens. Innerhalb weniger Minuten, manchmal gar Sekunden, steigert sich eine vorher moderate Ängstlichkeit zu einer existenziellen Bedrohung. Die Mutter erlebt bei traumatischen Wiederholungen, die durch das exzessive Schreien des Säuglings ausgelöst werden, einen Zustand, als ginge es um Leben oder Tod. In vielen Fällen wird die lähmende Hilflosigkeit durch eine allgemeine Sprachlosigkeit begleitet. Die Betroffenen sind unfähig, sich zu artikulieren. Besonders häufig beschreiben die Eltern, wie ihr Körper einen Zustand der Gefühllosigkeit und Taubheit versetzt wird. Sie spüren sich nicht mehr, obwohl sie äußerlich noch gefasst und tapfer agieren. Sichtbar wird dieses innere »Weggehen« lediglich in der mechanischen und unbeteiligten Art, wie sie ihre Babys berühren und im Arm halten. Eine weitere Form, in der sich diese traumatischen Dissoziationen offenbaren, sind die leeren und fernen Augen der Mütter. Es ist beinahe unmöglich, im Blick dieser Mütter einen Halt zu finden. Trotz der scheinbaren äußeren Ruhe wird im direkten Kontakt die enorme Anspannung und Erregung spürbar. Die Atmosphäre um diese Menschen flirrt und ist wie elektrisiert.

Rückkehr zur inneren Sicherheit

Eine der großen Herausforderungen, die sich in der traumatherapeutischen Arbeit mit Eltern und Babys stellt, ist das enorme Tempo, in dem sich die Überaktivierung des Nervensystems wieder einstellt. Häufig reicht bereits der aufwühlende Eingangsbericht über die Ängste, Enttäuschungen und Schmerzen während der Geburt, um den Organismus in einen überwältigten Zustand zu bringen. Aus diesem Grund achten wir in den Anamnesen darauf, dass die Eltern nicht mit den negativen, schmerzhaften und unlustvollen Highlights des bisherigen Zusammenseins mit dem Baby beginnen. Fast immer führt dies innerhalb einer kurzen Zeit zu einer Situation der Beschleunigung und Übererregung. Oft werden hierdurch chaotische Therapiesituationen künstlich erzeugt, da die Babys auf das Hyperarrousal und den damit verbundenen Verlust der elterlichen Bindungsbereitschaft sofort mit erhöhter Unruhe und mehr Schreien antworten. Dies ist besonders dann der Fall, wenn die Säuglinge selber eine Belastung mitbringen und ihre Regulationsfähigkeit eingeschränkt ist.

Um diese Dynamiken zu vermeiden, arbeiten wir in der EEH mit der bereits angesprochenen Technik der Nabelschnur-Verbindung. Im Konkreten heißt dies, dass wir recht bald nach Beginn der Sitzung eine Sicherheitsstation am Körper der betroffenen Person etablieren. Ist ein Mindestmaß an Spürfähigkeit bei den Eltern vorhanden, können über eine Erkundung der Körperwahrnehmung oder bindungsstärkende Imaginationen weitere Ressourcen entwickelt werden. Ich vergleiche diesen primären Aufbau von inneren und äußeren Schutzsystemen gerne mit dem Anbringen von Haken und Seilen beim Klettern im Gebirge. Die Sicherheit beim Klettern ist dann am besten gewährleistet, wenn die Last des Körpers an der Wand auf unterschiedliche Haken verteilt wird. Sollte es wirklich passieren, dass der Kletterer den Halt an der Wand verliert und abgleiten, bieten ihm das zuvor angebrachte System von Haken und Sicherheitsleinen den nötigen Schutz, um nicht gänzlich in die Tiefe zu stürzen.

Ähnlich verhält es sich in der Emotionellen Ersten Hilfe mit der Etablierung von inneren Ressourcen.[110] Hat die Klientin zu Beginn der Sitzung einen sicheren Ort in ihrem Körper gefunden, kann sie über die Bauchatmung eine Beruhigung wahrnehmen und ist es ihr möglich, durch die Vorstellung einer schönen Erfahrung mit dem Kind, einen Prozess der Wärme und Entspannung zu eröffnen, so haben wir ein Netzwerk unterschiedlicher Schutzsysteme, auf die wir während des therapeutischen Geschehens zurückgreifen können. Kommt es zu einer Zuspitzung während einer Sitzung, in dem das Kind plötzlich außer sich gerät, sich überstreckt und ohrenbetäubend laut weint, ist es meistens nicht mehr möglich, diesen Ressourcenaufbau zu leisten. Insofern gilt, speziell für die traumabezogene Therapie mit Eltern und Säuglingen, das Prinzip »Sicherheit geht vor« in ganz besonderer Weise.

Nichts desto trotz: selbst bei bester Vorbereitung können kurzfristig Situationen entstehen, wo die Eltern durch die plötzlich Wucht der inneren Gefühlsempfindung oder durch die Stärke der Ausdruckskraft des Säuglings, derartig aus der Bahn geworfen werden, dass der Selbstanbindungsprozess komplett einbricht.

Als Ellen, über die wir bereits in Kapitel 2 berichtet hatten, das erste Mal in der Schreiambulanz im Beisein von »Zeugen« eine Schreiattacke ihres drei Monate alten Sohnes Sven begleitete, schien sich innerhalb weniger Sekunden der Boden unter ihr aufzutun. Während die Angst sich in ihr ausbreitete, ihr Herz raste, verlor sie jegliches Gefühl für ihr geliebtes Baby. Auf einmal war es nichts weiter als ein schreiendes Bündel und sie hatte nur noch den einen Wunsch, es endlich zum Schweigen zu bringen. Ellen schien in diesem Moment meine Fragen nicht mehr zu hören. Über die zuvor etablierte Sicherheitsstation konnte ich spüren, dass der emotionale Draht völlig zusammengebrochen war. Ellen erlebte erneut jene Fassungslosigkeit und Ohnmacht, die sie bereits gespürt hatte, als sie in der Klinik die Nachricht erfahren hatte, dass ihr Neugeborenes mit dem Tode rang.

Ich bitte Ellen, sich auf die unterstützende Berührung meiner Hand zu konzentrieren. Sofort beginnt sich unter meiner Hand eine pulsierende Wärme auszubreiten. Im Inneren meines Körpers wird es ruhiger, nachdem sich dort zuvor noch eine starke Anspannung und Aufregung ausgebreitet hatte. Mit der Veränderung in meinem Körper stellt sich zeitgleich ein zartes Gefühl der Verbundenheit zur Klientin ein. War ich noch wenige Minuten selbst von der Heftigkeit der Reaktion bei Mutter und Kind überrascht, entwickelt sich erstmals ein Empfinden der Nähe und des inneren Verständnisses für die prekäre Situation, in der sich die beiden Menschen befinden.

Der wärmende Kontakt zwischen meiner Hand und der oberen Rückenpartie von Ellen repräsentiert den Aufbau des Resonanz- und Spiegelungsprozesses, der sich etabliert. Auf Nachfrage erzählt Ellen: »Jetzt hat die Hand auf meinem Rücken etwas Tröstendes. Ich fühle mich, als lege sich ein Mantel der Wärme um mich. Plötzlich kann ich mich wieder spüren. Es ist wie eine warme Flüssigkeit, die sich im ganzen Körper ausbreitet. Erst von der Brust in die Arme und jetzt langsam auch in Richtung zu den Füßen.«

Während die Mutter berichtet hat Sven sein Schreien eingestellt. Er hört ganz aufmerksam zu, was seine Mutter berichtet. Eine große Nähe und Innigkeit durchflutet jetzt den Raum und wird noch verstärkt, als die beiden einen intensiven Blickkontakt zueinander aufnehmen.

Die Nabelschnur-Verbindung wirkt wie eine Bremse bei den einsetzenden Beschleunigungen der Prozesse zwischen Eltern und Kind. Durch die innere Kontaktaufnahme mit der Sicherheitsstation kehrt die Mutter zu einem stabilen und Halt gebenden Ort zurück. Schon wenige Sekunden, bevor das Gefühl der Panik und des Ausgeliefertseins die Mutter bewusst erreicht, kann der Helfer die psychophysiologische Reaktion über die Schwächung der info-energetischen Verbindung sinnlich erfassen. Neben diesem »energetischen« Befund, dem eigenen Resonanzerleben des Helfers, sind es die vegetativen Feinzeichen wie die sichtbare Zunahme der Körperspannung, einsetzende Einatmungshaltungen oder unruhige Augenbewegungen, die die Antizipation drohender Hyperarrousals möglich machen.

Wie schon an anderer Stelle erwähnt, fungiert der Therapeut im Kontext dieses Vorgehens als Hilfs-Ich der Klientin. Durch die Regulationshilfe des Therapeuten kann die Mutter den inneren Dialog mit ihrem Körper wieder eröffnen. Zeitgleich mit der Reorganisation der Selbstanbindung der elterlichen Begleiter nehmen auch die intuitiven Anlagen der Ein- und Abstimmung auf das Befinden des Säuglings wieder ihre Funktion auf. Über den Einsatz der Nabelschnur-Verbindung in der Emotionellen Ersten Hilfe wird die Wiederholung der traumatischen Ursprungserfahrung von Ohnmacht, Kontrollverlust und existenzieller Angst verhindert oder im Keim erstickt. Durch die Erfahrung des Beistands in der Beziehung zum Therapeuten kehrt jene innere Sicherheit zurück, die nun den Boden bietet, um den Dialog mit den Botschaften des Körpers wieder aufzunehmen.

Trauma-Reisen – die Erkundung des Schreckens

Die Etablierung von geeigneten Bremsvorrichtungen in der Begleitung von Eltern und Babys mit traumatischen Vorerfahrungen, ist ein wichtiger erster Schritt, um mehr Kontrolle und innere Sicherheit aufzubauen. Aber in vielen Fällen reicht dies nicht aus. In der Regel gehen wir in der EEH einen zweiten Schritt, den wir Trauma-Exploration nennen. Diese Auseinandersetzung mit der ursprünglichen Trauma auslösenden Situation kann erst dann geschehen, wenn ein ausreichendes Maß an inneren Ressourcen, wie Körperwahrnehmung und Differenzierung, gewachsen ist. Sind diese Voraussetzungen erfüllt, nutzen wir spezifische Visualisierungstechniken, um die ursprüngliche Erfahrung der Überwältigung etwas eingehender zu untersuchen. Hierbei geht es darum, aus einer sicheren Distanz mit der damaligen Bedrohungserfahrung in Kontakt zu treten. Hierzu verwenden wir Techniken der »künstlichen Dissoziationen«. D.h. die Klienten lernen in kleinen Vorstellungsreisen, aus der Perspektive einer Wolke, zu den ursprünglichen Orten des Schreckens zurückzukehren und diese zu erkunden. Während dieser Erkundungsflüge bitten wir die Klienten, das Gesehene auf dieser »Reise« nicht zu »fühlen« oder zu »bewerten«.

So kehrt Ellen, während einer folgenden Sitzung, in einer Trauma-Reise nochmals zu dem Moment zurück, als der Chefarzt nach ihrer Geburt das Krankenzimmer betritt. Sie sieht sich im Bett sitzen, beschreibt ihre Körperhaltung und Erschöpfung, die ihr ins Gesicht geschrieben steht. Ellen kann aus sicherer Distanz erkennen, wie erschöpft und fertig sie nach den vielen Stunden der Anstrengungen ihrer schmerzhaften Geburt ist. Sie nimmt wahr, dass sie am Ende ihrer Kraft ist, und eigentlich nur das Signal bräuchte, um sich ihrer Erschöpfung hinzugeben. Doch stattdessen baut sich, durch die Ungewissheit um das Befinden des Kindes, eine erneute ängstliche Spannung auf. Ellen sieht plötzlich in dieser Visualisierung, wie isoliert und »mutterseelenallein« die Frau im Krankenbett ist. Zum ersten Mal regt sich Mitgefühl für die Betroffenheit der Frau. Sie kann jetzt in einem nächsten Schritt sehen, wie mit dem Überbringen der Nachricht durch den Arzt die ganze Kraft aus der Mutter schwindet. Sie gibt auf, sie kann nicht mehr, der Bogen ist überspannt. In diesem Moment kann Ellen sehen, dass das Licht in diesem Augenblick in der Person erlischt, dass der Schalter umgelegt wird und sie sich ihrem Schicksal ergibt.

Die Trauma-Erkundung hat zwei Ziele: erstens, die Identifizierung jenes Momentes, wo der Organismus von einem Stress-Modus in einen Zustand des Schocks wechselte; zweitens, das Erkennen der konkreten Schwächung und Belastung, welcher der traumatischen Stress-Situation unmittelbar vorausging; und, letztlich, die Anerkennung jener Impulse, Wünsche und Bedürfnisse, die im Vorfeld dieses Zusammenbruchs existierten, jedoch nicht erfüllt oder zum Ausdruck gebracht werden konnten.

Die Installation des inneren Helfers

Nachdem die Ursprungssituation hinreichend erkundet und ausgelotet wurde, gehen wir einen wichtigen Schritt weiter: die visualisierende Person lässt in das Bild der zugespitzten Stressbelastung, also jener Phase, bevor es zum Umschlag vom Unangenehmen ins Toxische kommt, eine imaginierte Helfer-Person hinzutreten. Diese Helfer-Figur, wie weiter oben schon geschildert, kann eine anonyme Figur sein, gesichtslos und unbekannt. Ihr Auftrag besteht darin, der Not leidenden Person etwas Heilsames, Unterstützendes und Stärkendes anzubieten. Dies kann eine Geste sein, eine pure Anwesenheit im Raum, es kann sich in einer Körperberührung vermitteln oder in einer konkreten Ansprache. Wichtig ist, dass die Klientin, diesen Prozess der Visualisierung von innen geschehen lässt, die Bilder kommen lässt.

In unserem kleinen Fallbeispiel sieht sich Ellen erneut erschöpft und kraftlos im Krankenbett der Klinik sitzen. Plötzlich sieht sie, wie eine ältere Frau mit ganz warmen und wachen Augen auf sie zutritt und ihr den Arm liebevoll um die Schulter legt. Diese Geste geschieht ganz mühelos und selbstverständlich. Aus ihr spricht eine einfache Botschaft: »Ich werde bei dir sein. Du bist nicht allein.« Ellen erkennt, wie sich die Mutter unter der liebevollen und Schutz spendenden Umarmung beruhigt und entspannt. Sie spürt, wie sehr sie diesen Trost und diesen Beistand gebraucht hätte, wie endlos und schrecklich das Warten auf ihr verschwundenes Neugeborenes war. Erst jetzt begreift sie die ganze Tragik des weiteren Verlaufs der Geschichte. Tränen steigen ihr ins Gesicht und ein tiefes Mitgefühl für diesen einsamen Menschen im Krankenbett entwickelt sich.

In der EEH ist dieser Aufbau von Einfühlung in die eigene Betroffenheit die Voraussetzung, um einen Frieden mit der Situation einzuleiten. Ellen geht sogar noch einen Schritt weiter: »Irgendwie kann ich jetzt sehen, dass ich mich in den Situationen, wo Sven so bitterlich auf meinem Arm schreit, auch alleine und im Stich lasse. Ich kümmere mich nicht um die hilflose Ellen, die nicht weiter weiß, die im Alltag mit ihren Kräften am Ende ist.« Der Mutter gelingt es somit, die ursprüngliche traumatische Erfahrung mit der jetzigen Alltags-Situation zu verbinden. Sie erkennt, dass sie in der heutigen Notsituation im Umgang mit dem Schreien ihres Kindes ebenfalls einen inneren Helfer benötigen würde, der ihr Trost und Beistand spendet.

In einem letzten Schritt wird die heilsame Visualisierung nochmals in eine reale Körpererfahrung umgesetzt. Entweder, sofern die Klientin hierzu die Bereitschaft zeigt, wird das zuvor visualisierte Helferangebot im Rahmen einer sicheren therapeutischen Beziehung als konkrete Körpererfahrung wiederholt. Im Rahmen unseres Fallbeispiels bitte ich Ellen, sie solle genau jene Position mit dem Baby einnehmen, die sie in dem inneren Bild mit dem inneren Helfer gesehen hat. Ellen stellt sich mit Sven in die Mitte des Raumes und hält den Säugling, der in diesem Augenblick ganz ruhig und entspannt ist, im Bauch zu Bauch-Kontakt an ihrem Körper. Dann erkundige ich mich bei der Mutter, wie die Körperberührung des inneren Helfers genau ausgeschaut habe. Ellen gibt mir jetzt ganz spezifische Hinweise, wie ich sie umarmen soll, bis sie genau jene Haltung findet, die sie in ihrer Vorstellungsreise auch sehen konnte. Während wir gemeinsam diese Position einnehmen, bitte ich Ellen, dass sie sich an die letzte Situation erinnern soll, wo sie sich im Kontakt mit Sven verzweifelt und ausgeliefert erlebt hat.

Während dieser gleichermaßen nachgestellten wie realen Körper- und Beziehungserfahrung berichtet Ellen über die inneren Veränderungen, die sich jetzt in ihrem Körper abspielen. Sie kann jetzt die Prozesse ganz klar zum Ausdruck bringen: »Es ist jetzt so, als würde mir die Umarmung helfen, um mich wieder mit meiner inneren Kraft zu verbinden. Dieser ganze Zustand der Verzweiflung und Einsamkeit hat sich verwandelt in ein Gefühl der Zuversicht und Gewissheit, es aus eigener Kraft schaffen zu können.«

In den nächsten Wochen kommt Ellen immer wieder in belastende und spannungsreiche Momente mit ihrem Säugling, aber jetzt ist sie in der Lage, mit ihrem Körper zu kommunizieren und sich an den inneren Helfer aus der Sitzung zu erinnern. Sie holt sich das Bild der haltenden Umarmung herbei, um sich mit dem Gefühl der Stärke und Zuversicht zu verbinden. Sie berichtet in einer der nächsten Sitzung voller Stolz, dass sie ihrem Sohn jetzt ein Gegenüber sein kann, dass sie zwar manchmal angestrengt sei, aber der Lebensmut würde ihr nicht mehr verloren gehen.

In der Praxis lässt sich beobachten, dass die Trauma-Lösung dann gut gelingt, wenn verschiedene Dinge zusammen kommen: erstens, die Mütter müssen die damalige Notsituation anerkennen und realisieren. Häufig zeigt sich zu Beginn der Behandlungen eine starke Leugnungstendenz dieser angstvollen Erfahrungen. Viele Mütter bewerten die erfahrene Not als Schwäche und Versagen und würden sie am liebsten ungeschehen machen. Zweitens, die betroffenen Mütter erkennen häufig, dass sie in der jeweiligen Belastungssituation innere Handlungsimpulse und Ideen hatten, denen sie jedoch nicht nachgegangen sind, bzw. nicht nachgehen konnten. Dieser Aspekt ist in insofern ein schwieriger Punkt, weil oft eingewendet wird, dieses Vorgehen würde die Mutter mit Schuld belasten. Die praktische Beobachtung zeigt etwas anderes: Indem die Mütter realisieren, dass sie verschiedene Entscheidungs- und Handlungsmöglichkeiten besaßen, durch die Anerkennung, dass sie nur auf der Basis bestimmter Unterstützungsangebote einen Ausweg aus dem Dilemma hätten finden können, wird plötzlich das erlebte Elend fassbar und erklärbar. Die betroffenen Mutter sehen, dass sie an bestimmten Punkten vor der eigentlichen Auslösung der

Schock- und Lähmungserfahrung hätten handeln können, indem sie ihren jeweiligen Wünschen mehr Ausdruck verschafft hätten, andere Menschen um Unterstützung gebeten hätten oder trotz eines anders lautenden Rats der inneren Botschaft ihres Körpers gefolgt wären.

Wie in Ellens Beispiel zu sehen, liegt die eigentliche Bedeutung des Einsatzes des inneren Helfers darin, dass sich neue Handlungswege und -kompetenzen im Umgang mit dem Kind im Alltag ergeben. In letzter Konsequenz werden durch die Installation des inneren Helfers bisher verschüttete innerpsychische Kräfte aktiviert, die den Eltern helfen, eine innere Fürsorge in Phasen jetziger Not zu übernehmen, wie dies bisher nicht möglich war. Also nicht die Wiederholung, die Durcharbeitung der historischen Trauma-Erfahrung ist das eigentliche Ziel dieses Vorgehens, sondern die Neuorganisation jetziger Bindungskonstellationen, die sich aus der Arbeit ergeben. Indem die jeweilige Mutter erkennt, dass sie sich heute in den ohnmächtigen Schreiphasen des Säuglings genauso alleine lässt, wie dies unter der Geburt mit ihr geschehen ist, indem sie eine neue bindungsstärkende Haltung, Position und Orientierung sich selbst gegenüber entwickelt, schafft sie die Basis für einen einfühlsameren und abgestimmten Umgang mit dem eigenen Kind.

Trauma-Erkundungen und die Antworten des Babys

Während der Trauma-Explorationen ist es nicht sinnvoll, dass die Babys direkt am Körper der Mutter sind. Gute Erfahrungen wurden damit gemacht, wenn der Vater oder eine andere verfügbare Betreuungsperson während der Behandlung der Mutter die Fürsorge und Begleitung des Säuglings übernimmt, sich jedoch dabei weiter im Raum aufhält. Die Gefahr ist sonst, dass der Säugling bei dem Wiedererleben von existenziellen Angstzuständen eine Wiederholung der traumatischen Bindungserfahrung erlebt, die durch den plötzlichen Zusammenbruch der Resonanz- und Bindungsbereitschaft der begleitenden Eltern ausgelöst wird.

Speziell bei den geburtsbezogenen Traumatisierungen lässt sich in der Praxis der EEH häufig beobachten, dass uns die Säuglinge während des Erforschens der einzelnen Stadien des Trauma-Prozesses bei den Müttern interessante körpersprachliche Hinweise geben, was sie selbst in den unterschiedlichen Perioden der Geburt erfahren haben. Die Babys berühren dabei bestimmte Bereiche ihres Schädels, nehmen spezifische Positionen und Lagerungen ihres Körpers ein, und geben damit nonverbale Hinweise, was sie während der angesprochenen Phasen der Geburt bzw. Schwangerschaft erlebt haben.

Nun mag sich bei dem einen oder anderen Leser ein erster Zweifel regen. Kann es wirklich sein, dass das Baby uns durch seine Körpersprache genau jene Hinweise gibt, die, wie der passende Schlüssel zum Schloss, uns einen Eingang in seine Erfahrungswelt eröffnen. Eine Mutter berichtete in einer Krisensitzung mit ihrem fünfmonatigen Säugling, der den Namen Felix hat, dass sie sich in der abschließenden Phase der Geburt nicht mehr habe öffnen können, als ihr plötzlich bewusst geworden sei, dass alle Ärzte, Hebammen und Krankenschwestern ihr auf den nackten Körper geschaut hätten. In diesem Augenblick, so die Mutter, habe sie sich verschlossen und die Schubkraft der Geburt sei ihr verloren gegangen. Während sie das erzählt, beginnt Felix plötzlich auf dem Arm des Vaters pressende Geräusche zu produzieren. Er atmet in einem schnellen Rhythmus, Schweißperlen entstehen auf seiner Stirn.[111]

Nach kurzen Phasen der Ruhe, beginnt er jeweils heftig mit den Beinen zu stoßen und ruckartige Bewegungen mit seinem Schädel zu vollführen. Er bekommt den Eindruck, als würde er feststecken, und sich mit seinem Schädel befreien wollen. Während meine Aufmerksamkeit weiterhin ganz der Mutter gilt, beziehe ich die nonverbalen Zeichen des Säuglings in das therapeutische Vorgehen mit ein. Durch das intuitive Erfassen der Ausdruckssprache des Säuglings kann die Mutter begreifen, dass ihre Schmerzen und ihr Kampf während der Geburt verwoben war mit dem Feststecken des Säuglings im Geburtskanal. Insofern sind nonverbaler Ausdrucksprozess des Säuglings und der narrative Prozess der Mutter im Rahmen der Therapie optimaler Weise miteinander verschaltet und ergeben ein komplettes Bild der jeweiligen traumatischen Ursprungsszene.

Folgen wir der Annahme, dass zwischen Mutter und Säugling nicht erst nach der Geburt, sondern bereits vor und während der Geburt eine passgenaue Abstimmung der jeweiligen neurophysiologischen, affektiven und energetischen Prozesse vorliegt, dann wird verständlich, dass die behutsame Aktivierung und Erinnerung des mütterlichen Geburtserlebens während der

Trauma-Exploration auch einen zeitgleichen Prozess der neurobiologischen Resonanz und Spiegelung beim Säugling eröffnet.

Zusammenfassend lässt sich sagen, dass wir somit die körpersprachlichen, vegetativen und emotionalen Äußerungen des Säuglings in den Prozess der traumalösenden Arbeit innerhalb der EEH mit einbeziehen.

Gespenster im Kinderzimmer[112]

Jedes Baby hat aufgrund seiner Präsenz, emotionalen Lebendigkeit und Ausdruckskraft die Fähigkeit, die unbewussten und verschütteten Gefühlsregungen und schmerzhaften Beziehungserfahrungen der Eltern aufzurütteln und zu neuem Leben zu erwecken. In diesen Phasen, die übrigens in jeder gut regulierten Beziehung von Eltern und ihren Kindern auftreten können, besteht die Gefahr, dass der Säugling zur Projektionsfläche für abgewehrte und dem Bewusstsein nicht zugängliche Affektregungen der Eltern wird. Das Kind wird plötzlich von Eltern als abweisend, gefährlich, undankbar oder aggressiv erlebt. Häufig ist den betroffenen Eltern nicht bewusst, dass es im Austausch mit dem Säugling zu einer Neuauflage von »alten«, und vielfach beängstigenden und überwältigenden Bindungserfahrungen kommt. In diesen Fällen wird das Baby unbewusst zum Ersatz für einen spezifischen Beziehungspartner (häufig Mutter oder Vater), welche in der Vorzeit der heutigen Eltern bei überwältigenden Erfahrungen von familiären Konflikten, verfrühten Trennungen oder traumatischen Gewalterfahrungen eine wichtige Rolle gespielt haben. Eine zweite Variante von » Gespenstern« besteht darin, dass die Eltern positive oder negative Aspekte des eigenen Selbst, so genannte Selbstrepräsentanzen, auf das Kind projizieren. Vor dem Hintergrund von traumatischen und tief verdrängten Bindungserfahrungen wird so etwas in das Kind hineininterpretiert (»es ist jetzt ganz einsam«), was ein, wenn auch unbewusster, Teil des eigenen Selbst ist.

Durch diese Prozesse wird in der Vorstellung der Eltern das »reale« Kind durch ein »phantasiertes Kind« ersetzt. Im Rahmen psychoanalytischer Diskussionen wird deshalb auch von »Gespenstern im Kinderzimmer« gesprochen. »Gespenster« sind demnach unbewusste Zuweisung von Gefühlen, Vorstellungen und Eigenschaften der Eltern auf das Kind, welche ursprünglich im Kontakt mit eigenen Bindungspartnern erfahren wurden.[113] Das Auftauchen von Gespenstern ist immer geknüpft an eine mehr oder minder starke Schwächung des Realitätskontaktes.

Wie arbeiten wir nun in der Emotionellen Ersten Hilfe mit diesen »Gespenstern im Kinderzimmer«? Wie werden sie eingefangen und unschädlich gemacht, wenn sie sich erst einmal in die Beziehung von Eltern und Kind eingeschmuggelt haben? Im weiteren Verlauf des Kapitels soll die Frage geklärt werden, inwieweit eine Deutung und Analyse der elterlichen Abwehr- und Übertragungsdynamiken generell notwendig ist oder ob die Stärkung der elterlichen Selbstanbindung ausreicht, um die beziehungsstörende Wirkung der Gespenster aus dem Weg zu räumen.

Grundsätzlich gehen wir in der EEH davon aus, dass die unbewussten Inszenierungen der Eltern immer dann zunehmen, wenn die Bindungsbeziehung zum Kind geschwächt ist. Dies heißt, dass erst die mangelnde Abstimmung und Verbundenheit jenen psychodynamischen und energetischen Boden schafft, welcher den »Gespenstern« zu ihrer wahren Kraft verhilft. Mit dem Abbruch oder der längerfristigen Schwächung der Bindungsbeziehung von Eltern und ihren Babys wird ein Teil der Bindungsenergien genutzt, um unbewusste Gefühle sowie Konfliktdynamiken neu zu besetzen. Weiterhin gehen wir davon aus, dass die Gespenster erst dann ihr Unwesen treiben können, wenn die jeweiligen erwachsenen Bindungspersonen des Kindes den Kontakt und den Dialog mit ihrem eigenen Körper einbüßen. Anders formuliert: Erst dann, wenn die erwachsenen Bezugspersonen den Zugang zum eigenen Körper verlieren, können die Gespenster ihren Schrecken entfalten und das Baby zu einem abweisenden, gefräßigen und übermächtigen Beziehungspartner werden lassen.

Annelie berichtet in der Schreiambulanz, dass sie das Schreien ihres sechs Wochen alten Sohnes Henry regelmäßig in Angst und Schrecken versetzt. Henry ist ihr drittes Kind, das fünf Jahre nach der Geburt ihrer Zwillingskinder Jan und Philip als »Nachzügler« zur Welt kam. Obwohl die erste Zeit mit den Zwillingen für sie eine große Herausforderung gewesen sei, habe sie diese Gefühle der Angst und Panik mit ihren ersten beiden Kindern nie erlebt. Am Tage, bevor sie in der Ambulanz angerufen und um Hilfe gebeten habe, sei das Schreien von Henry besonders unerträglich gewesen. »Ich hatte plötzlich das Gefühl, dass Henry total ausrastet. Für einen Augenblick war er für mich nur noch ein schreiendes Bündel, voll von Wut und Aggression. Ich habe versucht, ihn anzusprechen, habe ihn angeschrien, weil ich einfach nur wollte, dass er aufhört, *mich* so anzuschreien.«

Schon dieser kurze Bericht reicht aus, um Annelie in einen Zustand ängstlicher Erregung und Anspannung zu versetzen. Obwohl Henry ruhig in ihren Armen schläft, nehme ich den Schrecken in ihren Augen und das leichte Zittern ihrer Hände wahr. Ich bitte sie, die Verbindung mit ihrem Körper aufzunehmen und die Wahrnehmungen zu beschreiben. »Ich kann die Aufregung in meiner Brust spüren, auch die Anspannung in meinen Schultern und den Armen. Es ist so, als würde ich mich zurückhalten«, berichtet die Mutter. Alles sei überlagert von einem Gefühl der Bedrohung, als könne jeden Augenblick etwas Schlimmes geschehen. Nachdem ich eine Sicherheitsstation im oberen Rückenbereich etabliert habe, sie eine ruhige Bauchatmung aufgenommen hat, kehrt langsam ein Gefühl der Beruhigung und Sicherheit zurück. Nach einer Weile öffnet sie die Augen und ruht mit ihrem Blick für eine Weile auf dem Gesicht des Kindes. Sanft streichelt sie mit ihren Fingern über seine Hände. »Ich kann jetzt wieder spüren, was für ein wunderbares Baby ich habe. Es ist so, als sei in den letzten Minuten die Liebe in meinen Körper zurückgekehrt.«

Nachdem die Mutter ihren Körper wieder gefunden hat, kann sie sich auf ihr Baby einlassen und ein Gefühl der Verbundenheit mit dem Säugling entwickeln. Die Mutter erkennt plötzlich das »reale« Kind in seiner ganzen Verletzlichkeit und Bedürftigkeit. Sie spürt nun wieder all die positiven Gefühle, die sie für ihr Kind hegt, die sie jedoch in den Belastungsphasen »vergessen« hatte.

In einem zweiten Schritt bitte ich die Mutter, in ihrer Vorstellung zu der beängstigenden Schreiattacke von Henry zurückzukehren. Während sie die inneren Bilder »aus einer sicheren Distanz« beobachtet, soll sie die Verbindung zu ihrer Bauchatmung aufrecht erhalten. Die Bauchatmung fungiert hier wie eine Sicherheitsschnur, die verhindert, dass die Mutter in einen Zustand der Übererregung hineinrutscht. Ein besonderes Augenmerk soll die Mutter auf die Körperhaltung richten, die sie während der Erkundung ihrer inneren Bilder erkennen kann. »Ich kann jetzt ganz deutlich sehen, wie klein, eingeschüchtert und verschreckt die Mutter aussieht. Es sieht aus, als würde ihr jemand Schmerz zufügen, ihr wehtun.« Ich bitte Annelie, auf die Schreie des Säuglings zu achten. Welche Qualität hat das Schreien des Babys?

Die Mutter kann die Schreie des Säuglings in ihrer Vorstellung jetzt differenzierter wahrnehmen. Die verbesserte Selbstanbindung verleiht ihr eine innere Sicherheit, welche diese Erkundung möglich macht. »Ja, ich kenne diese wütenden Schreie. Es sind die Schreie meines Vaters, der nach seinen Kneipenbesuchen nach Hause kam und die gesamte Familie terrorisierte. Während er in der Küche meine Mutter anschrie, sie beschimpfte und seinen Jähzorn freien Lauf ließ, lag ich in meinem Bett – zusammengezogen, verängstigt und die Bettdecke über beide Ohren gezogen.« Während des Berichtes kann die Mutter erstmals das Gespenst erfassen, das sich dort in die Beziehung zwischen sie und Henry eingeschmuggelt hat. Sie kann erkennen, dass Henry sich in diesen »schlimmen« Momenten in ihren jähzornigen und tobenden Vater verwandelte. Erstmals ist spürbar, dass Annelie Verständnis und Empathie für ihre Reaktionen aufbringt. Sie kann fühlen, dass ihre Ängste im Kontakt mit Henry eine Wiederholung ihrer traumatischen Kindheitserfahrungen sind.

In einem dritten Schritt der Arbeit bitte ich die Mutter – immer noch schläft Henry friedlich auf ihren Armen – in ihrer Vorstellung zu der benannten Szene ihrer Kindheit zurückzugehen. Ich fordere die Mutter auf, das Bild erneut vor ihrem inneren Auge entstehen zu lassen. Auch jetzt helfen uns die etablierte Sicherheitsstation und die wiederholte Verlagerung der Aufmerksamkeit auf die Atmung, zu verhindern, dass die Mutter in einen Zustand der Mobilisation gerät. Ich bitte die Mutter nun, eine innere Helfer-Figur in das Bild eintreten zu lassen. Diese Helfer-Figur soll in diesem Augenblick dem verschreckten Kind zur Seite stehen und ein stärkendes Beziehungsangebot machen. Annelie sieht plötzlich eine kräftige männliche Figur am Bett des kleinen Mädchens stehen. Die Figur ist einfach da. Sie sitzt auf der Kante des Bettes und hat den Blick prüfend auf die Tür des Zimmers gerichtet. Eine Hand ruht auf der Bettdecke unter der sich das Mädchen verkrümelt hat.

Als Annelie das Bild beschreibt spürt sie sofort eine Ruhe und Wärme, die sich in ihrem Körper ausbreitet. »Es ist so, als könnte dem Mädchen jetzt nichts mehr passieren. Es ist wie ein Mantel, der sich schützend um das Kind legt.«

Nun bitte ich die Mutter in einem letzten Schritt, die ursprüngliche Schreiattacke mit Henry erneut zu visualisieren. Diesmal soll sie sich vorstellen, wie der innere Helfer – die kräftige Männergestalt – an ihrer Seite ist, ihr Schutz vermittelt, während sie den schreienden Henry auf ihrem

Arm trägt. Annelie kann jetzt das Bild ganz präzise beschreiben. Sie sieht sich mit dem Baby auf dem Arm in der Küche ihrer Wohnung. Aber diesmal strahlt sie Kraft und Zuversicht aus. Das Schreien scheint die Mutter nicht mehr zu beängstigen, ihr Körper strahlt eine Gewissheit aus, dass sich Henry bald beruhigen wird.

Als Annelie die Sitzung beendet, geht sie mit dem Gefühl der inneren Sicherheit, dass sie den »inneren Helfer« auch im Alltag wieder an ihre Seite holen kann. In ihrem Fazit benennt sie die Erleichterung, jetzt verstanden zu haben, warum sie überhaupt in solche heftigen Zustände mit Henry gekommen sei.

Dieses Fallbeispiel beschreibt die typischen Schritte, wie wir in der Emotionellen Ersten Hilfe in der Arbeit mit den unbewussten Beziehungsdynamiken und Übertragungsprozessen der Eltern vorgehen. Um die ungebetenen »Gäste aus der unerinnerten Vergangenheit der Eltern«[114] in ihrer negativen Wirkung einzugrenzen, sorgen wir in der EEH vorerst für eine stabile Selbstanbindung der Mutter an ihren Körper. Erst auf der Basis dieser inneren Sicherheit stellt sich – häufig ganz spontan und von den Eltern initiiert – ein Prozess der Differenzierung und Bewusstwerdung ein. Plötzlich erkennen die Betroffenen, an welcher Stelle das Kind zum Ersatz früherer Bindungspartner (in diesem Fall war es der jähzornige Vater) wurde. Der Einsatz der Inneren Helfer-Technik schafft zudem eine Empathie für das eigene innere Kind, welches in diesem methodischen Vorgehen kontaktiert und sichtbar gemacht wird. Indem die Mutter erkennt, welche Form der emotionalen Unterstützung sie damals als Kind benötigt hätte, indem sie das erfahrene Leid ihrer eigenen Geschichte anerkennt und innerlich berührt, ist die Voraussetzung dafür geschaffen, dass sie die Selbstfürsorge und den Schutz in heutigen Krisen mit ihrem Kind übernimmt. In letzter Instanz lernen die Eltern durch dieses Vorgehen, dass sie in einen Prozess der liebevollen Selbstbeziehung treten, der zuvor durch den Schatten der Vergangenheit unmöglich gewesen ist.

Es sei an dieser Stelle bemerkt, dass nicht in jeder EEH-Sitzung alle diese Phasen des »Ghostbustings« durchlaufen werden. Häufig reicht es bereits, die innere Selbstanbindung und die damit verbundene Bindungsbereitschaft der Eltern zu verbessern. Indem die Eltern dann wieder feinfühliger auf die Bedürfnisse ihres »realen« Kindes eingehen können, sie positive

Beziehungserfahrungen mit ihrem Kind machen, wird zeitgleich der energetische Boden für die Entstehung der irrationalen Ängste innerhalb der Eltern-Kind-Beziehung entzogen. Ebenfalls sei erwähnt, dass dort wo traumatische Erfahrungen die Beziehungsfähigkeit und den Realitätsbezug der erwachsenen Bezugspersonen zu sehr schwächen, immer erwogen werden muss, ob zusätzliche psychotherapeutische Einzelsitzungen mit den Eltern notwendig sind, um die vorliegenden Persönlichkeitsstörungen und posttraumatischen Belastungsstörungen gezielter zu behandeln.

Arbeit mit dem Baby in der EEH

Die körperpsychotherapeutische Arbeit mit dem Baby spielt in der Emotionellen Ersten Hilfe eine wichtige Rolle. Obwohl eine ausführliche Diskussion dieses Themas sicher den Rahmen des Buches sprengen würde, sollen die wichtigsten Methoden der babyzentrierten Arbeit vorgestellt werden. In der EEH verfolgen wir einen zweiseitigen Ansatz. Elternarbeit und babytherapeutische Arbeit sind hierin untrennbar miteinander verwoben. Insofern sprechen wir von Eltern-Baby-Therapie bzw. Eltern-Baby-Begleitung. Konkret heißt dies für die präventiv-therapeutische Arbeit, dass erstens die Eltern während der Arbeit mit dem Baby immer anwesend sind; und dass zweitens der der Fokus innerhalb des Therapieprozesses ständig zwischen Eltern und Säugling wechselt. Selbst dann, wenn das therapeutische Augenmerk sich auf das Baby konzentriert, achten wir darauf, dass die Eltern in einem Zustand der Kontakt- und Aufnahmebereitschaft bleiben. Zeigen sich bei den Müttern und Vätern erste Anzeichen von Stress und Angst, wird das babyzentrierte Vorgehen solange unterbrochen, bis die Bindungsbereitschaft der Eltern wieder hergestellt ist. Bevor mit der therapeutischen Arbeit mit dem Baby begonnen wird, muss zunächst gesichert sein, dass die Eltern des Kindes über ein ausreichendes Maß an Spür- und Haltefähigkeit verfügen. Dies ist wichtig, da es innerhalb der therapeutischen Beziehung mit dem Baby schnell zu emotionalen Abreaktionen kommen kann, die dann – bei nicht hinreichenden Bindungsressourcen der Eltern – in eine psychische Destabilisierung des gesamten Familiensystems münden können.

In der EEH wird die Babyarbeit für unterschiedliche Zwecke und Ziele eingesetzt:

1. **Verhaltensbeobachtungen des Säuglings**, um die elterliche Wahrnehmungs- und Resonanzfähigkeit zu schulen.

2. **Körperpsychotherapeutische Begleitung des Säuglings**, um seine vegetative-energetische Regulationsfähigkeit zu unterstützen.
3. **Regressive Prozessbegleitung des Säuglings**, um die Folgen von posttraumatischen Belastungszuständen des Kindes zu lösen.

Verhaltensbeobachtungen des Säuglings

Dieses Vorgehen wird speziell bei Eltern eingesetzt, wo ein Mangel an Wissen, innerer Orientierung und Wahrnehmungsfähigkeit der kindlichen Signale vorliegen. In diesem verhaltensbeobachtenden Ansatz fungiert der professionelle Begleiter wie ein »Übersetzer« für die nonverbale Ausdruckssprache des Säuglings. Fühlt die Mutter sich hinreichend sicher im Kontakt mit dem Säugling, bitten wir sie im Rahmen der Sitzung einen natürlichen Dialog mit dem Kind zu beginnen. Ist der Säugling erst einige Tage oder Wochen alt, ist es optimal, wenn die Eltern das Baby auf ihre geschlossenen Beine legen. Dabei werden die Füße auf den Boden aufgestellt und Rücken an eine durch Kissen gepolsterte Wand angelehnt. Durch die bequeme Position ist ein optimaler Blickabstand zum Säugling gewährleistet. Ältere Säuglinge werden bequem auf einer Decke auf dem Boden gelagert, während die Eltern sitzend vor ihnen Platz nehmen.[115]

Die Aufforderung an die Eltern besteht darin, so mit dem Säugling zu kommunizieren, wie sie es auch sonst im Alltag tun. Hilfreich ist jetzt, wenn der Therapeut quasi durch die »Brille« des Säuglings die sichtbaren Ausdrucksprozesse des Säuglings übersetzt. Während die Mutter sich dem Kind nähert und dabei freundlich lächelt, schaut der Säugling die Mutter erwartungsvoll mit weiten Augen an. Nun beginnt der Helfer, welcher neben der Mutter sitzt, mit dem Baby zu sprechen: »Ja, das gefällt dir, dass die Mama jetzt näher kommt.« Die Mutter streichelt nun sanft mit ihren Händen über die Arme und Beine des Kindes, was das Baby sichtlich genießt. Auch diesmal übersetzt der professionelle Begleiter die sichtbaren Zeichen des Kindes: »Ja, das magst du, wenn die Mama dir so über den Körper streichelt. Da musst du ganz tief durchatmen. Und deine Hände werden ganz weich und öffnen sich.«

Nachdem Mutter die Körperstreichungen noch einige Male wiederholt, wird das Baby plötzlich unruhiger und dreht seinen Kopf zur Seite. Auch jetzt, wo das Baby signalisiert, dass seine Aufnahmebereitschaft erschöpft ist, wird seine Körpersprache für die anwesenden Eltern übersetzt: »Ah, jetzt wirst du langsam müde. Da machst du erst einmal eine kleine Pause.« Durch die Verbalsierung der kindlichen Verhaltensreaktionen können die Eltern an der feinfühligen Begleitung direkt teilnehmen. In einem erweiterten Sinn treten die Eltern durch dieses Vorgehen in Resonanz mit der komplexeren Wahrnehmungs- und Sichtweise des Therapeuten. Insofern übernimmt der professionelle Begleiter eine Modellfunktion für die Eltern.

Ist die Feinfühligkeit der Eltern noch sehr wenig entwickelt und die Unsicherheit im Umgang groß, ist es sinnvoll, wenn der Berater vorerst den Dialog mit dem Säugling leitet. Auch jetzt werden die Verhaltenssignale übersetzt, nur das in diesem Fall die Eltern neben dem professionellen Helfer sitzen und den Interaktionsprozess passiv beobachten. Wichtig ist eine abschließende Besprechung mit den Eltern, in dem die Beobachtungen und neuen Einsichten in die Vielfalt der kindlichen Verhaltens- und Gefühlswelt ausgetauscht werden können.

Bindung durch Berührung

Eine weitere Form der babyzentrierten Arbeit ist die körpertherapeutische Stimulation des Säuglings. Hier wird durch eine ultraleichte Berührung und Streichung der Hautoberfläche die neurovegetative Schwingungsfähigkeit des kindlichen Organismus angeregt. Ziel ist hierbei, vorhandene Stresslagen des Säuglings mehr in Richtung einer parasympathischen Regulation zu verschieben und somit indirekt die Grundlagen seiner Bindungs- und Aufnahmebereitschaft zu verbessern.

Die Ursprünge dieses Modells stammen von der Ärztin und Geburtshelferin Eva Reich. Sie entwickelte bereits in den 50er Jahren die Grundzüge einer sanften Körpertherapie für früh- und neugeborene Säuglinge. Dabei versuchte sie die psychosomatischen und energetischen Therapiemodelle, die ursprünglich von ihrem Vater, Wilhelm Reich, für die Einzeltherapie mit Erwachsenen entwickelt wurden, für die präventive Arbeit mit Eltern und Neugeborenen in der ersten Zeit nach der Geburt nutzbar zu machen.[116]

Im Rahmen des Konzeptes »Bindung durch Berührung« werden diese minimal stimulierenden Berührungstechniken Eva Reichs aufgegriffen und mit den bereits vorgestellten Methoden zur Stärkung der Selbstanbindung kombiniert. Anders als in klassischen Babymassage-Verfahren gehen wir in der EEH davon aus, dass nur auf der Basis einer stabilen Selbstverbindung die angebotenen Körperberührungen der Eltern eine bindungsstärkende Wirkung erzeugen. Deshalb liegt der Fokus in diesem babyzentrierten Vorgehen weniger auf einer korrekten Abfolge von einzelnen Körperberührungen, als vielmehr auf einer achtsamen Begleitung der Eltern, die während der Massage-Interaktion in einem Zustand der Resonanz- und Aufnahmefähigkeit verbleiben sollen. Verlieren die Eltern während der Babymassagen das Vertrauen in ihre Kompetenzen, beobachten wir oft eine Beschleunigung der Abläufe und des Rhythmus, in dem die Berührungen an das Kind vermittelt werden. Indem wir durch gezielte Rückbindungstechniken die einsetzenden Stressdynamiken der Eltern frühzeitig beenden, erfahren die Eltern, dass sie aufkeimende Unruhezustände in sich und dem Säugling regulieren können, ohne dass es zu einer Eskalation von stärkeren Schreiphasen des Säuglings kommen muss.

Indem die Eltern während der Massage ihrer Kinder in einem aufnahmebereiten Zustand bleiben, können die einfühlsamen Körperberührungen ihre bindungsstärkende Wirkung voll entfalten. So werden durch die Körperberührung neuro-hormonellen Regelkreise im Gehirn ausgelöst, die sich unmittelbar positiv auf die Bindungsbereitschaft von Eltern und Kind auswirken.

Dies gilt u.a. für die verstärkte Ausschüttung des für die Bindungsregulation relevanten Hormons Oxytocin, das z.B. eine erhöhte Blickkontaktaufnahme, die Beruhigung des Herzens oder eine verbesserte Durchblutung der Hautoberfläche reguliert.

Die schmetterlingsleichten Berührungen wirken wie ein Katalysator für die Interaktionsabläufe zwischen Eltern und Kind. Häufig beginnen die Babys sich schon nach den ersten Streichungen und Berührungen ihres Körpers emotional zu öffnen und zu entspannen. Auf der Basis dieser veränderten neurovegetativen Reaktionslage des Säuglings, entwickelt das Baby jetzt eine Anziehungskraft, die es zuvor nicht hatte. Diese Attraktion des Kindes löst wiederum vermehrte Zuwendung der Eltern aus, die sich nun »angesteckt« fühlen durch die Offenheit und Sanftheit ihres Kindes. Genau hier liegt die bindungsfördernde Wirkung des angebotenen Körperkontaktes. Er erleichtert jene Prozesse der Resonanz, welche in unserem Gehirn durch die Funktion der Spiegelneurone bereitgestellt wird.

In dieser Form der körpertherapeutischen Arbeit mit dem Säugling liegt das Augenmerk primär auf der »Hier-und-Jetzt-Ebene« des Geschehens. Das Ziel ist die Verbesserung der affektiven und verhaltensmäßigen Abstimmung zwischen Eltern und Kind. Durch frühzeitiges Erkennen der Abwehrgrenzen des Säuglings soll vermieden werden, dass der Säugling in regressive Prozesse eintaucht. Vielmehr wird durch einen Prozess minimaler Stimulation eine langsame Erhöhung der Toleranzgrenzen des Säuglings erreicht, ohne dass das Baby notwendigerweise die Ursprünge seiner eingeschränkten Regulationsfähigkeit erfahren muss.

Ein Beispiel: Während einer Massage-Sequenz zwischen einer Mutter und ihrem sechs Wochen alten Säugling wiederholt sich immer wieder die Situation, dass das Baby in dem Augenblick die Blickverbindung beendet, wo die Mutter sich mit ihren Händen der Kopfpartie des Säuglings nähert. Das Baby weicht den Berührungen aus und zeigt offen seine Unlust. Die Reaktion des Säuglings hat seinen biografischen Hintergrund in einem komplizierten Geburtsverlauf, in der das Kind in der letzten Phase durch »Kristellern« und Zuhilfenahme einer Saugglocke geholt werden musste. Nach der Geburt erinnerte ein großes Hämatom oberhalb der Stirn an die massiven Kräfte, die auf das Kind eingewirkt hatten.

Unter Anleitung eines Therapeuten lernen die Eltern die Abwehrzeichen des Säuglings frühzeitig zu erkennen und zu respektieren. Sie verstehen, dass das Baby sich vor weiteren schmerzhaften Berührungen in diesem Bereich seines Körpers fürchtet. In langsamen Schritten wird das Baby nun an eine Berührung in diesem Bereich seines Körpers herangeführt. Nachdem in der ersten Zeit der Kopf ganz ausgelassen wird und der Ressourcenaufbau mit dem Säugling ganz im Vordergrund steht, erinnern kleinste Stimulation der Kopfhaut des Säuglings daran, dass der Schmerz einer vergangenen Zeit angehört und die Berührung jetzt nicht mehr gefahrvoll ist. Im Zuge dieser behutsamen Annäherung an die kritischen Zonen des Säuglings achten Eltern und Therapeut darauf, dass der Säugling seine Dialog- und Wahrnehmungsfähigkeit behält. Zustände beginnender Übererregung und Körperanspannung werden in diesem Zusammenhang als einsetzender Verlust der Sicherheit des Kindes gewertet. Diese Anregung der natürlichen Pulsationsfähigkeit benötigt keine Rückkehr in die schmerzhafte und überwältigende Vergangenheit.

Zusammenfassend kann somit gesagt werden, dass die körpertherapeutische Arbeit mit dem Baby mehrere Aufgaben miteinander verknüpft. Erstens, verbessert sie die vegetative Regulationsfähigkeit des Säuglings. Die Folge ist eine gesteigerte Bereitschaft des Säuglings, die Stimulationen und Angebote seiner Umwelt aufzunehmen. Zweitens, durch die Stärkung der elterlichen Selbstanbindung während der babyzentrierten Körperarbeit lernen die Bezugspersonen, aufkeimende Stressprozesse in sich und Säugling frühzeitig zu regulieren. Drittens, durch die babyzentrierte Körperarbeit wird ein Prozess ansteckender Gesundheit initiiert, der neurobiologisch u. a. durch eine verstärkte Aktivität der Spiegelneuronen erklärbar wird.

Heilsame Regressionen in der Babytherapie

Obwohl die Möglichkeiten einer ressourcenorientierten Arbeit mit Babys enorm sind, drängen speziell Säuglinge mit einem traumatischen Erfahrungshintergrund danach, ihre »Geschichte« erzählen zu wollen.[117] Obwohl Vorkehrungen getroffen werden können, die die Wahrscheinlichkeit dieser Reaktionen verringern, so treten diese starken regressiven Prozesse der Säuglinge im Rahmen der Krisenarbeit und Eltern-Baby-Therapie regelmäßig auf. Häufig katapultieren sich die Säuglinge in diese Prozesse, sobald sie die Schwelle des Behandlungsraumes überschritten haben. Wir wissen mittlerweile, dass starke Anspannung und Aufregung der Eltern, wie sie gerade in den ersten Krisensitzungen erlebt werden, auslösende Faktoren für die starken Entladungsreaktionen des Babys sein können. Aber trotzdem: selbst nach über 15 Jahren psychotherapeutischer Arbeit mit Babys bin ich immer wieder aufs Neue verblüfft, wie prompt und unverhofft diese affektiven Regressionen der Säuglinge einsetzen.

Im Kapitel über die Rebonding-Arbeit wurde bereits beschrieben, wie in der EEH die emotionalen Ausdrucksprozesse des Babys unterstützt werden können. Doch nicht immer ist es mit einer haltgebenden Begleitung getan. In manchen Fällen müssen wir uns explizit den Inhalten und gemachten Erfahrungen des Säuglings zuwenden, um den Kern der Bindungsstörung zu beheben. Die gilt in besonderer Weise für ungelöste Geburtstraumen sowie überlastende Stressbelastungen vor und in der ersten Zeit nach der Geburt (z.B. klinisch bedingte Trennungen von den Eltern). Wie bereits an anderer Stelle beschrieben, lädt gerade die neu gewonnene Sicherheit in der Beziehung zum Kind die Babys ein, Aspekte der unverarbeiteten Trauma-Vergangenheit zu rekapitulieren.

Anders als in den zuvor beschriebenen Prozessen auf der Hier-und-Jetzt-Ebene wechselt das Baby in diesen Fällen in eine regressive Dynamik. Die Körpersprache, spezifische Positionierungen oder Formen der Selbstberührung »erzählen« den Begleitern etwas über die Inhalte der gemachten Erfahrungen.

So wird das Baby, welches im Geburtskanal über Stunden feststeckte und den Druck der Wehen über Stunden ungefiltert am Köpfchen erfahren hat, in diesen Regressionen seine Erfahrungsgeschichte mitteilen. Erkennt der Therapeut die Symbolik dieser perinatalen Dynamiken, ermuntert er gar das Baby voranzuschreiten, taucht das Baby plötzlich in spezifische Bewegungsmuster ein, mit denen es versucht hat, sich aus der misslichen Situation zu befreien und es wird ebenfalls jene Körperhaltungen einnehmen, die für die jeweilige Geburtsphase typisch sind (z. B. eine Position der Überstreckung). Manchmal verlaufen diese Prozesse während der Babysitzungen ganz still. Das Baby zeigt den Erwachsenen mit der Sprache seines Körpers, was es erlebt hat, beinahe so, wie ein Erwachsener, der über ein schlimmes Ereignis berichtet und der gehört werden möchte. Doch in anderen Fällen sind die Prozesse begleitet von heftigen Schreiattacken des Säuglings. Für einen kurzen Moment werden die »alten« Gefühle, die bisher in der Kontraktion des Muskelsystems und des Bindegewebes gebunden waren, vom Kind wiedererinnert und zum Ausdruck gebracht.

Das, was bereits im Rebonding-Kapitel gesagt wurde, ist auch in diesem Falle richtig. Das Kind benötigt einen Erwachsenen, der in sich ruht, der in Verbindung mit seinem Körper bleibt, um die traumatische Rekapitulation positiv zu beenden. Die größte Gefahr besteht darin, dass die erwachsene Bezugsperson die emotionale Verbindung just in dem Moment abbricht, wo das Kind sich emotional in größter Not befindet. In der Praxis zeigt sich häufig, dass die regressiven Prozesse, die der Säugling zum Ausdruck bringt, verwoben sind mit bedeutsamen Reaktionen der beteiligten Mütter und Väter. So drängen häufig in jenen Momenten, wo die Babys ihre erlebte Ohnmacht und Verzweiflung ihrer Geburt zum Ausdruck bringen, die hierzu passenden affektiven Reaktionen der Mutter an die Wahrnehmungsoberfläche.

Im Rahmen der Regressionen muss Obacht gegeben werden, dass die betroffenen Mütter und Väter nicht von der emotionalen Wucht der kindlichen Reaktion überschwemmt werden. Wurden zuvor Schutzsysteme für die Eltern entwickelt, wie etwa die Etablierung einer Sicherheitsstation oder einer bindungsstärkenden Imagination, droht in aller Regel keine Gefahr. Die Selbstanbindung sichert die Erwachsenen. Sie bewirkt den Aufbau eines inneren Schutzsystems, die eine behutsame Annäherung an die Betroffenheit des Säuglings ermöglicht. Dieser Aufbau eines Mitgefühls der Eltern ist das wichtigste Ziel dieser babyzentrierten Vorgehensweise. Waren die exzessiven Schreiattacken des Säuglings für die Eltern vor den Sitzungen nicht nachvollziehbar, entwickelt sich im Anschluss an die regressiven Prozesse der Babys oft ein emotionales Verstehen für die Betroffenheit des Kindes. Es ist so, als würden die Eltern die Not des Säuglings plötzlich mit anderen Augen sehen können.

Abschließend bleibt natürlich die Frage, warum einige Babys dieses affektive Erinnern benötigen, während andere Babys mit einer verbesserten Bindungsbereitschaft ihrer Eltern oder der Unterstützung ihrer körperlichen Entspannungsfähigkeit zufrieden sind. Bis heute gibt es keine befriedigende Antwort auf diese Frage.

Die Rolle des Helfers in der EEH

Nirgends werden wir so schnell mit dem Gefühl existenzieller Angst, tiefer Verletzung, Liebesenttäuschung oder auch Liebesglück konfrontiert, wie in der therapeutischen Arbeit mit Eltern und Säuglingen. Die Verletzungen des Urvertrauens, die Erfahrungen des Liebesmangels, des Schmerzes nach überwältigenden Geburten, aber auch das Zurückfinden in den Hafen der Geborgenheit und Sicherheit in den Armen eines liebenden Menschen – mit all diesen grundlegenden Themen wird ein professioneller Helfer in der Eltern-Baby-Therapie unmittelbar in Kontakt gebracht. Um in den heftigen Strudeln dieser existenziellen Themen nicht mitgerissen zu werden und, um die Orientierung nicht zu verlieren, benötigt der professionelle Helfer in der Emotionellen Ersten Hilfe eine gut entwickelte Fähigkeit, um mit dem Informationsstrom seines Körpers im Dialog zu stehen.

Selbst dann, wenn die bisher besprochenen Interventionen gar nicht immer in klassischen psychotherapeutischen Settings durchgeführt werden, sondern wesentlich häufiger in Wochenbett-und Geburtstationen einer Klinik, bei Hausbesuchen im Rahmen der Hebammen-Nachsorgen oder auch innerhalb von ambulanten Stillberatungen, so benötigen die Anwender der EEH trotzdem ein hohes Maß an individueller Selbstreflexion, um sich den eruptiven emotionalen Prozessen der Säuglinge und Eltern stellen zu können. Einzig dadurch, dass die Auszubildenden durch einen kontinuierlichen Prozess der (körper-)psychotherapeutischen Eigenerfahrung gegangen sind, der es ihnen erlaubt, ihre Stress- und Bindungsmuster zu ergründen und schrittweise aufzulösen, verleiht ihnen dauerhaft die Kompetenz, die komplexen emotionalen Prozesse der Mütter, Väter und Kinder gut zu begleiten. Aus diesem Grunde bin ich auch der Ansicht, dass angehende Eltern-Baby-Therapeuten eine Kenntnis ihrer eigenen Geburts- und Schwangerschaftsmuster benötigen, um sich besser in die Ängste und Nöte von Babys einfühlen zu können. Speziell jenen, die durch traumatische Erfahrungen rund um die Geburt in ihrer Kontaktfähigkeit in Mitleidenschaft gezogen wurden. Immer wieder machen wir in den Ausbildungen die Erfahrung, dass Männer und Frauen nach den geburtsregressiven Workshops mit deutlich mehr Empathie auf die Prozesse der Säuglinge und Eltern antworten können.

Ich bin grundsätzlich davon überzeugt, dass primär kognitives Wissen über die Folgen traumatischer Bindungserfahrungen ebenso limitiert ist, wie ein alleinig auf Selbstanalyse ausgerichtetes Studium dieser Prozesse. Der Königsweg einer guten Vorbereitung für Menschen, die in der Früh- und Krisenberatung mit Eltern und Babys tätig werden, scheint mir in einer guten Mischung aus gründlicher theoretischer Schulung und der flankierenden praktischen therapeutischen Selbstreflexion zu liegen. Unerlässlich erscheint mir in einem Arbeitsfeld, welches sich mit den präverbalen Stadien der menschlichen Entwicklung beschäftigt, dass auch die für die Ausbildung relevanten Lehranalysen in körperpsychotherapeutischen Verfahren durchgeführt werden. Hierzu gehören unterschiedliche Ansätze der pränatalen, bindungsorientierten und tiefenpsychologisch fundierten Körperpsychotherapie. Allen diesen Ansätzen ist gemeinsam, dass sie den Körper als wichtigsten Zugang sehen, um die impliziten Erinnerungen von mangelhaften und traumatischen Bindungserfahrungen zu verarbeiten und zu lösen. In gewisser Weise verlangen wir von einer professionellen Begleiterin in der Krisenberatung ähnliche Fähigkeiten, wie sie auch bei hinreichend guten Müttern und Vätern zu wünschen wären. Hierzu gehören eine gut entwickelte Wahrnehmungs- und Einfühlungsfähigkeit. Sie sollte in der Lage sein, sich von den affektiven Zuständen der Eltern und Säuglinge beeindrucken zu lassen, ohne jedoch darin unterzugehen oder zu zerfließen. Zudem benötigt die professionelle Helferin die Fähigkeit, und auch das Talent, um in angstvollen, kurzweilig sogar dramatischen Momenten einen klaren Kopf zu bewahren. Speziell für die prozessorientierte Eltern-Baby-Therapie ist es von Bedeutung, dass die Therapeutin die Fähigkeit besitzt, zu unterscheiden, wann es sich in der Arbeit mit den Babys und Erwachsenen um prozessrelevante Spiegelungs- und Resonanzprozesse des Klienten und wann um eigene Übertragungsdynamiken handelt, die die Beziehungsfähigkeit des Therapeuten eher einschränken.

Häufig beobachten wir bei Anfängern der Emotionellen Ersten Hilfe einen enormen Perfektions- und Leistungsanspruch an die eigene Arbeit.

Diese Leistungswartungen haben in aller Regel einen störenden Effekt auf den Verlauf der Eltern-Baby-Begleitungen. Für die Helfer gilt hier ebenfalls, was wir schon über die Voraussetzungen einer gelingenden Elternschaft geäußert haben: Versuchen Sie nicht perfekt zu sein! Meiner Ansicht gehört die perfektionistische Grundhaltung der Therapeuten zu einem der größten Hindernisse der gelingenden Eltern-Baby-Arbeit. Viele Eltern fühlen sich erleichtert, wenn sie erleben, dass auch der Therapeut in eine Sackgasse gerät, die Ausdruckssprache des Säuglings nicht sofort versteht oder er eine emotionale Berührung in der Sitzung zeigt. Ein Zeichen von Schwäche beginnt es dort zu werden, wenn der Helfer sich mit seinen Angst, Unsicherheit und Ratlosigkeit ablehnt und entwertet. Erst dann, wenn der Therapeut versucht, seine Fehler zu vertuschen, wenn er alles unternimmt, um die Fassade des perfekten Helfers aufrecht zu erhalten, wirkt er komisch und lächerlich.

Weitere Einsatzbereiche der Emotionellen Ersten Hilfe

In den letzten Jahren wurden, jenseits der traditionellen Arbeitsfelder der Krisenintervention und Eltern-Baby-Therapie, eine Reihe von sehr interessanten, neuen Einsatzgebieten der Emotionellen Ersten Hilfe entwickelt. Vielfach ist dies der Verdienst von ausgebildeten Fachberaterinnen für Emotionelle Erste Hilfe, die ihr neu erworbenes Wissen der Krisen- und Entwicklungsberatung mit dem Know-How ihrer ursprünglichen Arbeitsfelder verknüpften, und dabei erstaunliche Beobachtungen und Ergebnisse erzielten. In besonderer Weise gilt dies für den Einsatz der Emotionellen Ersten Hilfe im Rahmen der Stillförderung, der ambulanten und klinischen Geburtshilfe sowie für die präventive Begleitung von Schwangeren und ihren Partnern. Im Folgenden möchte ich einen kurzen Überblick über die Einsatzgebiete geben, in denen die Methoden der Emotionellen Erste Hilfe derzeit zum Einsatz kommen.

EEH in der Schwangerschaft

Viele der bisher vorgestellten Methoden der Emotionellen Ersten Hilfe lassen sich in leicht modifizierter Form auch im Kontext des pränatalen Bindungsraumes anwenden. Wesentlicher Unterschied ist natürlich, dass sich das ungeborene Kind noch im Bauch der Mutter, und nicht, wie in der Zeit nach der Geburt, auf ihrem Körper befindet. Bereits im Mutterleib ist das ungeborene Kind über die neurovegetativen und hormonellen Kanäle eng mit dem mütterlichen Organismus verwoben.[118] Der Mutterbauch ist somit für das Ungeborene der erste biosoziale Lebensraum. Und viele Ergebnisse der Forschung sprechen dafür, dass die Lebensbedingungen in dieser pränatalen Welt von sehr unterschiedlicher Qualität sein können. Mittlerweile ist gut erforscht, dass dauerhafte innere und äußere Stressbelastungen des mütterlichen Organismus sich auf das ungeborene Kind übertragen und sich negativ auf die weitere Persönlichkeits- und Gehirnentwicklung des Kindes auswirken.[119] Ebenfalls zeigen neuere Forschungen, dass chronischer Stress von Schwangeren – und hierbei spielt es keine Rolle, ob diese Belastungen durch frühkindliche Mangelerfahrungen, gewaltvolle Übergriffe, finanzielle Notlagen oder den plötzlichen Verlust eines Beziehungspartners hervorgerufen sind – die nachgeburtliche Regulationsfähigkeit und Bindungsbereitschaft des Neugeborenen in negativer Weise beeinflusst. Vieles spricht mittlerweile dafür, dass das, was bisher als »schwieriges Temperament« oder »konstitutionelle Anlage« bei so genannten Schreibabys bezeichnet wurde, weniger das Ergebnis erblicher Anlagen, als vielmehr das Resultat von stressreichen Lebensbedingungen des Ungeborenen vor der Geburt ist. [120]

In den vergangenen Jahren hat sich gezeigt, dass die Methoden der EEH gut geeignet sind, um auftretende Angst- und Stresszustände von schwangeren Frauen frühzeitig einzudämmen und verstehbar zu machen.

Das 7-Schritte-Modell, das bereits ausführlich vorgestellt wurde, kann in ähnlicher Weise eingesetzt werden, wie dies im nachgeburtlichen Raum der Fall ist. Die Schwangere lernt zum einen, die psychosomatischen Zeichen von Stress- und Alarmreaktionen in ihrem Körper wahrzunehmen und zu lokalisieren. Zum anderen wird durch professionell angeleitete Übungen der Stress im Organismus der Mutter verringert und der emotionalen Kontakt mit dem ungeborenen Kind verbessert.

So erleben viele werdende Mütter die Schwangerschaft als einen überaus verletzlichen und dünnhäutigen Zustand. Unverarbeitete Schwangerschafts- und Geburtserfahrungen, traumatische Belastungen oder auch bisher charakterlich gebundene Gefühlszustände dringen, durch die allgemeine Erhöhung des Energieniveaus im Körper der Schwangeren, schneller an die Wahrnehmungsoberfläche und ins Bewusstsein. Insofern ist die Schwangerschaft für viele werdende Mütter und Väter eine Zeit großer Erfüllung und Zufriedenheit, aber andererseits oft auch eine emotionale Grenzerfahrung, weil psychische Verdrängungen aufbrechen und bisher abgewehrte Gefühle und Vorstellungen das gewohnte Gleichgewicht erschüttern. Durch den in der EEH eingeleiteten Selbstanbindungsprozess gelingt es schnell, in einen Zustand der inneren Sicherheit zurückzukehren. Dabei ist es nicht das Ziel der Arbeit, die aufgebrochenen Prozesse schön zu reden und zu harmonisieren. Vielmehr geht es darum, einen inneren Zustand zu eröffnen, welcher eine gezielte Verarbeitung der in der Schwangerschaft freigesetzten Gefühle ermöglicht.

Ein besonderer Fokus in der Emotionellen Ersten Hilfe bei Schwangeren liegt im Aufbau der Fähigkeit zur körperlichen Selbstwahrnehmung, welche ihnen ein sicheres Gespür vermittelt, wann sich ihr Organismus in einem kontaktbereiten und wann in einem zurückgezogenen Zustand befindet. Die praktische Beobachtung zeigt, dass die Bauchatmung für viele Schwangere ein verlässlicher Gradmesser wird, um festzustellen, in welcher körperlichen und emotionalen Verfassung sie und auch das Kind im Bauch sich befinden. Viele Frauen berichten schon nach den ersten Treffen, dass sie im Anschluss an die Sitzungen zunächst von starker Müdigkeit überfallen wurden und das Bedürfnis hatten, ausgiebig und oft zu schlafen. Ebenfalls schildern die Frauen, dass sie nach den EEH-Sitzungen mit erhöhter Sensibilität auf jede Art von psychischem und körperlichem Stress – wie z. B. hohen Leistungserwartungen oder auch Schlafmangel – reagieren. Die Folge ist, dass viele Schwangere frühzeitiger auf die Signale und Botschaften ihres Körpers reagieren, sich öfter Ruhephasen gönnen und sich Unterstützung organisieren, wenn ihnen eine Belastung als zu groß erscheint.

Emotionelle Erste Hilfe im klinischen Wochenbett

Die erste Zeit nach der Geburt – das so genannte frühe Wochenbett – ist eine Zeit enormer emotionaler und neurophysiologischer Veränderungen für Eltern und das neugeborenen Kind. Ängste und Unsicherheiten im Umgang mit dem Neugeborenen können in dieser Übergangsphase den Aufbau des primären Bondings zwischen den erwachsenen Bezugspersonen und ihren neugeborenen Babys empfindlich stören.[121] Obwohl viele dieser in der Praxis zu beobachtenden Anpassungsstörungen – in der Fachliteratur wird von »Baby-Blues« gesprochen – schon nach wenigen Tagen wieder abklingen und verschwinden, ändert dies nichts an der Heftigkeit der emotionalen Not, welche junge Mütter und auch Väter in diesen ersten Stunden und

Tagen nach der Geburt erfahren. Anders als in den bereits beschriebenen Regulations- und Bindungsstörungen späterer Entwicklungsperioden, fällt es den Eltern in dieser sensiblen Periode nach der Geburt noch schwer, die verschiedenen Symptome (wie etwa die gesteigerte Schreihäufigkeit oder motorische Aktivität etc.) des Neugeborenen richtig einzuordnen und zu identifizieren. Dies gilt in besonderer Weise für Eltern, die das erste Mal ein Baby bekommen haben.

Deshalb hat sich speziell für die Begleitung des Wochenbetts in der Klinik als sinnvoll erwiesen, wenn die beratenden Angebote der Emotionellen Ersten Hilfe ganz selbstverständlich von den zuständigen Hebammen und Kinderkrankenschwestern in die Pflegeroutine integriert werden. Gute Ergebnisse konnten dort erzielt werden, wo schon in den ersten Tagen, manchmal auch Stunden, nach der Geburt des Kindes, die Wöchnerinnen eine erste emotionale Unterstützung erhielten, um die Stressmanagement und Selbstwahrnehmungs-Fähigkeiten zu verbessern. Es ist sinnvoll, wenn die Mutter – z. B. im Zuge einer ersten Stillberatung – ganz selbstverständlich darin begleitet wird, wie das Schreien des Neugeborenen unterstützt werden kann. Mutter und Säugling werden in diesem Fall im aufgestellten Krankenbett bequem gelagert und dann, in der bereits beschriebenen Weise, in den rückbindenden Techniken angeleitet. Besonders hilfreich ist hierbei die Kombination von etablierten Sicherheitsstationen, Bauchatmung und begleiteter Selbstwahrnehmung der Mütter.

Das Ziel dieser Erstbegleitungen ist weniger das Aufspüren und Explorieren von Stressmarkern, als vielmehr die aktive Bemutterung der Wöchnerinnen im Sinne eines »Mothering of the Mother«[122]. Diese emotionalen Erstversorgungen haben eine prägende Modellfunktion für die weitere Bindungsentwicklung zwischen Eltern und ihren Säuglingen. In der praktischen Beobachtung dieses klinischen Einsatzes zeigt sich, dass die Etablierung des primären Bondings leichter gelingt. Auch der Aufbau von Autonomie und Sicherheit in der Pflege des neugeborenen Kindes durch die Wöchnerinnen wird schneller erreicht. In Zukunft müssen weitere wissenschaftliche Untersuchungen zeigen, inwieweit dieser präventive Einsatz der Werkzeuge der EEH in der sensiblen Phase und des primären Bondings auch langfristig einen positiven Effekt für die Entwicklung einer sicheren Bindung zwischen Eltern und ihren Säuglingen hat.

Emotionelle Erste Hilfe in der Stillförderung

Viele Stillprobleme sind Folge einer negativen Verkettung von anhaltender Verunsicherung, körperlicher Anspannung und daraus resultierendem Kontaktverlust der Mutter zum Kind. So führen dauerhafte Stresszustände der stillenden Mütter zu einer verringerten Produktion des bereits erwähnten Hormons Oxytocin[123]. Diese stressbedingte Hemmung der Oxytocin-Bildung steht wiederum in enger Verbindung mit einer geschwächten Milchbildung der mütterlichen Brustdrüsen. Doch auch andere negative psychosomatische Folgereaktionen lassen sich beobachten: So bewirkt der stressbedingte Abfall des Oxytocinspiegels bei der Mutter eine verringerte Blickkontaktaufnahme mit dem Kind sowie schlechtere Durchblutung und Wärmeversorgung der Hautoberfläche. Weiterhin haben die dauerhaften Stresslagen zudem einen negativen Effekt auf die Resonanz- und Spiegelungsfähigkeit der stillenden Mütter, was erklärt, dass die kindlichen Signale weniger feinfühlig aufgenommen und beantwortet werden. Diese allgemeine Schwächung der mütterlichen Bindungsbereitschaft geht oft einher mit vermehrter motorischer Unruhe und einer hektischen und gierigen Saugaktivität des Säuglings.

Klassische Still- und Laktationsberatung versucht vornehmlich über den kognitiven Weg, den beschriebenen Stresszyklus der Mütter zu unterbrechen. Durch die Vermittlung von stillrelevanten Informationen und praktischen Handlings (wie z. B. spezifische Formen des Anlegens der Säuglinge) werden die stillenden Mütter in ihrer jeweiligen Kompetenz gestärkt und unterstützt. In der Praxis zeigt sich, dass in ausgeprägten Stresslagen der stillenden Mütter diese »allopathische« Form der Beratung – in der die vorliegende Störung durch von außen kommende Information korrigiert wird – nicht hinreichend ist. Häufig verhindert die unterhalb der Stillproblematik liegende Angst- und Anspannungsreaktion der Mütter (und Säuglinge) eine wirksame Aufnahme der erteilten Ratschläge. In diesen Fällen, wo die kognitive Aufnahmebereitschaft bereits stark eingeschränkt ist, bieten die Methoden der EEH mit ihrer Fokussierung auf die Wiederherstellung der Wahrnehmungs- und Resonanzfähigkeit der Mütter eine sinnvolle Ergänzung. Statt von außen gegen den Widerstand des Organismus eine Verbesserung der Stillaktivität zu bewirken, zielen wir in der EEH auf eine Veränderung des »inneren Milieus«, welches dem Stillprozess zugrunde liegt. Im Rahmen des 7-Schritt-Modells erkunden wir zunächst die Stresszeichen der gestörten Stillbeziehung von Mutter und Kind. Erst in einem zweiten Schritt wird dann durch eine Unterstützung der mütterlichen Selbstanbindung die neurophysiologische Basis für eine »ansteckende« Stilldynamik geschaffen.

In der Praxis der Stillberatung ist die Bauchatmung in Verbindung mit einer Erforschung der mütterlichen Stress-Muster ein effizientes Mittel, um die bindungsstärkenden Regelkreise einzuleiten. Dabei kann die Atemregulation durchaus angeleitet werden, nachdem das Baby zuvor bereits an die Brust der Mutter angelegt wurde. Wichtig ist, dass die stillende Mutter die Aufmerksamkeit kurzfristig vom Baby abzieht und diese ganz auf den eigenen Körper konzentriert. Häufig beobachten wir dann, besonders bei noch regulationsfähigen Säuglingen und Müttern, dass der eingeleitete Selbstanbindungsprozess eine wechselseitig sich verstärkende Entspannung und lustvolle Expansion von Mutter und Kind eröffnet. Als Folge wird das Saugen des Säuglings oft rhythmischer, es sucht jetzt spontan den Blickkontakt zur Mutter und die zuvor ausgeprägten Muskel- und Gewebespannungen (z. B. in der Rücken- und Kiefermuskulatur) geben nach.

Durch die parasympathische Ausdehnung der Mutter und dem Mehr an emotionaler Verbundenheit wird die Produktion bindungsrelevanter Hormone, wie z. B. Prolaktin und Oxytocin, gesteigert. Das Hormon Oxytocin wirkt nicht nur hemmend auf das sympathische Nervensystem der Mutter, sondern unterstützt zugleich auch die Auslösung ihres Milchspende-Reflexes. Auf der Basis dieser mütterlichen Öffnungsdynamik ergibt sich auch ein vegetativer Ansteckungseffekt in Richtung zum Kind. Die parasympathisch-lustvolle Ausdehnung des Säuglings zeigt sich im Kontext der Stilldynamik vor allem in den längeren Trinkphasen, der ruhigeren Saugaktivität und einer verbesserten und ruhigeren Verdauungsaktivität.

Erste Auswertungen von Stillberaterinnen haben ergeben, dass sich durch den Einsatz der EEH-Methoden in der Still- und Laktationsberatung die Beratungsbeziehung zu den betroffenen Müttern vertieft und die subjektive Beratungszufriedenheit der Mütter verbessert hat.

Bindungsförderung nach Kaiserschnitt-Geburten

Bei einer stetig steigenden Kaiserschnittrate, die in Deutschland bei etwa 30 % aller Geburten liegt, bekommt die Frage der emotionalen Erstversorgung der Eltern und per Kaiserschnitt geborenen Säuglinge eine zunehmend größere Bedeutung.[124] Immer mehr Hinweise verdichten sich, dass die Kaiserschnitt-Entbindung weder für die Säuglinge noch die Mütter der einfache und lockere Spaziergang ist, wie es immer wieder propagiert wird. Praktische Beobachtungen in der Eltern-Baby-Therapie mit Kaiserschnitt-Babys sprechen hier eine andere Sprache. Die Kinder »erzählen« uns in den geburtswiederholenden Regressionen etwas über die enormen Belastungen, denen sie in der Kaiserschnitt-Erfahrung ausgesetzt sind. Hierzu gehört u. a. der Schrecken der Beschleunigung, den die Babys durch den abrupten Wechsel von der Wärme des Mutterleibs in das kalte Milieu des Operationsraumes erfahren. Das plötzliche Herausnehmen des Babys aus dem Wärme- und Energiefeld der Mutter – häufig, ohne durch die Wehen der Mutter zuvor erweckt worden zu sein – wird in der Regel von den Neugeborenen mit einer ausgeprägten Stress- und Rückzugsreaktion beantwortet. Das Baby zeigt uns später in den Babytherapien, welche enorme Bedrohung dieser unerwartete Positionswechsel, und der damit einhergehende emotionale Kontaktabbruch zur Mutter, in ihnen ausgelöst hat. Auch in der späteren Säuglingszeit reicht bei diesen Kindern häufig eine plötzliche Lageveränderung, wie das Hochnehmen vom Wickeltisch, um einen starken Schreckreflex und eine enorme Aufregung in diesen Babys auszulösen. Ebenfalls bedeutet die Kaiserschnitt-Entbindung, dass bestimmte biologische Ressourcen, die für den Durchtritt durch den Geburtskanal angelegt waren, nicht abgerufen wurden. Insofern ließe sich mit Recht sagen, dass die Babys auf ihren Geburtskräften sitzen geblieben sind. In der babytherapeutischen Praxis hat es sich als überaus sinnvoll erwiesen, die Kaiserschnitt-Babys in den Genuss von geburtssimulierenden, peristaltischen Massagen kommen zu lassen. Anhand dieser kraftvollen Druckmassagen wird die Körperoberfläche der Kaiserschnittt-Babys nachträglich aktiviert, um somit einen Prozess des »Wachküssens« zu erreichen.[125] Durch diese Angebote werden häufig starke Kräfte und reflexartige Bewegungen in dem Säugling freigesetzt, die sich sowohl in spielerischen »Geburtswiederholungen«, aber ebenso in starken emotionalen Abreaktionen äußern können.

In den letzten Jahren gab es immer wieder Gelegenheit, diese praktischen Erkenntnisse der Emotionellen Ersten Hilfe in unterschiedlichen Geburtskliniken zu vermitteln und dadurch einen radikalen Wandel in der Erstversorgung der Kaiserschnitt-Babys und ihrer Eltern einzuleiten. So kann die beschriebene Geburts- bzw. Bondingsmassage bei jedem Kaiserschnitt-Baby bereits unmittelbar nach der Geburt unter professioneller Anleitung von den Eltern durchgeführt werden. In einer kürzlich vorgestellten Videopräsentation einer EEH-Fachberaterin über ihre klinische Geburts- und Bondingbegleitung von Kaiserschnitt-Kindern und ihren Eltern wurde deutlich, wie effektiv die Techniken der Emotionellen Ersten Hilfe in der klinischen Geburtshilfe im Sinne einer primären Prävention eingesetzt werden könnten. In der vorgestellten Kaiserschnitt-Begleitung waren drei Schritte wesentlich: Erstens, die emotionale Vorbereitung und Rückanbindung der Mütter und Väter während des chirurgischen Eingriffs im Operationsaal. Zweitens, die primäre Bondingbegleitung der Väter in der unmittelbaren Zeit nach der Geburt des Kindes, in der die medizinische Wundversorgung der Mütter noch im Vordergrund steht. Hier übernimmt die Begleiterin eine Doula-Funktion für die Väter.[126] Besonders hilfreich und unterstützend ist hier der präventive Einsatz der »Sicherheitsstation« und der Bauchatmung, um in dieser sensiblen Phase das Erstbonding zwischen den Vätern und den Neugeborenen zu unterstützen. In einem dritten Schritt erhalten die Kaiserschnitt-Babys bereits in der ersten Stunde nach der Geburt auf dem Bauch der Mütter die beschriebene »Bonding-Massage«. Die peristaltischen Berührungen, welche die Wehentätigkeit simulieren, können unter Anleitung einer Fachperson von den Müttern und Vätern gemeinsam durchgeführt werden. Faszinierend ist es, zu beobachten, wie die Neugeborenen innerhalb weniger Minuten kraftvoller und lebendiger werden und spontane Kriechbewegungen auf dem Bauch der Mütter vollziehen, genauso, wie es der schwedische Bindungsforscher Righart in seinen Forschungen beschrieben hat. Dieses »Wachküssen« der Babys führt spontan dazu, dass sich die neugeborenen Kinder viel aktiver auf die Menschen in ihrer direkten Umwelt beziehen. Durch die erhöhte Blickaktivität und die verbesserte Saugleistung der Babys, die sich klinisch nach diesen Bonding-Massagen beobachten lässt, werden zudem weitere Regelkreise für den Bindungsaufbau zwischen dem Neugeborenen und seinen Eltern eröffnet und gefördert.

Viele dieser neuen praktischen Einsatzfelder der Emotionellen Ersten Hilfe in der geburtshilflichen Arbeit mit Kaiserschnittkindern und ihren Eltern müssen in Zukunft noch durch empirische Forschungen untermauert und belegt werden. Momentan handelt es sich hier lediglich um beeindruckende Einzelfallberichte, die sich gut mit dem derzeitigen Kenntnisstand der Bonding-Forschung verbinden, jedoch noch nicht verallgemeinert werden sollten, bevor nicht ein fundierter Nachweis vorhanden ist.

Emotionelle Erste Hilfe mit älteren Säuglingen und Kleinkindern

Wenn das Baby in seiner Entwicklung voranschreitet und erste Möglichkeiten zur Fortbewegung und sprachlichen Verständigung erwirbt, unterliegen die Themen und Formen der frühen Regulations- und Bindungsstörungen einem Wandel. Obwohl die Äußerungen der elterlichen Stressreaktionen sich an andere Themen knüpfen, ist die neurovegetative Basis dieser späteren Bindungsstörungen in ihrem Wesen mit den Regulationsstörungen der frühen Säuglingszeit vergleichbar.[127] Die Erfahrung der letzten Jahre zeigt, dass, trotz dieser veränderten Symptomatik in den späteren Entwicklungskrisen, die Methoden der Emotionellen Ersten Hilfe auch im Rahmen von Kleinkindberatungen sehr effektiv eingesetzt werden können.

Beispielhaft soll der Fall einer Mutter dargestellt werden, die in ständiger Sorge vor Verletzungen und Unfällen ihres Kindes, seine Erkundungen und Ausflüge stoppt und unterbindet. Bereits in den ersten Minuten der Beratung offenbart sich die ängstliche Erwartungsspannung, in der sich die Mutter befindet. Das formulierte Anliegen, warum die 29-jährige Bankangestellte die Ambulanz für eine Kleinkind- und Entwicklungsberatung aufsucht: einerseits die zwanghaften Gedanken, dass sich das Kind schwer verletzen könnte, und andererseits die Verletzung und Kränkung darüber, dass ihr Kind nicht auf ihre Ansprache und formulierten Verbote reagiert.

Während das Kind sich krabbelnd durch den Raum bewegt, verfolgt die Mutter die Aktivitäten mit gespannter Aufmerksamkeit. Als das Kind den Topf einer Palme entdeckt, sich daran hochzieht und nun beginnt, die Blumenerde mit den Händen zu bearbeiten, verlässt die Mutter ihren Platz und eilt dem Kind entgegen. »Nein, das sollst du nicht in die Hand nehmen, das darfst du nicht!« Dabei nimmt sie die geschlossenen Hände des Kindes, schüttelt heftig dran, solange, bis die Erde wieder in den Blumentopf zurückfällt. Das Kind ist von der Heftigkeit der mütterlichen Reaktion überrascht und beginnt zu weinen.

Nach dieser ersten kleinen Episode berichtet die Mutter über ähnliche Erfahrungen aus dem Alltag. Dabei beklagt sie, dass Lea nicht auf ihre Worte reagiere und meistens das genaue Gegenteil von dem tue, was sie wolle. Nach einer anfänglichen genauen Erkundung der Stress-Situation bitte ich die Mutter, eine bequemere Sitzposition auf dem Boden, mit einigen Kissen im Rücken, einzunehmen. Nachdem sie die Aufmerksamkeit von Lea abzieht, sich eine Weile auf ihre Körperwahrnehmungen konzentriert und mit einer ruhigen Bauchatmung fortfährt, kommt sie sichtlich zur Ruhe. Die gesamte Anspannung, die zuvor im Raum lag, löst sich. Lea bewegt sich am anderen Ende des Raumes erneut auf die Palme zu. Während sie sich langsam der Palme nähert, dreht sie sich immer wieder in Richtung zur Mutter um. Sie hat einen verwunderten Ausdruck, ganz so, als erwarte sie jeden Augenblick den Beginn einer heftigen Reaktion. Als nichts geschieht, zieht sich Lea am Palmentopf hoch, wirft einen Blick auf die Blumenerde, berührt diese ganz sanft mit den Fingern und schaut erneut zur Mutter, die weiterhin ruhig atmet, und, aus einem Zustand der Gelassenheit heraus, die Szene beobachtet. Lea lässt sich behutsam auf den Boden gleiten und krabbelt nun langsam zur Mutter zurück. Dort angekommen, kriecht Lea auf die Beine ihrer Mutter und macht es sich auf ihrem Schoss gemütlich. Sie rollt sich dort zusammen, legt sich in eine embryonale Position und lässt sich anschließend von den liebevollen Streichungen der Mutter verwöhnen. Die Mutter berichtet, dass sie diese Kuschelsituation mit Lea nicht kenne und noch nie erlebt habe, obwohl sie es sich immer so gewünscht habe. In der nachfolgenden Besprechung ist es wichtig, dass die Mutter erkennt, dass der Fokuswechsel ihrer Aufmerksamkeit eine neue Dynamik im Kontakt mit ihrem Baby eröffnet hat. Durch die Selbstanbindung und die damit einhergehende Öffnungs- und Entspannungsreaktion wird die Mutter wieder zu dem Orientierungspunkt und sicheren Hafen, den das Kind für seine Umwelterkundungen benötigt. Über die »Ansteckung« der vegetativen Resonanz mit der nun gelösteren Mutter, kann das Kind in einen sensorischen Aufnahmemodus zurückkehren, welcher es u. a. möglich macht, dass es die Botschaften und Warnhinweise seiner Bezugsperson hört und in seinem Gehirn verarbeitet.

In der Arbeit mit den Kleinkindern fokussieren wir vorerst auf die Arten und Weisen, wie die Eltern ihre Kontakt- und Aufnahmebereitschaft in den jeweiligen Konfliktkonstellationen mit dem Kind einbüßen. Wichtig ist, dass die Eltern lernen, ihre körperlichen Stress-Signale zu erkennen, welche sich einstellen, wenn ihre Aufmerksamkeit sich auf das Kind zentriert, sie in Rage geraten, die Geduld verlieren oder mit Nachdruck bestimmte Regeln einfordern.

Im Verständnis der EEH ist dabei nicht der spezielle Inhalt des Konfliktes entscheidend, sondern vielmehr die energetische und neurophysiologische Basis, auf der die Beziehung zum Säugling aufgenommen wird. Durch die elterliche Selbstanbindung wird die sich verstärkende Konfliktdynamik unterbrochen, die Anziehungskraft gestärkt und eine Einfühlung in die konkrete Betroffenheit des Kindes spontan möglich. Insofern können die Methoden der EEH außerordentlich gut in ganz verschiedenen Anwendungsbereichen der Kleinkindberatung eingesetzt werden.

Fazit

Der Ausgangspunkt der Emotionellen Ersten Hilfe ist das Gesunde. Egal, ob in der Bindungsförderung, der Krisenintervention oder der prozessorientierte Eltern-Baby-Therapie, das Ziel der EEH bleibt, die Öffnung und Entfaltung der Bindungskräfte in Eltern und Kindern zu ermöglichen. Dabei gehört diese Arbeit an den Grundlagen der frühen Bindungsbeziehungen nicht per se allein in die Hände von Psychiatern, Psychologen und Psychotherapeuten. Meine persönlichen Beobachtungen zeigen vielmehr, dass Menschen, die in ihren Ausbildungen darauf geeicht wurden, einen Blick für das Pathologische zu entwickeln, oft große Mühe haben, das Einfache und das Natürliche in der Arbeit mit den Eltern, Babys und Kleinkindern zu erfassen.

Sicher benötigt ein Teil der hier vorgestellten Methoden – speziell jene der prozessorientierten Eltern-Baby-Therapie – eine umfassende psychotherapeutische Schulung, um gut in der Praxis umgesetzt zu werden. Aber darüber hinaus können viele Einsatzbereiche der EEH, vor allem die der Bindungsförderung und Krisenintervention, sehr gut von Hebammen, Kinderkrankenschwestern oder Stillberaterinnen durchgeführt werden. Viele Menschen aus diesen Berufsgruppen bringen aufgrund ihrer alltäglichen Routine im Umgang und der Beobachtung von Säuglingen, gute Voraussetzungen mit, um die praktischen und theoretischen Werkzeuge der Emotionellen Ersten Hilfe zu erlernen und in ihren Arbeitsfeldern umzusetzen.

Immer häufiger geschieht es, dass Fachkräfte aus den unterschiedlichsten Kliniken in die angebotenen Ausbildungsgänge gesandt werden, um danach die Methoden der Emotionellen Ersten Hilfe in den klinischen Einrichtungen weiterzugeben. Dies ist ein Indiz dafür, dass immer mehr Chefärzte und Klinikleitungen erkennen, dass in einer Gesellschaft, in der komplikationsfreie Geburten und Schwangerschaften zunehmend zum Glücksfall werden, in der das Ausmaß an elterlicher Hilflosigkeit bei der Begleitung der Säuglinge und Kleinkindern mittlerweile epidemische Ausmaße angenommen hat, neue Handlungsschritte und Denkformen notwendig sind.

Hierzu gehört, dass in den Geburtskliniken und auch anderen öffentlichen Familienzentren auf die zunehmende emotionale Not und Verunsicherung junger Eltern mit einem Ausbau der Präventions- und Frühberatungsangeboten reagiert wird. Hierzu gehört weiterhin der Aufbau von präventiven Elternschulungen. Diese sollten bereits in den Schwangerschaften praktikables »Bindungswissen« an die Eltern weitereichen, so dass diese später in der Lage sind, die Herausforderungen des Eltern-Seins zu bestehen und die grundlegenden (Bindungs-)Bedürfnisse ihrer Kinder hinreichend zu befriedigen. Wichtige Inhalte dieser Schulungen müssen sein: die Entwicklung von Ressourcen für das elterliche Stressmanagement, Förderung der Empathie-Fähigkeiten, eine Schulung in der frühen Kommunikation mit Säuglingen und Kleinkindern sowie die Vermittlung von entwicklungspsychologischem Basiswissen. Ein Programm, welches diesen Ansatz hervorragend umsetzt, ist das von dem Münchner Bindungsforscher Karl-Heinz Brisch entwickelte Präventionsprogramm SAFE[128].

In einer Kultur, in der die grundlegenden Bindungsbedürfnisse von Säuglingen und Kindern nur unzureichend versorgt werden, bedeutet die Geburt eines Kindes eine enorme Herausforderung für die werdenden Eltern. Ob gewollt oder nicht, »neu geborene« Eltern werden durch die emotionale Lebendigkeit ihrer Babys mit dem Schatten ihrer Vergangenheit konfrontiert. Dies heisst in einer Kultur, in der seit vielen Jahrhunderten die verfrühte Trennung von Säuglingen und ihren Eltern der Normalfall war (und ist), dass die meisten Erwachsenen, durch die emotionale Kraft ihrer Kinder mit den Ängsten, der Einsamkeit und den nicht geweinten Tränen ihrer eigenen Säuglingszeit in Kontakt gebracht werden. Damit dieses Potential von unbewussten Gefühlen nicht projektiv an den eigenen Kindern bekämpft wird, nicht reflexhaft Erziehungsstrategien gewählt werden, welche unsere Kinder auf Abstand halten, um die emotionalen Erschütterungen der eigenen Persönlichkeit in Grenzen zu halten, benötigen wir neue gesellschaftliche Netzwerke und Foren für Eltern. In diesen Eltern-Foren erhalten Mütter und Väter einen sicheren sozialen Raum, um die aufrüttelnden Erfahrungen im Zusammensein mit den kleinen und größeren Kindern – wie etwa die Wut und Hilflosigkeit, welche ein schreiendes Kind in einer Mutter auslöst – gemeinsam mit anderen Eltern zu erörtern und, durch Auffinden von empathischen Standpunkten für alle Betroffenen, zu lösen.

Was wir benötigen ist eine Bindungskultur, welche es möglich macht, die Grundlagen eines gelingenden Liebeslebens zwischen Menschen in den verschiedenen Altersstufen zu sichern.

Um diesen Schritt zu gehen, benötigen Eltern jede nur erdenkliche Unterstützung in unserer Gesellschaft. Dabei sind ökonomische, soziale, emotionale und informelle Aspekte der Unterstützung gleichermaßen gefragt. Dann, und nur dann, kann meiner Ansicht nach ein Prozess verhindert werden, der sich momentan in rasantem Tempo in unserer Gesellschaft vollzieht und dabei ist, die Grundlagen unserer sozialen Gemeinschaft zu erschüttern. Es geht dabei um die zunehmende Entfremdung von unseren biologischen Anlagen, die uns Menschen dazu befähigen, die emotionalen und körperlichen Bedürfnisse unserer Nachkommen zu befriedigen und sicher zu stellen.

Der hier vorgestellte Weg der Emotionellen Ersten Hilfe ist ein Weg von vielen, der versucht, diesem gesellschaftlichen Prozess zunehmender Entfremdung und Bindungslosigkeit eine Kraft entgegen zu stellen und ihn aufzuhalten. Dieser Weg der Emotionellen Ersten Hilfe ist in der praktischen Arbeit mit Eltern und ihren Babys erprobt und entwickelt worden. Hier, in der Nähe zur Praxis, in der Einfachheit und Umsetzbarkeit liegen das Potential und die Stärke des Arbeitsmodells. Die Logik der Arbeit folgt einem gesunden Menschenverstand und ist in allen Bereichen des Lebens einsetzbar, wo wir es mit Bindungsbeziehungen von Menschen zu tun haben.

Der Ansatz der Emotionellen Ersten Hilfe ist in vielerlei Hinsicht sehr integrativ. Er lässt sich gut mit anderen Verfahren der bindungsorientierten, videoanalytischen, pränatalen oder tiefenpsychologischen Eltern-Säugling-Therapie kombinieren und verbinden. Der große Schwachpunkt des Arbeitsmodells liegt momentan in dem Mangel eines empirischen Nachweises für die Wirksamkeit des Ansatzes. Aus diesem Grunde wünsche ich mir persönlich für die Zukunft, dass genau diese wissenschaftliche Überprüfung der Methode stattfindet und im Kontext der akademischen Forschung möglich wird.

Viele Fragen konnten in diesem Buch nicht oder nur am Rande beantwortet werden. Hierzu gehört die Frage nach den Implikationen der

Beobachtungen und Erkenntnisse der Eltern-Baby-Therapie für die psychotherapeutische Arbeit mit Erwachsenen. Der Einsatz der Emotionellen Ersten Hilfe in der Trauma-fokussierenden Babytherapie konnte ebenso wenig erschöpfend behandelt werden, wie die Erörterung der Fragen über die Zusammenhänge von narzisstischen Persönlichkeitsstörungen und frühen Bindungsproblematiken. Viele dieser und anderer Fragen müssen auf folgende Publikationen verschoben werden.

Zum Abschluss ein Gleichnis, welches das Vorgehen und das Verständnis der Emotionellen Ersten Hilfe nochmals gut zusammenfasst:

Stellen Sie sich vor, Sie würden am Ufer eines großen Flusses leben. Sie würden jeden Tag auf das Wasser schauen, und sehen, wie unterschiedlichste Schiffe und Boote Menschen und Güter von hier nach da bringen. Stellen Sie sich weiter vor, dass sich nun plötzlich eine mächtige Gruppe von Menschen am Oberlauf dieses Flusses entschlössen, einen Staudamm zu bauen, um das Wasser für die Bewirtschaftung ihrer Felder zu nutzen. Leicht auszumalen, dass dieses Projekt katastrophale Folgen für die Menschen in dem unteren Abschnitt des Flusses hätten. Der Wasserstand würde rapide sinken und eine Reihe von bisher unterhalb des Wasserspiegels liegenden Felsen und Steinen kämen zum Vorschein. Aufgrund des niedrigen Wasserpegels hätten die Schiffe plötzlich Mühe, den Fluss zu passieren und an manchen Stellen würde der Schiffsverkehr sogar ganz zum Erliegen kommen, weil die Hindernisse eine Durchfahrt verhindern. Was wäre jetzt möglich, um das Dilemma zu lösen? Eine Option wäre, die riesigen Felsen und Hindernisse einzeln zu zerstören oder mit riesigen Kränen aus dem Wege zu räumen. Dieses Vorhaben würde in seiner Durchführung sehr aufwendig sein, viel Geld verschlingen und beträchtliche Zeit in Anspruch nehmen. Einfacher wäre hingegen der zweite Weg: Alle Anstrengungen würden unternommen, um den ursprünglichen Wasserstand wieder herzustellen. Man würde durch den Abbau des künstlichen Dammes dafür sorgen, dass die Selbstregulation des Flusses wieder hergestellt wird. Viele Probleme würden sich dadurch von ganz alleine lösen und ein geregelter Schiffsverkehr wäre wieder möglich.

In der EEH versuchen wir etwas Vergleichbares: Durch gezielte Maßnahmen bringen wir die Bindungskräfte in Eltern und ihren Kindern wieder zum Fließen. Natürlich könnten wir uns auch mit den vielen Brocken der Verdrängung und Unterdrückung in den Betroffenen auseinandersetzen, und manchmal ist dies auch nötig (zum Beispiel dann, wenn ein Stein selbst bei höchstem Wasserstand weiter den Weg versperrt). Aber in der Regel ist es effizienter, seine konzentrierte Kraft darauf zu verwenden, die Entfaltung des Flusses unserer Bindungskräfte zu verbessern. Indem der Fluss der Bindungsenergien wieder eröffnet wird, verlieren die schwächenden Kräfte der Neurose ihre Bedeutung.

Dank

Dieses Buch hätte nicht geschrieben werden können, ohne die Unterstützung meiner Frau Karin und meiner beiden Kinder Tim und Joshua. Die Arbeitsphasen an dem Text waren für alle eine Entbehrung an Zeiten gemeinsamen Zusammenseins und des lässigen In-den-Tag-Hineinlebens. Da das Thema dieses Buches die Wiederherstellung gestörter Bindungsbeziehungen zwischen Eltern und ihren Kindern ist, soll an dieser Stelle gesagt sein, dass mir mehr als einmal die Frage kam, wie hoch der Preis beim Schreiben eines Buches sein darf. Autoren schreiben selten über den Prozess des Schreiben und dass das Ganze eine ziemlich einsame Angelegenheit ist. Eine Zeit, die man nicht mit seinen Kindern, seiner Frau und Freunden teilen kann. Mir ist dies in dem Jahr sehr schmerzlich bewusst geworden. Alles, was ich in diesem Buch geschrieben habe über die Bedeutung der Sicherheit für den Entwicklungsprozess des Säuglings lässt sich übertragen auf die Entfaltung von Kreativität. Die Kraftquelle, die es brauchte, um die Sache zum Abschluss zu bringen, lag in der Gewissheit, dass meine wichtigsten Menschen nie an der Richtigkeit meines Projektes zweifelten und mich stattdessen in Zeiten des Selbstzweifels ermutigten und anspornten. Für all diese Unterstützung möchte ich mich von Herzen bedanken.

Bedanken möchte ich mich bei meinem Verleger Uli Leutner aus Berlin für seine gute Zusammenarbeit bei der Verwirklichung des Buchprojektes und der Reihe »Neue Wege für Eltern und Kind«, welche in Zukunft eine Plattform für die für neuen Forschungen und Arbeiten im Feld der Bindungsförderung und Eltern-Baby-Therapie sein soll.

Mein Dank geht auch an viele Menschen, die schon vor vielen Jahren den Grundstein dafür gelegt haben, was in diesem Buch nieder geschrieben wurde. Dies gilt besonders meinen Ausbildern im Feld der Körperpsychotherapie, die mich über viele Jahre hinweg begleitet haben. Ein besonderes Dankeschön gilt meinem wichtigsten Lehrer, dem amerikanischen Psychologen Will Davis, dessen Klarheit und Weiterführung der energetischen

Konzepte der Körperpsychotherapie mich tief geprägt haben. Ebenso möchte ich Heiko Lassek, Volker Knapp-Diederichs und Rob Bennett aus meiner Berliner Zeit für ihre Vermittlung der praktischen und theoretischen Grundlagen der charakteranalytischen, vegeto- und orgontherapeutischen Arbeiten Wilhelm Reichs danken. Jeder von ihnen konnte mir wichtige Facetten innerhalb des körperpsychotherapeutischen Gebäudes vermitteln. Prof. Bernd Senf danke ich für seine didaktisch einzigartigen Vorlesungen in das Gesamtwerk Wilhelm Reichs. Ein besonderer Dank gebührt der Ärztin und Geburtshelferin Eva Reich, die ihr Wissen immer freimütig geteilt hat und viel dazu beigetragen hat, dass ich mich schon als junger Mann auf die präventive Arbeit mit Eltern und Säuglingen konzentriert habe.

Für die guten Feedbacks zum Manuskript und die hilfreiche Unterstützung in den schwierigen Zeiten des Schreibens danke ich meinen lieben Freundinnen und Kolleginnen Mechthild Deyringer aus München, Ursula Henzinger aus Kufstein und Theresia de Jong aus Zetel. Gleichfalls ein herzliches Dankeschön für die fachkundigen Hinweise an meinen Schweizer Kollegen Urs Honauer und Diana Reichelm aus Bremen. Für den »Lanzarote-Endspurt« und die kritische Durchsicht der Texte nochmals eine große Umarmung an meine Frau Karin.

Annelie Keil aus Bremen möchte ich dafür danken, dass sie unter schwierigsten Umständen die Zeit gefunden hat, mir ein wohlwollendes Geleitwort für das Buch anzufertigen.

Weiterhin möchte ich den vielen Ausbildenden in Deutschland, Österreich, der Schweiz und Italien danken, die mir immer wieder mit ihren kritischen Fragen und Rückmeldungen aus der Praxis geholfen haben, die Systematik und Klarheit der EEH weiter zu verbessern und das Buch in der vorliegenden Weise zu Papier zu bringen.

Am Schluss ein riesengroßes Danke an all die vielen Eltern, Säuglingen und Kinder, die mir in all den Jahren das Vertrauen geschenkt haben und ohne deren Mithilfe dieses Buches nie hätte entstehen können.

Anmerkungen

1 Unter Bindungsbeziehungen verstehen wir dauerhafte Beziehungen, die für den einzelnen Menschen ein hohes Maß an Sicherheit und sozialer Aufgehobenheit vermitteln. Das Bedürfnis nach sicheren Bindungen stellt ein inneres Motivationssystem des Menschen dar und behält nicht nur in den ersten Lebensjahren, sondern für das gesamte Leben seine Bedeutung. (Brisch, 2002)

2 In der nicht veröffentlichten Studie kamen wir zu dem Ergebnis, dass kontinuierliches Tragen und Körperkontakt nicht per se eine bindungsfördernde Wirkung innerhalb der frühen Mutter-Kind-Beziehung haben. Auch neuere Forschungen haben gezeigt, dass das Tragen zwar eine wichtiges Mittel sein kann, um die elterliche Hilflosigkeit in der Konfrontation mit exzessiven Schreien der Kinder zu lindern, aber eine grundsätzliche positive Wirkung auf Dauer und Intensität des Säuglingsschreiens ließ sich nicht nachweisen. (Barr et al., 1991 ; St James- Roberts et al., 1995)

3 Die Schreiambulanz in Berlin-Tempelhof wird seit 1997 von der Körperpsychotherapeutin und Eltern-Baby-Therapeutin Paula Diederichs geleitet. Das Projekt ist mittlerweile ein vom Berliner Senat gefördertes Projekt für Gewaltprävention. Diederichs/Olbricht (2002)

4 Reich (1983); Reich (1997)

5 Boadella (1991); Laska (1981); Sharaf (1994),

6 Reich (1997); Sharaf (1997)

7 Geuter (1997); Schrauth (2001); Marlock (2007)

8 Der Psychoanalytiker Martin Dornes hat in unterschiedlichen Veröffentlichungen viele der neueren Säuglingsforschungen im Kontext der entwicklungspsychologischen und metapsychologischen Theorien der Psychoanalyse diskutiert. Hierin wird auch deutlich, dass viele jener Erkenntnisse um die »Kompetenzen« des neugeborenen Kindes der empirischen Säuglingsforschung bereits in den Schriften Wilhelm Reichs, jedoch auf der Basis klinischer Beobachtungen, formuliert wurden. Siehe hierzu Dornes (1993; 1997; 2000)

9 An dieser Stelle sei erwähnt, dass die praktischen und theoretischen Modelle der EEH sich Ende der 80er Jahre in einer Zeit entwickelten, als die energetischen Modelle sich einer schweren Kritik ausgesetzt sahen. Dies galt vor allem für die mechanistischen und hydraulischen Energiekonzepte der frühen Psychoanalyse. Ganz zu Recht wurden diese Modelle auf den Prüfstand gestellt, nachdem die neuen Erkenntnisse der Säuglingsforschungen nachwiesen, dass zentrale Grundannahmen der psychoanalytischen Meta- und Entwicklungspsychologie nicht länger haltbar waren. Dies galt z. B. für die Annahmen einer quasi autistischen Phase, die das Baby angeblich nach der Geburt erlebt. Die empirischen Säuglingsforschungen zeigten, dass das Neugeborene – unter der Voraussetzung, dass es keinen überwältigenden Belastungen in der Zeit vor, während und nach der Geburt ausgesetzt war – von Beginn an der Welt

zugewandt ist, den Kontakt mit seinen Mitmenschen sucht und über ein reiches Repertoire verfügt, um seine Umwelt komplex wahrzunehmen. Basierend auf diesen Forschungen ließen sich die Spannungsreduktions-Modelle der Libidotheorie Sigmund Freuds nicht länger halten. Sie waren einfach nicht hinreichend, um die komplexen Interaktions- und Abstimmungsprozesse innerhalb der frühen Beziehung zwischen Eltern und Säugling korrekt abzubilden. Somit ließe sich mit Fug und Recht behaupten, dass die Säuglingsforschungen zur Liquidation der psychoanalytischen Energiemodelle beitrugen.
Meine eigene intensive Auseinandersetzung mit dem Gesamtwerk Wilhelm Reichs fand ab Mitte der 80er Jahre vor dem Hintergrund dieser revolutionären Neubetrachtung des menschlichen Säuglings und seiner »Kompetenzen« statt. Insofern interessierte mich von Beginn an die Frage, inwieweit die energetischen Modelle Reichs, die für sich in Anspruch nahmen, die mechanistischen Grundlagen der Libidokonzepte Freuds überwunden und naturwissenschaftlich fundiert zu haben, geeignet waren, um die neuen Entdeckungen und Erkenntnisse der empirischen Säuglingsforschung hinreichend zu beschreiben. Tatsächlich ließ sich zeigen, dass dies möglich ist (Harms, 1993). Ich kam zu der Überzeugung, dass die Ablehnung des Energiebegriffs dort zutrifft, wenn wir diesen lediglich mechanistisch füllen, wie dies in den ursprünglichen psychoanalytischen Konzepten der Fall war. Auch diverse theoretische Modelle der körperorientierten Psychotherapie reduzierten ihren Energiebegriff auf eine nach Abfuhr und Ausgleich strebenden Energie. (Lowen,1988) Insofern wundert es auch nicht, dass zeitgleich mit der Kritik und der Abkehr von den energetischen Betrachtungen innerhalb der Psychologie auch in der Körperpsychotherapie ein Prozess einsetzte, in dem die Theoriebildung zunehmend versuchte, sich ihrer energetischen Konzepte zu entledigen und die tiefenpsychologische Diskussion in den Vordergrund stellten. Der eigentliche Hintergrund dieser Abkehr lag auch darin, dass die mechanistische Lesart des Energiebegriffs eng verwoben war mit einer primär auf Expression und Energieentladung ausgerichteten Vorgehensweise. Ab Mitte der 80er Jahre zeigte sich, dass diese methodischen Ansätze nur unzureichend geeignet waren, um die klinischen Fragestellungen in der Begleitung von so genannten frühgestörten Menschen zu bewältigen. Es wurde deutlich, dass die Entladungsmodelle der Körperpsychotherapie, die eng mit dem mechanistischen Energiebegriff verwoben waren, nicht hinreichend waren, um das »Baby« im Erwachsenen zu berühren. Meine persönliche Position hierzu ist, dass die Körperpsychotherapie in dieser Phase das Kind mit dem Bade ausschüttete und sich ihres biologisch-energetischen Unterbaus entledigte. Im Rahmen der EEH nutzen wir die »späten« Energiekonzepte Wilhelm Reichs als Arbeits- und Erklärungsmodelle, um die Beziehungs- und Bindungsprozesse in den frühen Entwicklungsstadien des Menschen zu beschreiben. Implizit ist dies auch ein Plädoyer dafür, an den energetisch-ökonomischen Betrachtungen der somatischen Psychotherapie festzuhalten.

10 Spitz (1969)
11 Ainsworth et al (1978); Bowlby (1969, 1973); Klaus/Kennell (1987); Stern (1992, 1998). Eine exzellente Übersicht über die Bindungs- und Säuglingsforschungen findet sich in Brisch (2000) und Dornes (1993, 2000)
12 Chamberlain (1990);Emerson (1997), Janus (1993; 2000), Verny (2003)
13 Bauer (2005) Damasio (2002); Hüther (2002); Porges (1998)
14 Eine umfassende Zusammenstellung der elterlichen Phänomenologie bei exzessiven Schreien der Säuglinge findet sich in: Papousek et al (2004)
15 Dieses Vorgehen hat seine Wurzeln in der Erkenntnismethode des energetischen Funktionalismus. Siehe hierzu: Reich (1984); Diederichs (2000)
16 Johnson (2000); Thielen (2002)
17 Van der Kolk (2000)
18 Sears (1998)
19 Einen guten Abriss über die Forschungsgeschichte des Autonomen Nervensystems findet sich in: Gershon (2001)
20 MacLean (1990)
21 Eine Beschreibung der unterschiedlichen Hirnareale und Funktionen findet sich bei Hüther (2002, 2003a) und Siegel (2004)
22 Vergl. Levine (1998), Buhl (2000), Reich (2000), Rothschild (2002)
23 Diese neurovegetative Perspektive früher Bindungsprozesse wird auch in Gerhardt (2006) vorgestellt.
24 LeDoux (2006)
25 Gerhard (2006)
26 Die hier vertretene Sichtweise des Schreiens als Stresslösungs-Mechanismus deckt sich mit den Überlegungen von Aletha Solter (1998).
27 Bensel (2003)
28 Eine Erwähnung findet das Gleichnis der Amöbe in Freuds Vorlesungen zur Einführung in die Psychoanalyse. Freud (1986)
29 Reich (2000)
30 Reichs Interesse an diesen biologischen Schwingungsprozessen von einzelligen Lebewesen – später spricht er von Pulsationen – waren für ihn der Eintritt zu weiteren biologischen Grundlagenforschungen. Diese Forschungen bildeten ab 1936 den Grundstein für die späteren Bionforschungen und ebenso für seine späteren klinisch-experimentellen Krebsforschungen. Siehe hierzu: Boadella (1985); Lassek (1997); Reich (1985)
31 1997 hatte ich erstmals Gelegenheit diese von Reich beschriebenen Plasmaströmungen und pulsatorischen Bewegungen an Einzellern zu beobachten. Dieser Kollege hatte ein hochauflösendes Lichtmikroskop, welches den Standards jener ersten Geräte entsprach, mit denen Reich seine Reizversuche an Amöben durchführte. Der systematische experimentelle Nachvollzug der Bion- und Krebsforschungen Wilhelm Reichs wurde in den 80er Jahren von einer Forschungsgruppe um den Berliner Arzt Heiko Lassek durchgeführt und filmisch

festgehalten. In diesen Arbeiten konnten die wichtigsten experimentellen Ergebnisse Wilhelm Reichs bestätigt werden. Siehe hierzu: Lassek (1997a, 1997b); Reich (1995); Senf (1996)

32 Brisch (2000); Fonagy (2003)

33 Bauer (2005a); Gerhard (2006); Pert (1999)

34 Geuter (1997), Reich (2000); Schrauth (2001)

35 Dieser Begriff ist m.E. nicht geeignet, um die unterschiedlichen Aspekte der Störungen der biologischen Schwingungs- und Pulsationsfähigkeit adäquat zu beschreiben. Der Begriff legt nahe, dass jede Abwehrreaktion des Säuglings mit einer Verhärtung des Muskel- und Bindegewebesystems einhergeht. Reich ersetzte diesen Begriff später durch den der »Biopathie«, womit er die Störung der biologisch-energetischen Regulations- und Pulsationsfähigkeit des Gesamtorganismus beschrieb. Vorteil dieser Kategorie ist, dass auch Hypertonie des Parasymapthikus, also chronische Entspannungshaltungszustände, in ihrer Störungsqualität erfasst werden. Siehe hierzu: Reich (1985)

36 Reich (1983b)

37 Implizit begann Reich im Rahmen seiner Säuglingsforschungen, die ursprünglich konfliktorientierte Sichtweise seiner Charaktertheorie durch eine vermehrte Fokussierung auf die primären Beziehungs- und Kontaktprozesse der Eltern, zu relativieren. Jedoch wurden diese Aufmerksamkeitsverlagerungen von Reich nicht mehr systematisch rückgebunden in eine neue Fassung seiner Charakter- und Persönlichkeitstheorie.

38 Schon in den 40er Jahren des letzten Jahrhunderts stellte Wilhelm Reich die Frage, wie dieser emotionale Rückzug des Babys sich in seinem Organismus niederschlägt und verankert. Reich kam zu dem Ergebnis, dass bei einem Säugling nicht das Muskelsystem, sondern vielmehr das Plasmasystem – heute würde wir von extrazellularer Flüssigkeit oder Grundsubstanz sprechen – der Ort der körperlichen Panzerung ist. Heute gibt es eine Fülle von Forschungen, die diese These Reichs unterstützen. Sie zeigen, dass dieses Plasmasystem in Form unseres Bindegewebe-Systems in unserem Körper fortwirkt. Mittlerweile ist bekannt, dass das Bindegewebe, welches wie ein Netzwerk unseren ganzen Körper von der zellularen bis zur Ganzkörper-Ebene miteinander verbindet, unter der Einwirkung von emotionalem und körperlichem Stress von einem halbflüssigen in einen kristallinen Zustand wechseln kann. Die plasmatische Erstarrung scheint ein entwicklungsgeschichtlich altes Reaktionsmuster zu sein. Der Neuropsychiater Stephen Porges geht in seiner »Polvagalen Theorie« davon aus, dass diese Erstarrungsreaktion von einem sehr alten Zweig unseres parasympathischen Nervensystems, dem sogenannten dorsalen Vagus, dann aktiviert wird, wenn die höher entwickelten Abwehr- und Bewältigungssysteme unseres Organismus nicht hinreichend funktionieren. Dieses hoher entwickelte Schutzsystem ist bei einem Baby die sichere Verbindung mit seinen Hauptbezugspersonen. Siehe hierzu: Porges (1998); Davis (1997)

39 Harms (2000)

40 Eine ausführliche Darstellung der körperpsychotherapeutischen Persönlichkeitstheorie findet sich bei: Boadella (1991); Lowen (1988), Marlock (2006); Reich (1997); Rosenberg (1996)

41 Papousek (2004)

42 Papousek (2004); Wurmser (2007)

43 In den körperpsychotherapeutischen Konzepten haben energetische Modelle immer eine große Rolle gespielt. In der Emotionellen Ersten Hilfe greifen wir jene energetischen und ökonomischen Überlegungen Wilhelm Reichs auf, welche dieser, in Anknüpfung an die frühen naturwissenschaftlichen und energetisch quantitativen Konzepte Sigmund Freuds weiterentwickelte und experimentell untermauerte. Interessant ist, dass die Spezifik der Energiekonzepte Wilhelm Reichs insbesondere darin liegt, dass sie das mechanistische Erbe der ursprünglichen Libidotheorie Sigmund Freuds überwinden. Zurecht wurden diese metapsychologischen Konzepte der Psychoanalyse in den 90er Jahren heftig kritisiert, da die Spannungsreduktionsmodelle sich nicht eigneten, um die komplexen Erkenntnisse der modernen Säuglingsforschung adäquat zu beschreiben. Dies gilt m.E. jedoch nicht für Reichs unorthodoxe Erforschung jener universellen biopsychischen Energie, welche er als »Orgon« bezeichnete. Die von ihm beschriebenen Gesetzmäßigkeiten dieser Orgonenergie eignen sich hervorragend, um zwischenmenschliche Beziehungsprozesse, Lernprozesse und das innere Streben nach Wachstum und Spannungsaufbau komplex zu beschreiben. Obwohl Reich selbst vielfältige Anstrengungen unternahm, um die Existenz dieser universellen Lebensenergie nachzuweisen, ist ein physikalischer Nachweis dieser Lebenskraft bisher nicht vorhanden. Insofern fungieren die Konzepte Reichs vorläufig als wichtige Arbeitsmodelle, die – und dies ist der wichtigste Punkt – für die Methodenentwicklung der EEH eine entscheidende Basis waren. Siehe hierzu: Dornes (1993); Harms (1993), Sulloway (1982)

44 Harms (1999); Reich (1985)

45 Der hier verwendete Begriff geht zurück auf die Arbeiten von David Boadella (1991). Der Nachteil dieses Terminus ist jedoch, dass die vegetativen und energetischen Dimensionen dieser Resonanzprozesse nicht hinreichend abgedeckt sind. Im Rahmen der körperpsychotherapeutischen Theoriebildung wird auch der Begriff der »vegetativen Identifikation« häufig synonym verwandt. Dieser Begriff meint, dass auf der Basis eines energetischen Feldkontaktes die energetischen, vegetativen und emotionalen Prozesse im Organismus des Beziehungspartners gespiegelt und identifiziert werden können. Der Prozess der psychischen und vegetativen Identifikation ist wichtig, um die Prozesse in mir als Prozesse des Gegenübers zu erfassen.

46 An dieser Stelle sei erwähnt, dass in den körperpsychotherapeutischen Überlegungen nicht nur akute Stress- und Angstzustände der erwachsenen Bezugspersonen einen schwächenden Einfluss auf den Informationstransfer haben, son-

dern ebenso die traumatischen und defizitären Beziehungserfahrungen, welche in Form der Charakter- und Persönlichkeitsstruktur quasi als materielle Gewalt auf den primären Bindungsprozess zurückwirken. Eine zentrale Erkenntnis der charakteranalytischen Arbeiten Wilhelm Reichs lautet, dass die schichtweise Ablagerung von konflikthaften Prozessen zu einer nachhaltigen Störung der Wahrnehmungs-, Erlebnis- und Hingabefähigkeit der betroffenen Menschen führt. Reichs These lautet daher, dass dieser strukturelle Beziehungsverlust innerhalb des Prozesses der Charakterbildung in unserer Kultur nicht die Ausnahme, sondern eher die Regel darstellt. Siehe hierzu: Reich (1997)

47 Diese energetisch-ökonomische Perspektive früher Bindungsstörungen hat ihre Wurzeln in den sexualökonomischen Angst- und Neurosenkonzepten Wilhelm Reichs. Siehe hierzu: Reich (2000)

48 Meltzhoff & Moore (1983, 1989)

49 Rizzolatti, G./Craighero, L./Fadiga, L. (2003)

50 Bauer (2005a, 2005b, 2007). Eine vertiefende Auseinandersetzung findet sich auch in: Siegel (2007)

51 Rizzolatti et al. (2003)

52 Bauer (2005)

53 Levine (1998)

54 Rothschild (2002), Siegel (2004); van der Kolk (2000)

55 Neuere Forschungen des Neuropsychiaters Stephen Porges (1998) von der Universität Chicago fundieren diese Beobachtungen aus der psychotherapeutischen Praxis mit Eltern und Babys. In seiner »Polyvagalen Theorie« des Autonomen Nervensystems unterscheidet Porges insgesamt drei neuronale Regelkreise, die der Verteidigung und Selbsterhaltung des menschlichen Organismus dienen: Immobilisierung, Mobilsierung und soziale Kommunikation. Interessant ist dabei, dass er seiner Theorie eine erweiterte Sicht des Autonomen Nervensystems zugrundelegt. Anders als die klassische Sicht, die zwei Äste des vegetativen Systems unterscheidet, stellt Stephen Porges in seinem Modell neben dem bekannten Sympathikus und der durch ihn gesteuerten Kampf-Fluchtreaktion zwei unterschiedliche Äste des Vagus gegenüber.
Der entwicklungsgeschichtlich ältere Ast, der sogenannte dorsale Vagus, ist u.a. für die Steuerung des bereits erwähnten Totstellreflexes verantwortlich. Dieser neuronale Regelkreis, den wir Menschen mit den meisten Wirbeltieren teilen, tritt immer dort in Erscheinung, wo Menschen mit lebensbedrohlichen Zuständen konfrontiert werden und die höher entwickelten Verteidigungsstrategien (wie etwa der Fluchtmechanismus) versagen. Im Prozess der Evolution wurden dann jedoch jene neuronalen Regelkreise, die für dass Erstarrungsverhalten zuständig waren, modifiziert, um sich fortan in den Dienst der sozialer Bindungsaktivität zu stellen. Dieser jüngere Ast des Vagus, der sogenannte ventrale Vagus, entstand in der Entwicklungsgeschichte mit dem Aufkommen der Säugetiere. Er steuert eine Reihe von Aktivitäten, die wir als Menschen (auch als

Säuglinge) benötigen, um mit anderen Menschen in sozialen Kontakt zu treten. Hierzu gehören u.a. die Fähigkeit, Blickkontakt herzustellen, die Mittelohrmuskeln auf die menschliche Stimme abzustimmen oder auch die Fähigkeit, unsere menschliche Stimme zu modulieren.
Porges geht davon aus, dass der neuronale Kreislauf, der für die Regulation der Bindungsprozesse zuständig ist, nur dann in Erscheinung tritt, wenn wir uns als Menschen sozial hinreichend sicher und aufgehoben fühlen. Schon kleinste Veränderungen, wie etwa die mangelnde emotionale Präsenz, Veränderung des Augenausdrucks oder des Tonfalls in der Stimme unserer wichtigsten Bindungspartner können ausreichen, um den Organismus in einen Stress- und Alarmzustand wechseln zu lassen. Insofern ist es das formulierte Ziel der Emotionellen Ersten Hilfe, alles dafür zu tun, dass die neueren Regelkreise unseres Nervensystems – Porges bezeichnet sie auch als »soziales Nervensystem« – in der frühen Beziehung zwischen Eltern und Kindern von Beginn an die Führung übernehmen können.

56 Hrdy (2002); Gerhard (2006); Heller (2003)

57 Der Neandertaler, oder Homo neanderthalensis, lässt sich 330.000 Jahre vor unserer Zeit erstmals nachweisen. Sie haben mit dem Homo erectus den gleichen Vorfahren wie die modernen Menschen. Vor etwa 30.000 Jahren verliert sich die Spur der Neandertaler, die zuvor in vielen europäischen Ländern und im Mittleren Osten gelebt haben.

58 Boadella (1991); Kelemann (2004)

59 Rüegg (2007)

60 Geuter (1997); Reich (2000); Polenz (1994)

61 Reich (2000)

62 Sulloway (1982)

63 Neben dem Einbezug der Atmung begann Reich im weiteren Verlauf seiner therapeutischen Arbeit auch, seine Patienten zu berühren. Hiermit durchbrach Reich ein weiteres Tabu der psychoanalytischen Methodik. Die »Abstinenzregel« der orthodoxen Psychoanalyse Sigmund Freuds gebot, dass der Analytiker für den Patienten anonym und ungreifbar bleiben sollte. Der Analytiker war für den Patienten nicht mehr als eine weiße Oberfläche, auf die seine Übertragungen und inneren Erfahrungsprozesse projiziert wurden. Reich argumentierte, dass gerade diese Abstinenz des Psychoanalytikers, die Tatsache, dass er hinter dem Patienten saß und somit außerhalb seines Blickfeldes, viele Probleme, die es zu behandeln galt, nur noch verstärkten. Erst durch die Überschreitung des psychoanalytischen Abstinenz-Paradigmas wurde der Weg frei für den Einbezug des Körpers in die Psychotherapie. Siehe hierzu: Sharaf (1994; 1997); Polenz (1994)

64 Davis (1999)

65 Davis (1997; 1999); Harms (1999)

66 Interessant ist in diesem Zusammenhang, dass Wilhelm Reich die ersten klinischen Beobachtungen und therapeutischen Interventionen an seinem 1942 geborenen Sohn Peter beschrieb und durchführte. Hierzu Reich, W. (1983, 1985), Reich, P. (1997)

67 Liedloff (1994)

68 Die hormonelle Situation verändert sich ebenfalls: Statt der fortlaufenden Ausschüttung von Stresshormonen, wie etwa den bekannten Stoffen Adrenalin und Kortisol, wird durch den vegetativen Erregungswechsel ein vermehrter Ausstoß des Bindungshormons Oxytocin ausgelöst. Dieses Neuropeptid ist für eine Reihe von positiven körperlichen Veränderungen zuständig. So bewirkt dieser Wirkstoff unter anderem, dass in der Mutter ein Gefühl mütterlicher Zuwendung entsteht. Oxytocin löst zudem in Müttern vermehrtes Blickkontaktverhalten aus, es unterstützt den Wunsch nach körperlicher Berührung und Nähe und es stimuliert die Milchproduktion in den Brüsten der Frau.

69 Das hier vorgestellte Selbstanbindungsmodell der EEH findet auch durch die neueren Embodiment-Forschungen eine wissenschaftliche Fundierung. Einen guten Überblick über diese Forschungen gibt es bei Storch, Cantieni, Hüther, Tschacher (2006)

70 Rothschild (2002)

71 Damasio (2002); Storch (2002); Storch et al (2006)

72 Storch et al (2006)

73 Siegel (2007)

74 Es ist mir durchaus bewusst, dass diese Vorgehensweise nicht immer machbar ist, wenn eine Mutter und ihr Baby bereits einen ganzen Tag voller Anstrengung und innerer Belastung allein verbracht haben. Dann ist der heimkehrende Partner häufig der letzte Rettungsanker, und jeder Aufschub der Übergabe des Kindes eine weitere Belastung.

75 Damasio (2002, 2006), Storch (2002)

76 Diese Position deckt sich mit der von Dornes (1993, 2000) vorgetragenen Kritik des psychoanalytisch geprägten Symbiose-Modells.

77 Neufels/ Maté (2006)

78 Field (2003); Juhan (1992); Montagu (1992)

79 Harms (2000); Reich (2000)

80 Brisch (2000)

81 Siegel (2007)

82 Deyringer (2008)

83 Sehr gute Beschreibungen dieser Bonding-Prozesse in der sensiblen Phase finden sich bei Klaus (2000); Pearce (2005) ; Righard/ Alade (1990)

84 Siehe hierzu: Deyringer (2008)

85 Obwohl wir diese Phänomene in der babytherapeutischen Arbeit beobachten können, ist derzeit wissenschaftlich ungeklärt, wie die Wortsprache der Erwachsenen von den Babys »verstanden« und dann körpersprachlich beant-

wortet wird. Aus dem energetischen Erklärungsansatz reagieren die Säuglinge gar nicht auf den konkreten Sinngehalt der konkrete Wortsprache, sondern vielmehr auf die emotionale Ausdruckssprache des Gegenübers, mit dem sie dann in Resonanz treten.

86 Boadella (1991); Neidhöfer (1991)

87 Dieses Vorgehen ist eine bindungsorientierte Form, um eine Beschleunigung und ein Hyperarrousal des Patienten zu verhindern.

88 Hüther (2005)

89 Siehe hierzu auch: Bauer (2005); Childre (1993)

90 Gerhardt (2006)

91 Levine (1998; 2005)

92 Carter (1998); Uvnand-Moberg et al (1987; 1999);

93 Das identische Vorgehen lässt sich natürlich auch nutzen, um negative Stresszustände genauer zu erkunden.

94 Papousek/Schieche/Wurmser (2004); Rabenschlag (2001); Ziegenhain/Fries/Bütow/Derksen (2006); Sears (1996)

95 Johnson (2000); Röhr (2005, Lowen (1983)

96 Maaz (2005)

97 Deyringer (2008)

98 Klein (1997); Wendelstadt (1999, 2000)

99 Deyringer (2008)

100 Brisch (2000); Papousek (2004); von Klitzing (1998)

101 Anderl (2007)

102 Siehe hierzu: Odent (2001; 2002)

103 Die Voraussetzung, um diesen Schritt einzuleiten, ist jedoch, dass die Anspannung und Unruhe des Kindes bereits einen bestimmten Punkt überschritten hat, so dass durch die Pflegeangebote der erwachsenen Bezugspersonen keine Beruhigung des Kindes mehr erzeugen. Wichtig ist, dass wir die Rebonding-Haltearbeit nicht durchführen, um bestimmte affektive Ausdrucksprozesse, gegen den Willen des Säuglings, hervorzurufen..

104 Das Erdungskonzept wurde ursprünglich von dem amerikanischen Körperpsychotherapeuten Alexander Lowen entwickelt. Dabei wird die körperliche Standfestigkeit, der Kontakt der Füße zum Boden, zu einem Synonym für das Vorhandensein bzw. Nicht-Vorhandensein eines Realitätskontaktes. Siehe Lowen (1988)

105 Prekop (1989); Tinbergen (1984); Welsh (2000)

106 Bloemeke (2003); Renggli (2006)

107 Eine Vertiefung des Themas findet sich in dem Kapitel »Trauma-Lösung in der EEH«

108 Rothschild (2002); Van der Kolk (2000)

109 Levine (2005)

110 Heller (2003); Rothschild (2002)

111 Janus (1993; 2000); Renggli (2000)

112 Das Konzept der »Gespenster im Kinderzimmer« wurde ursprünglich von Selma Fraiberg entwickelt. Fraiberg definiert die »Gespenster« als unbewusste elterliche Konflike, die in den aktuellen Interaktionen mit dem Kind inszeniert werden. Fraiberg (1980)

113 Barth (2004); Jacubeit (2004)

114 Fraiberg (1980)

115 Ziegenhain/Fries/Bütow/Derksen. (2006)

116 Deyringer (2008), Reich/Zornansky (1997); Wendelstadt (2000)

117 Emerson (1997); Renggli (2000), Ventling (2001)

118 Chamberlain (1990); DeJong (2004); Janus (2000); Verny (2003)

119 Alberti (2005); Hüther/ Krens (2005);

120 Wurmser (2007)

121 Kennell/Klaus (1987)

122 Deyringer (2008); Wendelstadt (1999)

123 Uvnäs-Moberg (2005, 2007)

124 DeJong/Kemmler (2005); Odent (2005); Emerson (1997)

125 Montagu (1992)

126 Brisch/Hellbrügge (2007)

127 Papousek (2004); Ziegenhain (2006)

128 Brisch (2007). Ein weiteres Angebot ist das von Cierpka & Cierpka entwickelte Modell »Das Baby verstehen«. Hierzu mehr in: Cierpka/Cierpka (2004)

Literatur

Alberti, B.: Die Seele fühlt von Anfang an. Wie pränatale Erfahrungen unsere Beziehungsfähigkeit prägen. Kösel. 2005

Ainsworth, M./ Blehar, M./ Waters, E./ Wall, S.: Patterns of Attachment. A Psychological Study of the Strange Situation. Hillsdale. 1978

Anderl, M.: Körpertherapeutische Krisenintervention mit Schreibabys und unruhigen Kleinkindern. In: Becker, J. (Hrsg.): Integrale Leibarbeit. Die Seele berühren und den Körper erfahren. Natura Viva Verlag. 2007

Baker, E.: Mensch in der Falle. München, Kösel 1980

Barth, R.: Psychotherapie und Beratung im Säuglings- und Kleinkindalter. In: Von Klitzing, K.: Psychotherapie in der frühen Kindheit. Vandenhoeck & Ruprecht. 1998

Barth. R.: Gespenster im Schlafzimmer. Psychodynamische Aspekte in der Behandlung von Schlafstörungen. In: Papousek, M.. Regulationsstörungen der frühen Kindheit. Frühe Risiken und Hilfen im Entwicklungskontext der Eltern-Kind-Beziehungen. München. Huber. 2004

Bauer, J.: Gedächtnis des Körpers. Wie Beziehungen und Lebensstile unsere Gene steuern. Piper. 2005

Bauer, J.: Warum ich fühle, was du fühlst. Intuitive Kommunikation und das Geheimnis der Spiegelneuronen. Hoffmann und Campe. 2005

Bauer, J.: Prinzip Menschlichkeit. Warum wir von Natur aus kooperieren. Hoffmann und Campe. 2007

Bensel, J.: Was sagt mir mein Baby, wenn es schreit. Oberste Brink. 2003

Biedermann, H.: KISS-Kinder 1. Enke-Verlag. 1996

Biedermann, H.: Manualtherapie bei Kindern. Enke-Verlag. 1999

Boadella, D.: Wilhelm Reich. Leben und Werk des Mannes, der in der Sexualität das Problem der modernen Gesellschaft erkannte und der Psychologie neue Wege wies. Fischer. 1985

Boadella, D.: Befreite Lebensenergie. Einführung in die Biosynthese. Kösel. 1991

Bowlby, J.: Bindung. Eine Analyse der Mutter-Kind-Beziehung. München (Kindler). 1975

Bowlby, J.: Trennung. Psychische Schäden als Folgen der Trennung von Mutter und Kind. München. Kindler. 1976

Bloemeke, V. J.: »Es war eine schwere Geburt…« Wie traumatische Erfahrungen verarbeitet werden können. Kösel. 2003

Brisch, K. H.: Bindungsstörungen. Von der Bindungstheorie zur Therapie. Klett - Cotta. 2000

Brisch, K. H./Hellbrügge, T.: Die Anfänge der Eltern-Kind-Bindung. Schwangerschaft, Geburt und Psychotherapie. Klett - Cotta. 2007

Brisch; K. H.: Prävention durch prä- und postnatale Psychotherapie. In: Brisch, K. H./Hellbrügge, T.(Hrsg.): Die Anfänge der Eltern-Kind-Bindung. Schwangerschaft, Geburt und Psychotherapie. Klett - Cotta. 2007

Buhl, H.: Lebensenergie-Medizin. Eine Einführung in die Praxis. Leutner. 2000

Carter, C.S.: Neuroendocrine perspectives on social attachment and love. Psychoendocrinology, 23, S. 779 – 818. 1998

Chamberlain, D.: Woran Babys sich erinnern. Die Anfänge unseres Bewusstseins im Mutterleib. Kösel. 1990

Childre, D./ Martin, H./ Beech, D.: Die Herzintelligenz-Methode. Grundlagen, Anwendungen, Perspektiven. VAK. 2003

Cierpka, A. /Cierpka, M.: Das Baby verstehen. Das Handbuch zum Elternkurs für Hebammen. Verlag der Karl Kübel Stiftung. 2004

Damasio, A.: Ich fühle, also bin ich. Die Entschlüsselung des Bewusstseins. List, 2002

Damasio, A.: Der Spinoza-Effekt. Wie Gefühle unser Leben bestimmen. List. 2006

Davis, W.: Die Arbeit mit dem Instroke, in: Ströme. Rundbrief für Reichianische Körperarbeit. No. 2, VKD-Verlag. 1988

Davis, W.. Biological Foundation of the Schizoid Process. In: Energy & Character. Vol. 28. (1). 1997

Davis, W.: Instroke und Neuordnung. Eine Einführung in die Arbeit mit dem Instroke. In: Lassek, H. (Hg.): Wissenschaft vom Lebendigen. Leutner-Verlag. 1999

De Jong, T. M.: Im Dialog mit dem Ungeborenen. Verlag Via Nova. 2004

De Jong, T. M. / Kemmler. G.: Kaiserschnitt. Wie Narben an Bauch und Seele heilen können. Kösel. 2005

Deyringer, M.: Bindung durch Berührung. Leutner-Verlag. 2008

Diederich, I.: Naturnah forschen. Wilhelm Reichs Methode des lebendigen Erkennens. Leutner. 2000

Diederichs, P./ Olbricht, V.: Unser Baby schreit so viel! Was Eltern tun können. Kösel. 2002

Dornes, M.: Der kompetente Säugling. Die präverbale Entwicklung des Menschen. Fischer. 1993

Dornes, M.: Die frühe Kindheit. Entwicklungspsychologie der ersten Lebensjahre. Fischer. 1997

Dornes, M.: Die emotionale Welt des Kindes. Fischer. 2000

Downing, G.: Körper und Wort in der Psychotherapie. Leitlinien für die Praxis. Kösel. 1996

Emerson. W.: Geburtstrauma. Psychische Auswirkungen geburtshilflicher Ein griffe. In: Janus, L./Haibach. S.(Hrsg.): Seelisches Erleben vor und nach der Geburt. Neu-Isenburg. 1997

Field, T.: Streicheleinheiten. Gesundheit und Wohlergehen durch die Kraft der Berührung. München. Knaur. 2003

Fonagy, P: The development of psychopathology from infancy to adulthood: the mysterious unfolding of disturbance in time. In: Infant Mental Health Journal 24 (3): 212-239

Fries, M.: Unser Baby schreit Tag und Nacht. Hilfen für erschöpfte Eltern. Reinhardt. 2006

Eliacheff, C.: Das Kind, das eine Katze sein wollte. Psychoanalytische Arbeit mit Säuglingen und Kleinkindern. Verlag Antje Kunstmann. 1994

Freud, S.: Vorlesungen zur Einführung in die Psychoanalyse. Fischer. 1986

Gendlin. E. T.: Focussing. Technik der Selbsthilfe bei der Lösung persönlicher Probleme. Otto Müller Verlag. 1981

Gerhardt, S.: Die Kraft der Elternliebe. Wie Zuwendung das kindliche Gehirn prägt. Walter. 2006

Gershon, M.: Der kluge Bauch. Die Entdeckung des zweiten Gehirns. Goldmann. 2001

Geuter, U. /Schrauth. N.: Wilhelm Reich, der Körper und die Psychotherapie. S. 190 – 223. In Fallend, K./ Nitzschke, B.: Der »Fall« Wilhelm Reich. Suhrkamp. 1997

Jacubeit, T.: Gespenster im Schlafzimmer. Psychodynamische Aspekte in de Behandlung von Fütterungsstörungen. In: Papousek, M.: Regulationsstörungen in der frühen Kindheit. München. Huber. 2004

Juhan, D.: Körperarbeit. Die Psyche-Soma-Verbindung. München. Knaur. 1992

Harms, T.: Diesseits des Lustprinzips. Unveröffentliches Manuskript einer Diplomarbeit. FU-Berlin. 1993

Harms, T.: Vegetative Grundlagen der Babymassage. In: Klein, M.: Schmetterling und Katzenpfoten. Ökotopia.1997

Harms, T.: Instroke und frühe Säuglingsentwicklung. Theorie und Praxis der bioenergetischen Säuglingsforschungen Wilhelm Reichs. In Lassek, H. (Hrsg.): Wissenschaft vom Lebendigen. Leutner. 1999

Harms, T. (Hrsg.): Auf die Welt gekommen. Die neuen Babytherapien. Leutner. 2000

Heller, D. P./Heller, L.: Crash-Kurs zur Selbsthilfe nach Verkehrsunfällen. Vermeidung und Auflösung von traumatischen Erlebnissen. Synthesis. 2003

Hrdy, S. B.: Mutter Natur. Die weibliche Seite der Evolution. BTV. 2002

Hüther, G.: Bedienungsanleitung für ein menschliches Gehirn. Vandenhoeck & Ruprecht. 2002

Hüther, G.: Biologie der Angst. Wie aus Stress Gefühle werden. Vandenhoeck & Ruprecht. 2002

Hüther, G.: Wie aus Stress Gefühle werden. Betrachtungen eines Hirnforschers. Vandenhoeck & Ruprecht. 2003

Hüther, G.; Bonney, H.: Neues vom Zappelphilipp. ADS: verstehen, vorbeugen und behandeln. Walter. 2003

Hüther, G.: Die Macht der inneren Bilder. Wie Visionen das Gehirn, den Menschen und die Welt verändern. Vandenhoeck & Ruprecht. 2005

Hüther, G./Krens, I.: Das Geheimnis der ersten neun Monate. Unsere frühesten Prägungen. Walter. 2005

Janus, L.: Wie die Seele entsteht. Unser psychisches Leben vor und nach der Geburt. DTV. 1993

Janus, L. /Haibach, S. (Hrsg.): Seelisches Erleben vor und während der Geburt. LinguaMed Verlag. 1997

Janus. L.: Der Seelenraum des Ungeborenen. Pränatale Psychologie und Therapie. Walter. 2000

Johnson, S. M.: Der narzisstische Persönlichkeitsstil. Edition Humanistische Psychologie. 2000

Klaus, M. H./Kennell, J. H.: Mutter-Kind-Bindung. Über die Folgen einer frühen Trennung. DTV. 1987

Klaus, H. K./Klaus, P. H.: Das Wunder der ersten Lebenswochen. München. Kösel. 2000

Kelemann, S.: Verkörperte Gefühle. Der anatomische Ursprung unserer Erfahrungen und Einstellungen. Kösel. 2004

Klein, M.: Schmetterling und Katzenpfoten. Ökotopia. 1997
Klein, S.: Die Glücksformel. Oder wie die guten Gefühle entstehen. Rowohlt. 2004
Laska, B.: Wilhelm Reich. Reinbek. Rororo. 1981
Lassek, H./Gierlinger, M.: Zur Bionforschung Wilhelm Reichs. In: Senf, B./ DeMeo, J.: Nach Reich. Zweitausendeins. 1997
Lassek, H.: Orgon-Therapie. Heilen mit der reinen Lebensenergie. Ein Handbuch der Energiemedizin. Scherz. 1997
Lassek, H. (Hrsg.): Wissenschaft des Lebendigen. Berlin. Leutner. 1999
LeDoux, J.: Das Netz der Persönlichkeit. Wie unser Selbst entsteht. Dtv. 2006
Levine, P.: Trauma-Heilung. Das Erwachen des Tigers. Unsere Fähigkeit, traumatische Erfahrungen zu transformieren. Synthesis, 1998
Levine, P. / Kline, M.: Verwundete Kinderseelen heilen. Wie Kinder und Jugendliche traumatische Erlebnisse überwinden können, Kösel-Verlag, 2005
Liedloff, J.: Auf der Suche nach dem verlorenen Glück. Beck'sche Reihe. 1994
Lowen, A.: Narzissmus. Die Verleugnung des wahren Selbst. München. Goldmann. 1986
Lowen, A.: Bio-Energetik. Therapie der Seele durch Arbeit mit dem Körper. Reinbek. Rororo. 1988
Lowen, A.: Körperausdruck und Persönlichkeit. Grundlagen und Praxis der Bioenergetik. München. Kösel. 1988
MacLean, P.: The Triune Brain in Evolution: Role in Paleocerebral Functions. New York. Plenum Press. 1990
Maaz, H. J.: Der Lilith-Komplex. Die dunklen Seiten der Mütterlichkeit. DTV. 2005
Meltzhoff, A./ Moore, K.: Newborn infants imitate adult facial gestures. Child Development 54: 702-709. 1983
Marlock, G./ Weiss, H. (Hrsg.): Das Handbuch der Körperpsychotherapie. Schattauer. 2006
Meltzhoff, A./ Moore, K.: Imitation in newborn infants: Exploring the range of gestures imitated and the underlying mechanisms. Developmental Psychology 25: 954-962. 1989
Miller, A.: Das Drama des begabten Kindes. Und die Suche nach dem wahren Selbst. Frankfurt/ M..Suhrkamp. 1983
Montagu, A.: Körperkontakt. Die Bedeutung der Haut für die menschliche Entwicklung. Stuttgart. Klett-Cotta. 1992
Neufels, G. / Maté, G.: Unsere Kinder brauchen uns. Die entscheidende Bedeutung

der Eltern-Kind-Bindung. Genius. 2006
Neidhöfer, L.: Intuitive Körperarbeit. Transform-Verlag. Oldenburg. 1991
Odent, M.: Von Geburt an gesund. Was wir tun können, um lebenslange Gesundheit zu fördern. Kösel. 1989
Odent, M.: Die Wurzeln der Liebe. Wie unsere wichtigste Emotion entsteht. Walter. 2001
Odent, M.: Geburt und Stillen. Becksche Reihe. 2002
Odent: M.. Es ist nicht egal, wie wir geboren werden. Risiko Kaiserschnitt. Patmos. 2005
Papousek, M./ Schieche, M./ Wurmser, H.: Regulationsstörungen in der frühen Kindheit. Verlag Hans Huber. 2004
Pearce, J. C.: Die magische Welt des Kindes und der Aufbruch der Jugend. Freiamt. Arbor. 2005
Pert, C.: Moleküle der Gefühle. Körper, Geist und Emotion. Rowohlt. 1999
Porges, S.: Love: An Emergent Property of the Mammalian Autonomic Nervous System. »Psychoneuroendocrinology« 23 (8): 837 – 861. 1998
Porges, S.: Neurozeption – die drei Regelkreise des Autonomen Nervensystems. In: Trauma-Newsletter, Zentrum für Innere Ökologie, Zürich. 2005
Prekop, J.: Hättest du mich festgehalten. Grundlagen und Anwendung der Festhalte-Therapie. Goldmann. 1989
Rabenschlag, U.: So finden Kinder ihren Schlaf. Information und Hilfen für Eltern. Freiburg (Herder). 2001
Reich, E.: Lebensenergie durch sanfte Bioenergetik. Kösel. 1997
Reich, E.: Emotionale Erste Hilfe. In. Senf, B / DeMeo, J.: Nach Reich. Zweitausendeins. 1997
Reich, P.: Der Traumvater. Erinnerungen an Wilhelm Reich. Berlin. 1997
Reich, W.: Children of the Future. On the Prevention of Sexual Pathology. Farrar Strauss Giroux. 1983
Reich, W.: Die bioelektrische Untersuchung von Sexualität und Angst. Nexus. 1984
Reich, W.: Äther, Gott und Teufel. Nexus-Verlag. 1984
Reich, W.: Children of the Future. On the Prevention of Sexual Pathology. Farrar Strauss Giroux. 1983.
Reich, W.: Die Entdeckung des Orgons II. Der Krebs. Fischer-Verlag. 1985
Reich, W.: Die Bionexperimente. Zur Entstehung des Lebens. Zweitausendeins. (Neuauflage) 1995

Reich, W.: Charakteranalyse. Kiwi. 1997
Reich, W.: Die Entdeckung des Orgons. Die Funktion des Orgasmus. Kiwi. 2000
Renggli, F.: Ursprung des Seelenlebens. In: Harms, T.: Auf die Welt gekommen. Die neuen Babytherapien. Berlin. Leutner. 2000
Renggli, F.: Den Teufelskreis in einen Engelskreis umwandeln. Trauma-Heiliung bei Babys, Kleinkindern und ihren Eltern. In: Krens, H./ Krens, I.: Zur Psychotherapie vorgeburtlicher Bindungsstörungen und Traumata. Vandenhoeck & Ruprecht. Göttingen. 2006
Righard, L./Alade, M.O.: Effect of delivery routines on success of first breast-feed. Lancet 336. S. 1105-1107. 1990
Rizzolatti, G./Craighero, L./Fadiga, L.: The mirror system in humans. In: Stamenov, M./ Gallese, V.: Mirror Neurons and the Evolution of Brain and Language. Amsterdam. 2003
Röhr, H. P.: Narzissmus. Das innere Gefängnis. DTV. 2005
Rosenberg, J. L.: Körper, Selbst und Seele. Ein Weg zur Integration. Junfermann. 1996
Rosenberg, M. B.: Gewaltfreie Kommunikation. Eine Sprache des Lebens. Junfermann Verlag, 2005
Rothschild. B.: Der Körper erinnert sich. Die Psychophysiologie des Traumas und der Traumabehandlung. Synthesis. 2002
Ruegg, J.C.: Gehirn, Psyche und Körper. Neurobiologie von Psychosomatik und Psychotherapie. Köln. Schattauer. 2007
Schrauth, N.: Körperpsychotherapie und Psychoanalyse. Leutner Verlag. 2001
Sears, W.: Schlafen und Wachen. Ein Elternbuch für Kindernächte. La Leche Liga International. 1996
Sears, W.: Das »24-Stunden-Baby«, Basel, La Leche Liga International. 1998
Senf, B: Triebunterdrückung, zerstörte Selbstregulierung und Abhängigkeit. In: Emotion, Wilhelm Reich-Zeitschrift, Nr. 6, Berlin, 1984
Senf, B./ DeMeo, J.: Nach Reich. Neue Forschungen zur Orgonomie.
Zweitausendeins-Verlag. 1997
Sharaf. M.: Wilhelm Reich. Der heilige Zorn des Lebendigen. Leutner Verlag. 1994
Sharaf, M.: Wilhelm Reichs frühe Arbeit über Charakteranalyse. In: Senf, B./ DeMeo, J.: Nach Reich. Zweitausendeins. 1997
Siegel, D.: Gemeinsam leben, gemeinsam wachsen. Wie wir uns besser verstehen und unsere Kinder einfühlsam ins Leben begleiten können. Arbor. 2004

Siegel, D.: Wie wir werden, die wir sind. Junfermann. 2005
Siegel, D.: Das achtsame Gehirn. Arbor. 2007
Spitz, R.: Die anaklitische Depression. In: Bittner, G./ Schmid – Cords, E. (Hrsg.): Erziehung in früher Kindheit. München. Piper. 1969
Solter, A. J.: Warum Babys weinen. Kösel. 1998
Stevens, J. O.: Die Kunst der Wahrnehmung. Gütersloh, 1996
Stern, D.: Die Lebenserfahrung des Säuglings. Stuttgart (Klett-Cotta). 1992
Stern, D.: Die Mutterschaftskonstellation. Eine vergleichende Darstellung verschiedener Formen der Mutter-Kind-Psychotherapie. Stuttgart (Klett-Cotta). 1998
Sulloway, F. J.: Freud – Biologe der Seele. Jenseits der psychoanalytischen Legende. Hohenheim Verlag. 1982
Storch, M.; Cantieni, B.; Hühter, G. Tschacher, W.: Embodiment. Die Wechselwirkung von Körper und Psyche verstehen und nutzen. Huber. 2006
Tinbergen, N.: Autismus bei Kindern. Fortschritte im Verständnis und neue Heilbehandlungen lassen hoffen. Berlin. 1984
Thielen, M. (Hrsg.): Narzissmus. Körperpsychotherapie zwischen Energie und Beziehung. Leutner Verlag. 2002
Uvnäs - Moberg, K../ Widström, A. M./ Marchine, G./ Windberg, J.: Release of GI hormone in mothers and infants by sensory stimulation. In: Acta Paediatrica Scandinavica 76, S. 851- 860. 1987
Uvnäs - Moberg, K.: Oxytocin may mediate the benefits of positive social interaction and emotions. Psychoneuroendocrinology. 23, 819 – 35, 1999
Uvnäs - Moberg, K./ Petterson, M.: Oxytocin, a mediator of antistress, well-being, social interaction, growth and healing. In. Zeitschrift für Psychosomatische Medizin und Psychotherapie, 51, (1), S. 57 – 80
Uvnäs - Moberg, K.: Die Bedeutung des Hormons »Oxytocin« für die Entwicklung der Bindung des Kindes und der Anpassungsprozesse der Mutter nach der Geburt. In: Brisch, K. H./ Hellbrügge, T. (Hrsg.): Die Anfänge der Eltern – Kind – Bindung. Stuttgart. Klett – Cotta. 2007
van der Kolk, B.: Traumatic Stress. Grundlagen und Behandlungsansätze. Jungfermann. 2000
Ventling, C. D. (Hrsg.): Childhood Psychotherapy, A bioenergetic approach. Karger. 2001
Verny, T.: Das Baby von Morgen. Bewusstes Elternsein von der Empfängnis bis ins Säuglingsalter. Rogner & Bernhard. 2003

Von Klitzing, K. (Hrsg.): Psychotherapie in der frühen Kindheit. Vandenhoeck & Ruprecht. Göttingen. 1998

Von Polenz, S.: Und er bewegt sich doch. Ketzerisches zur Körperabstinenz der Psychoanalyse. Frankfurt. Suhrkamp. 1994.

Welch, M. G.: Die haltende Umarmung. Reinhardt. 1996

Wendelstadt, S.: Heilung durch Berührung. Eva Reichs Baby-Schmetterlingsmassage zur Erhaltung der Gesundheit und Vorbeugung von Biopathien. In: Emotion, Band 14, VKD-Publikationen. 1999

Wendelstadt, S.: Wege ins Leben. Bioenergetische Kontakt, Quelle der emotionalen Entwicklung. In: Harms, T.: Auf die Welt gekommen. Die neuen Babytherapien. Berlin. 2000

Ziegenhain, U./ Fries, M./ Bütow, B./ Derksen, B.: Entwicklungspsychologische Beratung für junge Eltern. Grundlagen und Handlungskonzepte für die Jugendhilfe. München (Juventa). 2006

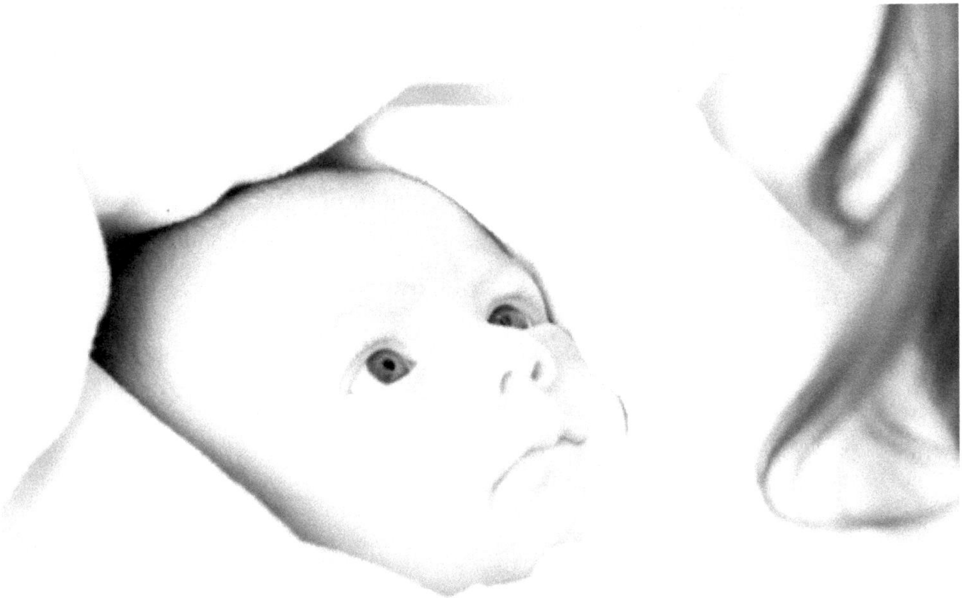

NETZWERK FÜR EMOTIONELLE ERSTE HILFE

Bindungsförderung
Krisenintervention
Eltern-Baby-Therapie

www.eeh-oesterreich.at
www.eeh-schweiz.ch
www.eeh-deutschland.de

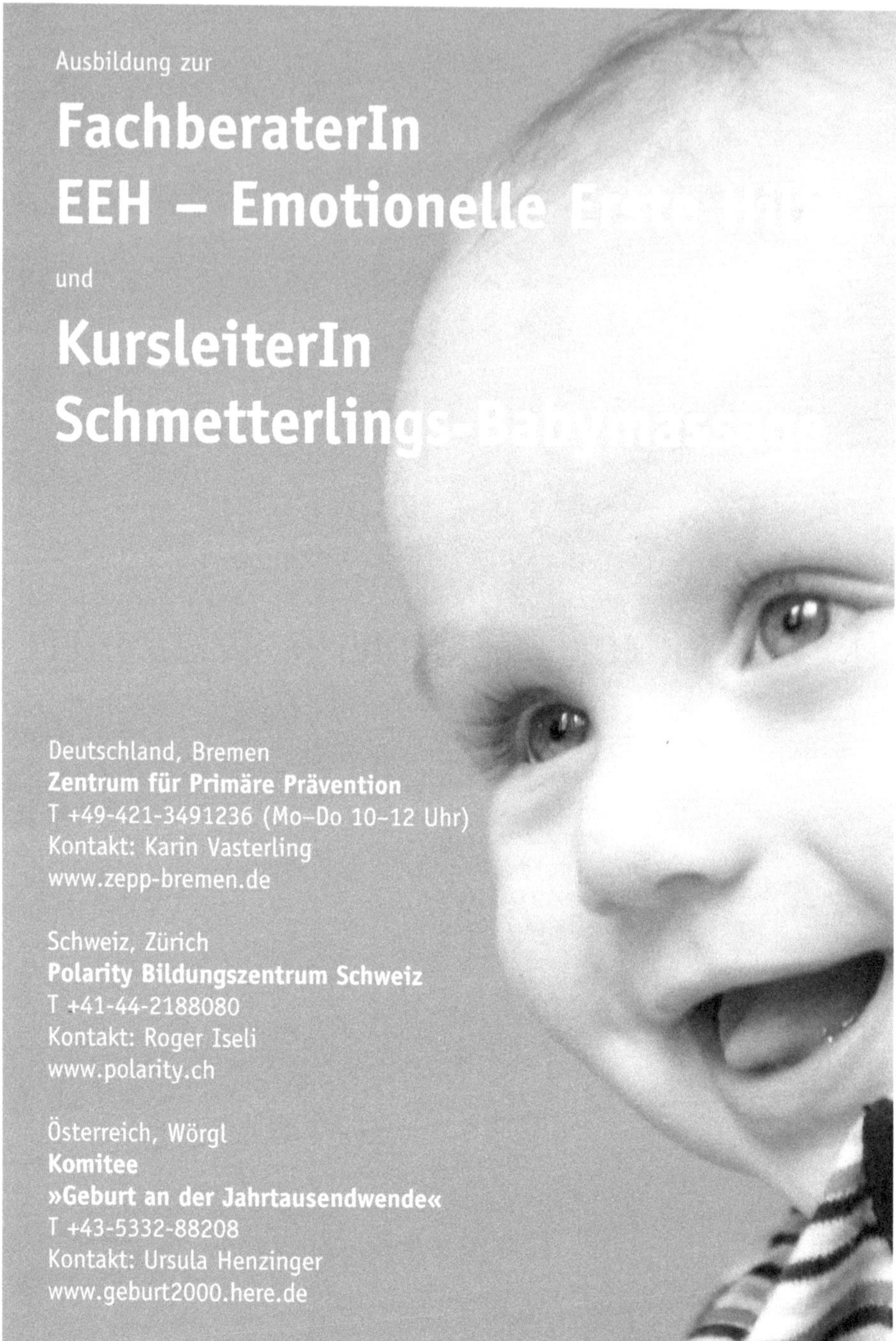
Ausbildung zur
FachberaterIn
EEH – Emotionelle
und
KursleiterIn
Schmetterlings
Deutschland, Bremen
Zentrum für Primäre Prävention
T +49-421-3491236 (Mo–Do 10–12 Uhr)
Kontakt: Karin Vasterling
www.zepp-bremen.de
Schweiz, Zürich
Polarity Bildungszentrum Schweiz
T +41-44-2188080
Kontakt: Roger Iseli
www.polarity.ch
Österreich, Wörgl
Komitee
»Geburt an der Jahrtausendwende«
T +43-5332-88208
Kontakt: Ursula Henzinger
www.geburt2000.here.de

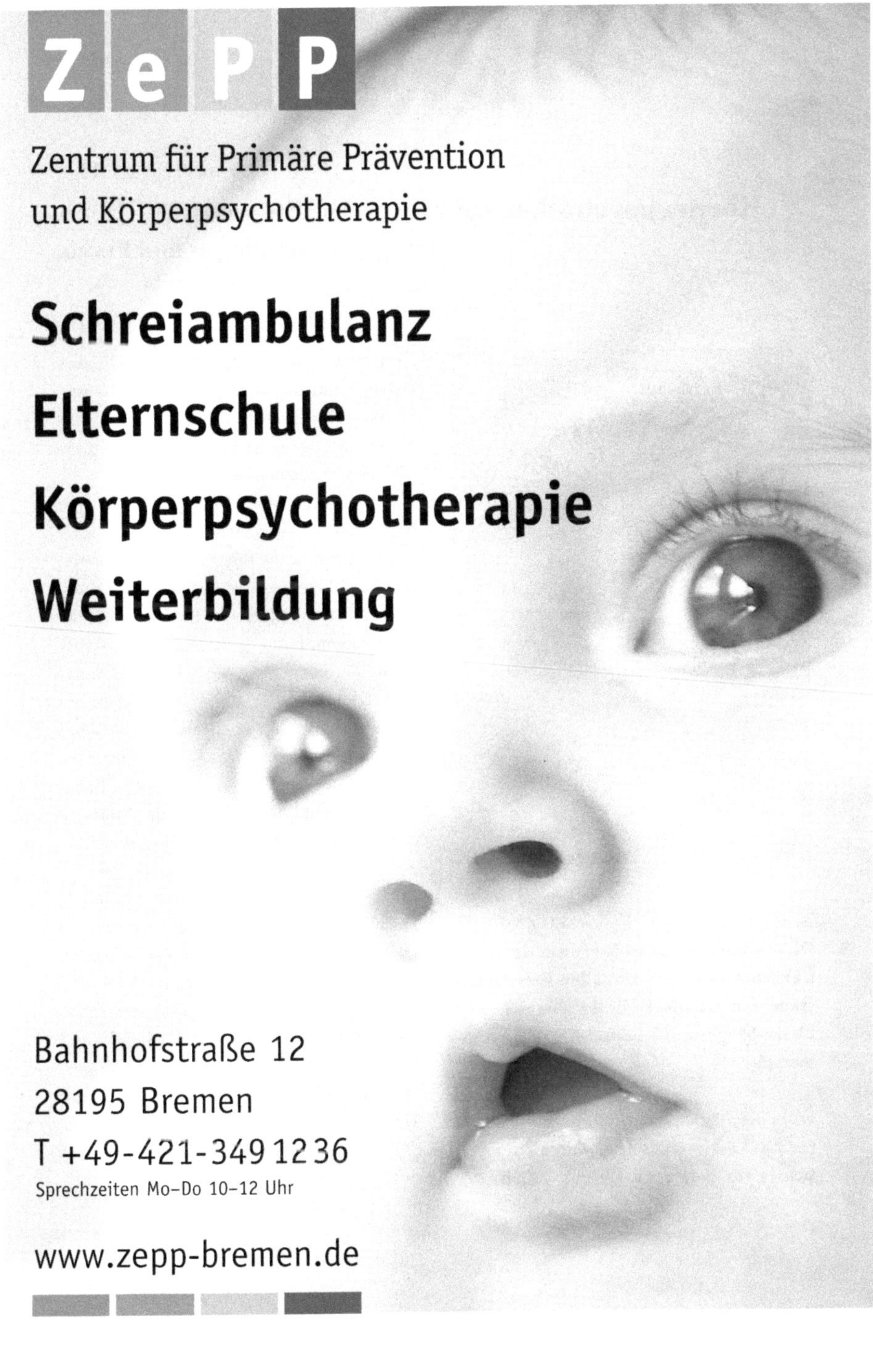
ZePP
Zentrum für Primäre Prävention
und Körperpsychotherapie
Schreiambulanz
Elternschule
Körperpsychotherapie
Weiterbildung
Bahnhofstraße 12
28195 Bremen
T +49-421-349 12 36
Sprechzeiten Mo–Do 10–12 Uhr
www.zepp-bremen.de

Psychosozial-Verlag

Thomas Harms (Hg.)

Körperpsychotherapie mit Säuglingen und Eltern

Grundlagen und Praxis

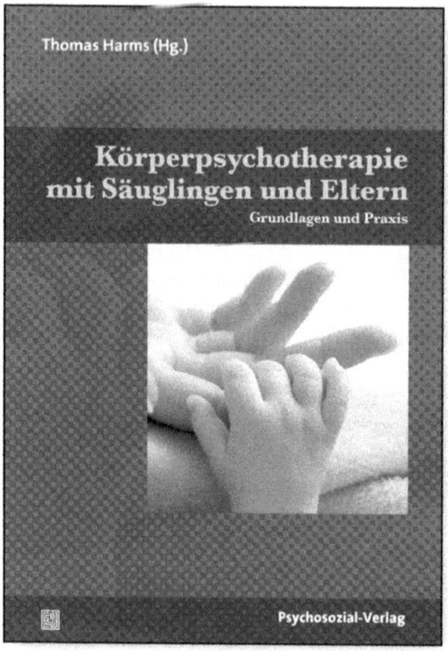

Mai 2016 · 455 Seiten · Broschur
ISBN 978-3-8379-2389-6

Dieses Buch vermittelt erstmalig einen Überblick über den aktuellen Forschungsstand und praktische Einsatzbereiche der Eltern-Säuglings-Kleinkind-Körperpsychotherapie.

Frühe Regulations- und Bindungsstörungen von Säuglingen und Kleinkindern schreiben sich in ihr Körpergedächtnis ein. In der Körperpsychotherapie mit Eltern und Babys helfen Berührungen, Atmung und achtsame Körperwahrnehmung, die während Schwangerschaft, Geburt und erster Lebenszeit erfahrenen Verletzungen zu überwinden.

In den letzten drei Jahrzehnten ist eine Vielfalt von neuen Ansätzen in der Körperpsychotherapie mit Eltern, Säuglingen und Kleinkindern entstanden. Dieser Sammelband vermittelt einen Überblick über die Strömungen, Hintergründe und Einsatzbereiche der körperorientierten Eltern-Säuglings-Kleinkind-Beratung und -Psychotherapie. Praxisnah berichten international bekannte Fachleute aus dem Feld der Körperpsychotherapie, wie sie Eltern und Babys dabei unterstützen, früh erfahrene Verletzungen und Bindungstraumata zu verarbeiten.

Mit Beiträgen von Matthew Appleton, Dirk Beckedorf, Regina Bücher, Mechthild Deyringer, Paula Diederichs, Peter Geißler, Thomas Greil, Thomas Harms, Christine Hausch, Ludwig Janus, Klaus Käppeli, Doris Lange, Sabrina Mathea, Rudolf Merkel, Gerd Poerschke, Franz Renggli, Petra Saltuari, Antonia Stulz-Koller, Sabine Trautmann-Voigt, Inga Wagenknecht und Anja Weiffen

Walltorstr. 10 · 35390 Gießen · Tel. 0641-969978-18 · Fax 0641-969978-19
bestellung@psychosozial-verlag.de · www.psychosozial-verlag.de